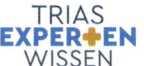

Trenkwalder
Parkinson

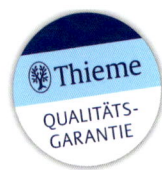

Liebe Leserin, lieber Leser,

wenn es um die eigene Gesundheit geht, darf man nichts dem Zufall überlassen. »Für eine bessere Medizin und mehr Gesundheit im Leben«: So lautet das Qualitätsversprechen der Marke Thieme. Ärztlich Tätige, Pflegekräfte, Physiotherapeuten oder Hebammen – sie alle verlassen sich darauf, dass sie von Thieme, dem führenden Anbieter von medizinischen Fachinformationen und Services, die entscheidenden Informationen zur richtigen Zeit am richtigen Ort bekommen. So können sie die Menschen, die sich ihnen anvertrauen, bestmöglich unterstützen. Auch Sie können sich auf die TRIAS Ratgeber mit dem Thieme Qualitätssiegel verlassen! Diese Informationsangebote helfen Ihnen dabei, die richtigen Entscheidungen zu treffen, wenn es um Ihre Gesundheit geht, selbst daran mitzuwirken, gesund zu werden, sich gesund zu erhalten oder das Fortschreiten einer Erkrankung zu vermeiden. Mit einem TRIAS Titel aus dem Hause Thieme überlassen Sie Ihre Gesundheit nicht dem Zufall!

Ihr TRIAS Team

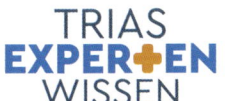

Prof. Dr. med. Claudia Trenkwalder

unter Mitarbeit von Prof. Dr. med. Brit Mollenhauer, Dr. Christian Jung,
Dr. med. Sebastian Schade, PD Dr. med. Friederike Sixel-Döring,
Dr. med. Sandrina Weber

Parkinson

Neueste Medikamente, Verfahren und Technologien:
Die beste Therapie finden.

Beweglich & selbstständig bleiben
mit Ernährung, Bewegung, alternativen Methoden

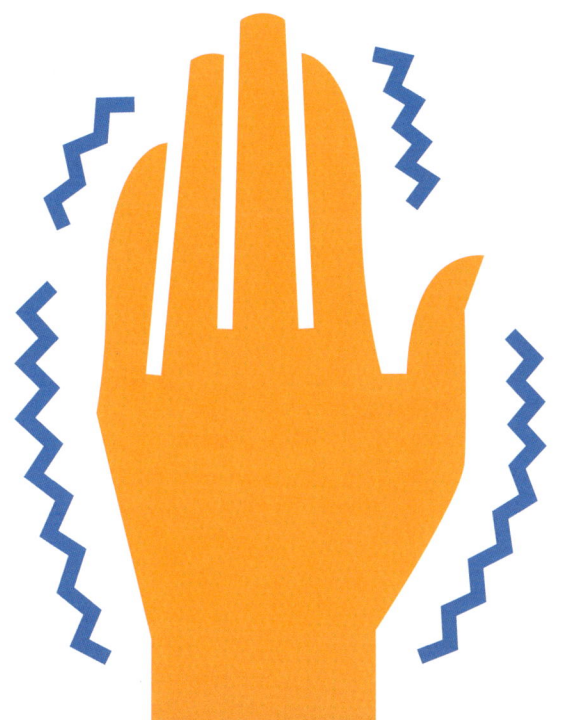

TRIAS

Einleitung 6

Parkinson: die Erkrankung verstehen 11

1 Welche Symptome treten wann auf? Was gehört zur Diagnostik? 12

Wichtige Abgrenzungen 13

Die Diagnose wird anhand der motorischen Symptome gestellt 13

Die nicht-motorischen Symptome treten meist schon viel früher auf 14

Riechstörungen sind ein Frühsymptom 17

Schlafprobleme und Traumschlaf-Verhaltensstörungen 22

Störungen des autonomen Nervensystems 25

Verdauungsstörungen 25

Regulation des Blutdrucks 27

Blasenprobleme und Erektionsfähigkeit 28

Schwitzen und Schweißsekretion 29

Fettige Haut und Schuppenbildung (Seborrhö) 29

Schmerzen 30

Symptome der Psyche 33

Viele Parkinson-Kranke leiden an Depressionen 34

Halluzinationen sind meist medikamentös bedingt 36

Denk- und Gedächtnisstörungen 38

Parkinson-Demenz 39

Sehstörungen sind sehr häufig bei Parkinson 40

Diagnose der Parkinson-Krankheit 43

Wie sich die motorischen Symptome im Einzelnen zeigen 45

Was gehört zur modernen Parkinson-Diagnostik? 47

2 Welche Rolle spielen die Gene? 52

Hinweise aus dem Stammbaum 53

Genetische Syndrome: Vererbungsmodus 55

GBA – ein genetischer Risikofaktor 57

Für wen ist eine genetische Testung sinnvoll? 58

3 Welche Faktoren beeinflussen das Erkrankungsrisiko? 60

4 Wie lassen sich die unterschiedlichen Parkinson-Syndrome abgrenzen? 63

Typische Merkmale der klassischen Parkinson-Krankheit 63

Wie sich eine Multisystematrophie (MSA) zeigt 63

Eine progressive supranukleäre Blickparese (PSP) ist eher selten 64

Die kortikobasale Degeneration ist sehr vielgestaltig 64

Vaskuläres Parkinson-Syndrom 65

Parkinson: die Behandlung 69

5 Es gibt gut wirksame Medikamente 70

Wem sollte die Diagnose mitgeteilt werden? 71

Wann sollte die medikamentöse Therapie beginnen? 72

Was empfehlen die DGN-Leitlinien? 74

Welche Substanzen stehen zur Verfügung? 75

Welche Medikamente werden für die Frühphase empfohlen? 79

Im Verlauf sind weitere Substanzen zur Kombinationstherapie möglich 80

Wann kann eine Medikamenten-Pumpe sinnvoll sein? 82

Wann sollte auf eine gerätegestützte Therapie gewechselt werden? 85

Warum im Verlauf Wirkfluktuationen auftreten können 86

Wie lassen sich Wirkfluktuationen vermindern? 87

6 Was Sie über die Tiefe Hirnstimulation wissen sollten 89

Wie funktioniert die THS? 90

Was gehört zum Hirnschrittmacher dazu?	90
Wann kommt eine THS infrage? Und wann (eher) nicht?	91
Wie verläuft die THS-Operation?	92
Die Einstellung des Hirnschrittmachers nach der OP	93
Nachsorge	95
Wann ist der richtige Zeitpunkt?	96

7 Unverzichtbar: Bewegungs-, Sprech- und Entspannungstherapien 97

Die Motivationsbremse überwinden	98
Ausdauertraining und alltagsnahe Aktivitäten	100
Besondere Sporttherapien	102
Nerven- und muskelstimulierendes (sanftes) Ganzkörpertraining	105
Aktivierende Therapien	108
Parkinson-spezifische Sprech- und Atemtherapien	111
Gestaltende Therapien: Freude am eigenen Ausdruck haben	114
Entspannung und innere Balance	117
Die Parkinson-Komplexbehandlung nutzen	118
Finden Sie für sich den optimalen Mix	118
Bewegungsübungen bei Parkinson	120

8 Digitale Medizin bei Parkinson 136

Der Klassiker: Die Telemedizin in der Patientenversorgung	136
Mit Tablet und Tablette	138
Neue Sensorsysteme zur Symptomerfassung im Alltag	139
Wearables – am Körper tragbare Mini-Computer	140
Ein kritischer Blick auf Gesundheits-Apps	141
Webplattform zur Verbesserung der Lebensqualität: ParkProReakt	142
Hilfsmittel von Fuß bis Kopf – digital, aber auch mal analog	143
Und nun? – Wer die Wahl hat	145

Parkinson: gut zu wissen 147

9 Alltag mit Parkinson 148

Kompetenznetz Parkinson	148
Die Parkinson-Nurse	149
Innovative Wohn-Modelle auch für fortgeschritten Erkrankte	151
Parkinson und Arbeitsleben	152
Hinaus in die Welt: Reisen mit Parkinson	154

10 Die Rolle der Ernährung 155

Kann man mit der Ernährung vorbeugen? Was ist in Frühstadien wichtig?	156
Was in fortgeschrittenen Stadien beachtet werden sollte	162
Ist Fasten bei Parkinson möglich und hilfreich?	163
Rezeptideen zur mediterranen Ernährung	166

11 Blick in die Zukunft – neue Diagnoseansätze und Therapien 176

Biologische Diagnose Parkinson und Synukleinopathien	176
Wie sinnvoll ist eine frühe biologische Parkinson-Diagnose?	177
Wie ist der Stand bei Immuntherapien?	179
Studien zu Gentherapien	181
Spezifische Therapien für Parkinson-Kranke mit genetischen Mutationen	182
Welche Fortschritte macht die Zelltransplantation?	182
Aktuelle Entwicklungen bei nicht-invasiven Hirnstimulationen	184

12 Prävention: der Parkinson-Krankheit vorbeugen 188

Was das Parkinson-Risiko erhöht und was es senkt	189
Mit Bewegung vorbeugen	190

13 Ausblick: gesund altern – ein Projekt der Zukunft 191

Stichwortverzeichnis	194
Empfehlungen der Autorin	198

EINLEITUNG

Claudia Trenkwalder

Obwohl bereits im Jahre 1817 die Symptome und Beschwerden einer Parkinson-Krankheit detailliert vom Londoner Arzt James Parkinson beschrieben worden sind, hat sich doch vieles über unser Wissen zur Parkinson-Krankheit in den letzten 10 bis 20 Jahren verändert.

Die Parkinson-Krankheit ist nicht selten, sondern tritt gerade auch bei älteren Menschen auf, häufig ab dem Alter von 60–65 Jahren. Sie kann aber bereits auch bei jüngeren Menschen zwischen 30 und 50 Jahren beginnen. In Deutschland sind über 400.000 Menschen von der Parkinson-Krankheit betroffen. Die Prävalenz der Erkrankung, also die Krankheitshäufigkeit, beträgt bei den über 70-Jährigen 1:200. Das Lebenszeit-Risiko, an Parkinson zu erkranken, liegt für Männer bei 2,0 % und für Frauen bei 1,3 %.

Diskussionen gibt es derzeit über die sogenannte Inzidenz, d. h., wie viele Neuerkrankungen pro Jahr hinzukommen: Hier zeigten einige Statistiken seit 2015 einen rückläufigen Wert für Deutschland; die methodische Erfassung dieser Daten ist jedoch komplex, und es könnte sich hier auch laut Deutsche Parkinson Gesellschaft (DPG) um Probleme der Erfassung handeln. Möglicherweise bieten aber eine bessere und frühere Behandlung von Bluthochdruck und der Zuckerkrankheit (Diabetes mellitus) sowie der Schutz vor toxischen Substanzen in verschiedenen Berufen eine Vorbeugung (Prophylaxe), die sich in diesen Zahlen widerspiegelt. Ähnliche Phänomene hat man in England bezüglich der Entwicklung der Alzheimer-Demenzen beobachtet.

Die Parkinson-Krankheit ist behandelbar, d. h., die Symptome der Erkrankung können gelindert werden. Die Erkrankungsursachen und ihr Verlauf können bisher jedoch nicht beeinflusst werden. Obwohl die Forschung in den letzten 20 Jahren zahlreiche neue Erkenntnisse über den Verlauf der Erkrankung und pathophysiologische, also krankheitsverursachende Zusammenhänge gewonnen hat, ist es bisher noch nicht gelungen, ein Medikament zu entwickeln, das im Verlauf der Parkinson-Krankheit eine

Veränderung bewirkt. Die derzeitigen Medikamente (S. 70), insbesondere die dopaminhaltigen Präparate, führen vor allem zu einer Verbesserung der Beweglichkeit, teilweise auch der Stimmung und anderer Bereiche. Viele Beschwerden, die durch Parkinson hervorgerufen werden, sind aber leider noch ausgeklammert: So können die Standstabilität und Stürze sowie die Haltungsstörungen und eine mögliche Demenz nicht ausreichend behandelt werden.

Im Kapitel »Blick in die Zukunft« (S. 176) werden jedoch die derzeitigen Entwicklungen zu nervenschützenden (neuroprotektiven) Therapien, die den Verlauf günstig beeinflussen können, erörtert.

Parkinson ist eine neurodegenerative Erkrankung

Die Parkinson-Krankheit gehört zu den neurodegenerativen Erkrankungen. Dies bedeutet, dass durch einen noch unbekannten Auslöser und bedingt durch ein Zusammenspiel von vererblichen und anderen Faktoren, es zwar langsam, aber doch stetig zu einem vorzeitigen Verlust von spezifischen Nervenzellen im Gehirn kommt. Das Fehlen dieser spezifischen Nervenzellen führt zu den Beschwerden der Erkrankung. Möglicherweise geht dieser Prozess von Stoffwechselvorgängen im Darm aus und wandert dann nach »oben« ins Gehirn. Möglich ist aber auch der umgekehrte Weg, dass über die Riechschleimhaut der Nase die Erkrankung ins Gehirn wandert und startet. Es werden Nervenzellen befallen, die den Nervenüberträgerstoff (Neurotransmitter) Dopamin, der für jeden Menschen lebenswichtig ist, produzieren.

Dieser Prozess beginnt sehr langsam und in den letzten Jahren hat man viele Erkenntnisse zu den Frühsymptomen der Erkrankung (S. 17) gewonnen, bevor die Diagnose einer Parkinson-Krankheit mit dem Vollbild der Beschwerden gestellt wird. Diese Diagnose ist weiterhin vor allem an den Bewegungseinschränkungen orientiert und beinhaltet die Unbeweglichkeit (Akinese, Bradykinese), Steifigkeit (Rigor) und das Zittern (Tremor), das aber nicht bei jedem Menschen mit Parkinson vorhanden sein muss. Hinzu kommt im Verlauf eine Verminderung der Standstabilität, und es sollte eine Verbesserung der Symptome durch die Gabe eines dopaminhaltigen Medikamentes dokumentiert sein. Viele weitere Beschwerden können bereits sehr früh oder im Verlauf auftreten.

Abzugrenzen von der Parkinson-Krankheit sind die atypischen Parkinson-Syndrome (S. 13). Das sind Erkrankungen, die teilweise gemeinsame Symptome aufzeigen, aber sich doch bei genauerer Analyse und vor allem im Verlauf deutlich unterscheiden und deshalb auch kurz in einem eigenen Kapitel (S. 63) beschrieben werden.

Männer sind häufiger von Parkinson betroffen als Frauen

Die geringere Häufigkeit (Prävalenz) der Parkinson-Krankheit bei Frauen ist noch nicht ganz geklärt. Sie könnte aber teilweise durch geschlechtsspezifische Unterschiede in den Verschaltungen bestimmter Regelkreise im Gehirn (nigrostriatale Schaltkreise) und mögliche neuroprotektive Wirkungen von Östrogen erklärt werden. Die motorischen und nicht-motorischen Symptome der Parkinson-Krankheit unterscheiden sich zwischen den Geschlechtern. Weiterhin erfahren Frauen Ungleichheiten in der Versorgung, einschließlich einer Unterbehandlung mit der Tiefen Hirnstimulation und einem geringeren Zugang zu Pflegeleistungen.

Eine kürzlich erschienene große Metaanalyse legt jedoch nahe, dass der Unterschied der

Häufigkeit zwischen Männern und Frauen bei Parkinson niedriger ist als früher berichtet. Der geringste Unterschied in der Häufigkeit der Parkinson-Krankheit zwischen Männern und Frauen wurde in Studien aus Asien festgestellt. Diese Ergebnisse könnten das Paradigma, dass die Parkinson-Krankheit eine »männlich« dominierte Erkrankung ist, zumindest in einigen Regionen ins Wanken bringen.

Es gab kaum Anhaltspunkte dafür, dass das Alter Unterschiede im Geschlechterverhältnis erklären könnte. Frühere Studien haben gezeigt, dass das Verhältnis bei Patienten mit einem jüngeren Alter bei Krankheitsbeginn näher bei einer Gleichverteilung liegt. Entsprechende genetische Studien (S. 52) konnten bisher keine unterschiedlichen genetischen Risikofaktoren für die Parkinson-Krankheit zwischen den Geschlechtern identifizieren. In vielen dieser Studien waren Teilnehmer*innen europäischer Abstammung überrepräsentiert und die Einschlussrate von Frauen war jedoch niedriger. Eine weitere mögliche Erklärung liegt in den Umweltfaktoren. Landwirtschaftliche Berufe, bei denen mit toxischen Substanzen wie Insektiziden und Pestiziden gearbeitet wird, werden überwiegend von Männern ausgeübt, was die höhere Prävalenz der Parkinson-Krankheit bei Männern erklären könnte. Die zunehmende Verstädterung und der abnehmende Einsatz von bestimmten Insektiziden (Organophosphaten), die auch das menschliche Nervensystem schädigen, in einigen Regionen könnten die Variabilität der Häufigkeiten zwischen den Kontinenten erklären. Andere mögliche Risiko- bzw. Schutzfaktoren, einschließlich der mediterranen Ernährung, Typ-2-Diabetes, Rauchen und Alkoholkonsum, könnten ebenso zur überwiegenden Häufigkeit von Parkinson bei Männern beitragen.

Weiterhin bestehen Ungleichheiten in der Gesundheitsversorgung von Männern und Frauen, je nach Gesundheitssystem. Auch diese beobachteten Unterschiede könnten zur unterschiedlichen Prävalenz von Parkinson bei Männern und Frauen beitragen.

Ein weiterer wichtiger Aspekt ist die Beziehung zwischen Krankheitsprävalenz, Inzidenz und Überleben. Frauen haben eine höhere Lebenserwartung und eine geringere Inzidenz von Parkinson-Krankheit. Die Lebenserwartungs-Lücke zwischen Männern und Frauen hat sich im Laufe der Zeit verändert, und dies könnte teilweise erklären, warum die Prävalenz-Unterschiede ebenfalls geringer geworden sind. Die jüngste Verringerung des Lebenserwartung-Gefälles könnte mit Umwelteinflüssen zusammenhängen, wie z. B. dem Anstieg der Raucherquote bei Frauen oder der zunehmenden Integration von Frauen in Berufe, die traditionell von Männern ausgeübt werden.

WARUM BEI MÄNNERN HÄUFIGER EINE TIEFE HIRNSTIMULATION ERFOLGT: Eine kürzlich publizierte Studie aus den USA zeigte auffällige geschlechtsspezifische Unterschiede bei der Häufigkeit der Anwendung der Neuromodulation bei Parkinson und dem essenziellen Tremor. Solche Ergebnisse gewinnen zunehmend an Bedeutung, da neuere Forschungen darauf hindeuten, dass es keine langfristigen Unterschiede im Ergebnis zwischen Männern und Frauen bei der Tiefen Hirnstimulation (THS) (S. 89) bei der Parkinson-Krankheit gibt. Eine weitere Studie und Literaturübersicht der University of Virginia hat ergeben, dass bei Parkinson-Patienten Männer häufiger als Frauen eine THS zur Behandlung von medikamentenresistenten Tremorsymptomen, motorischen Fluktuationen und Dyskinesien erhalten. Insgesamt ist die THS zwar für Männer und Frauen gleichermaßen wirksam, doch erhalten Frauen diese Behandlung deutlich seltener. Dieser Unterschied ist nicht allein durch die unterschiedliche Prävalenz der Erkrankung zu erklären.

Es wurde deshalb in einer Datenbank der Universität Miami, die über 3000 Parkinson-Patienten umfasste, die Anzahl der Patienten, die zur Operation überwiesen worden waren, untersucht, einschließlich aller Gründe für die Überweisung und warum ein Patient oder eine Patientin nicht operiert bzw. operiert wurde. Bei den Männern, die nicht operiert wurden, waren die häufigsten Gründe medizinische, bei den Frauen war jedoch einer der häufigsten Gründe die Patientenpräferenz (Bevorzugung des Patienten/der Patientin) und dieser Unterschied war im Vergleich zu Männern statistisch signifikant. Bei den postoperativen Ergebnissen gab es keinen statistisch signifikanten Unterschied.

Schlussfolgerungen: Trotz ähnlicher postoperativer Verbesserungen unterzogen sich Frauen aufgrund ihrer eigenen Präferenz seltener einer THS-Operation, während bei Männern die Wahrscheinlichkeit höher war, dass sie die Nachuntersuchung nicht durchführten. Diese Daten aus den USA unterstreichen eigene Beobachtungen aus Deutschland, wobei Frauen seltener eine THS erhalten, möglicherweise auch seltener auf die Möglichkeit hingewiesen werden, da ein abwehrendes Verhalten vielen Expert*innen bekannt ist. Diese Daten unterstreichen die Notwendigkeit einer verstärkten Aufklärung und Sensibilisierung für die THS bei Frauen, damit alle Patientinnen und Patienten mit Parkinson, die für eine Operation infrage kommen, sich gut informiert entscheiden und von diesem Verfahren profitieren können.

vegefox.com/stock.adobe.com

Parkinson:
die Erkrankung
verstehen

— 1 —
WELCHE SYMPTOME TRETEN WANN AUF? WAS GEHÖRT ZUR DIAGNOSTIK?

Claudia Trenkwalder, Christian Jung, Brit Mollenhauer

Bei der Parkinson-Krankheit fehlen derzeit immer noch Kriterien, die zu einem frühen Zeitpunkt der Erkrankung eindeutig sagen: Diese Person ist bereits an Parkinson erkrankt, auch wenn man es erst in ein paar Jahren bemerken wird. Man benötigt also eindeutige biologische Merkmale, die die Erkrankung anzeigen – sogenannte Biomarker. Diese sind objektiv messbar und identifizieren zielsicher Verräterisches, das auf einen krankhaften Prozess im Körper hinweist. Das können im Blut, Urin oder in der Hirnflüssigkeit nachweisbare Proteine (Eiweißstoffe) sein. Dabei handelt es sich um Substanzen, die nur dann auftreten, wenn der Organismus an einer Parkinson-Krankheit leidet.

Im Optimalfall kommt der Marker in ein und derselben molekularen Struktur nur in einer bestimmten Phase der Krankheit vor und gibt damit gleich einen zweifachen eindeutigen Hinweis: auf die Erkrankung selbst und auf das Stadium, in dem sie sich befindet. Seit mehreren Jahren ist bekannt, dass ein solcher Marker gefunden ist, der einen Hinweis auf die Diagnose, jedoch noch nicht auf das Stadium der Erkrankung gibt. Der Nachweis des Parkinson-typischen Proteins α-Synuclein in seiner fehlgefalteten Form im Hirnwasser sei derart spezifisch, dass sich damit auch etliche Varianten der verschiedenen Parkinson-Syndrome möglicherweise voneinander unterscheiden lassen (weitere Details im Kapitel »Blick in die Zukunft«, S. 176).

Es gibt noch weitere Faktoren, die sowohl die Diagnostik als auch die Therapie erschweren. Parkinson ist nicht gleich Parkinson. Und dies bedeutet nicht nur, dass sich die Erkrankung bei jedem anders zeigt, sondern auch anders verlaufen kann. Warum das so ist, auch das soll in diesem Kapitel durch die Vorstellung (möglicher) bei der Erkrankung auftretender Symptome deutlich werden. Vielmehr sind es aber auch eine ganze Reihe verschiedener Erkrankungen, die mit ähnlichen Symptomen und Beeinträchtigungen das Parkinson-Syndrom ausmachen.

Wichtige Abgrenzungen

Die unter dem Oberbegriff »Parkinson-Syndrom« zusammengefassten Erkrankungen stimmen zwar in einigen (in diesem Kapitel näher erläuterten) Leitsymptomen überein; ein Teil von ihnen ist jedoch unterschiedlichen Ursprungs und nimmt einen grundlegend anderen Verlauf.

ATYPISCHE PARKINSON-SYNDROME: Die vom klassischen Erkrankungstyp der Parkinson-Krankheit abweichenden Erkrankungen nennt man atypische Parkinson-Syndrome. Dazu zählen
— die Multisystematrophie (MSA),
— die progressive supranukleäre Blickparese (PSP),
— die kortikobasale Degeneration (CBD) und
— die Lewy-Körperchen-Demenz (DLB, dementia with Lewy bodies). Manche Forscher ordnen diese Erkrankung aber auch der Parkinson-Krankheit zu.

Wer an solch einer Krankheit leidet, zeigt neben der typischen Parkinson-Symptomatik andere spezifische Symptome und Beeinträchtigungen, die in einem eigenen Kapitel (S. 63) beschrieben werden.

SEKUNDÄRE PARKINSON-SYNDROME: Darüber hinaus gibt es die sekundären Parkinson-Syndrome. Hier lassen sich, wie etwa beim vaskulären Parkinson-Syndrom (auch Morbus Binswanger genannt) oder beim medikamentös bedingten Parkinson-Syndrom, vereinzelt Parkinson-typische Symptome feststellen; sie sind jedoch anderen Ursprungs. Auslöser solcher Störungen können Durchblutungsstörungen mit kleinen Hirninfarkten (Schlaganfällen), Gifte und Arzneien, Unfälle, kleine Traumata oder auch gestörte Stoffwechselprozesse (zum Beispiel Kupferstoffwechselstörungen beim Morbus Wilson) sein. Schätzungen zufolge werden immer noch bis zu 20 % dieser Erkrankungen fälschlicherweise als »klassische Parkinson-Krankheit« eingestuft.

DIE KLASSISCHE PARKINSON-KRANKHEIT ist auch nach Abzug immer noch etlicher falsch diagnostizierter Fälle – hierzu gibt es nur sehr divergierendes Zahlenmaterial – die am häufigsten vorkommende Ursache eines Parkinson-Syndroms und entweder genetisch bedingt oder »idiopathisch«. Letzteres besagt nur, dass weder eine eindeutig identifizierbare Ursache vorliegt noch ein konkreter Auslöser erkennbar ist. Dennoch sind es fast immer genetische Faktoren und Umweltfaktoren, die dann zu einem wahrscheinlich entzündlichen Start der Erkrankung führen. Nichtsdestotrotz stellt gerade für den Hausarzt, der oft die erste Kontaktperson des Patienten bzw. der Patientin ist, die Beantwortung der Frage eine Herausforderung dar, ob es sich um ein Parkinson-Syndrom handelt. Die beste Entscheidung ist da in der Regel die Überweisung an einen Neurologen bzw. eine Neurologin.

Die Diagnose wird anhand der motorischen Symptome gestellt

In der Regel kristallisiert sich der Parkinson-Verdacht bereits im ärztlichen Gespräch heraus, wenn Sie Ihre Symptome schildern. Es gibt zwar ein ganzes Bündel möglicher Symptome, die auf Parkinson hindeuten. Doch die Parkinson-Diagnose wird nach wie vor einzig anhand der motorischen Störungen gestellt.

HAUPTSYMPTOM BEWEGUNGSVERLANGSAMUNG (BRADYKINESE): Zum einen muss das Hauptsymptom Bewegungsverlangsamung (Bradykinese/Akinese) zwingend nachweisbar sein, zum anderen können weitere nicht-motorische Beschwerden auftreten. Das dominierende Signal der Erkrankung kann sich in einem kleinschrittigen Gangbild, aber auch in einer kleinen und zunehmend unleserlichen Handschrift zeigen und es kann bis zur akinetischen Bewegungslosigkeit, einer lebensbedrohlichen Starre des Körpers, nach vielen Jahren der Erkrankung reichen. Zudem muss mindestens eines von drei weiteren Leitsymptomen vorliegen.

HAUPTSYMPTOM ZITTERN (TREMOR): Das am häufigsten mit Parkinson assoziierte Leitsymptom ist wohl das Zittern (Tremor), das vor allem ein »Ruhetremor« ist und bei Belastung oder Bewegung nachlässt. Doch »nur« knapp jeder zweite Betroffene leidet an Tremor bei der Parkinson-Krankheit: Wo und seit wann zittert es? Und wie zeigt es sich, wenn Sie beispielsweise einen Löffel halten, das Handy, die Zeitung? Weiterhin ist wichtig, ob das Zittern in Ruhe oder bei bestimmten Positionen auftritt und bei Bewegungen oder Handlungen wieder verschwindet. Das Zittern bei der Parkinson-Krankheit tritt typischerweise – genau anders als etwa der Alterstremor – in Ruhe auf und beginnt oft an einer Hand. Im weiteren Verlauf der Erkrankung erfasst es dann beide Seiten, meist bleibt aber die zuerst betroffene Seite verstärkt. Manche Patient*innen beschreiben ein innerliches Zittern in der Brust. Fast immer verstärkt sich das Zittern durch Anspannung oder Stress.

HAUPTSYMPTOM MUSKELSTEIFIGKEIT (RIGOR): Ein großer Teil der Erkrankten klagt über Muskelsteifigkeit: Der Rigor macht sich häufig als heftiger Schmerz im Schulter-Nacken-Bereich bemerkbar. Oft ist der Armschwung beim Gehen reduziert – in auffälliger Weise zudem betont oder sogar ausschließlich auf einer Körperseite. Solche Asymmetrien sind typisch für die Erkrankung und lassen sich bei einer Vielzahl von Symptomen beobachten. Ziel bei der ärztlichen Untersuchung sollte es sein, die Art der »passiven Muskelsteifigkeit« möglichst detailliert zu erfassen; zu eruieren, wie sich die Hand bei diversen Bewegungsabläufen verhält, ob der Betreffende ein Bein merklich nachzieht oder zu welchen Tageszeiten und ob und wie häufig es zu Muskelverkrampfungen (Dystonien) kommt.

Die Muskelsteifigkeit kann durch passives Bewegen der Extremitäten, also zum Beispiel durch Bewegen im Ellenbogen- und Handgelenk untersucht werden. Dabei spürt der Untersuchende einen Widerstand in der Bewegung, der sich teils wie ein Zahnrad anfühlt und deswegen auch Zahnradphänomen genannt wird.

Ein weiteres häufiges Symptom ist ein verlangsamtes Gangbild. Auch das Parkinson-typische schlurfende Gangbild fällt in diese Kategorie. Der instabile Stand mit verminderter Standstabilität (posturaler Kontrolle) tritt häufig erst im Verlauf der Erkrankung auf.

Im Vordergrund all dieser Symptome steht aber eine allgemeine Verlangsamung aller Bewegungen und Abläufe, die sich im täglichen Leben durchaus bemerkbar macht. Es dauert länger, sich morgens anzuziehen, Hausarbeiten zu erledigen oder am Arbeitsplatz die gewohnten Arbeitsprozesse zu absolvieren.

Die nicht-motorischen Symptome treten meist schon viel früher auf

Begleitet werden die primären Beeinträchtigungen von einer Vielzahl kognitiver, sensib-

▶ Die motorischen Parkinson-Symptome führen zum typischen Erscheinungsbild der Erkrankung mit gebeugter Haltung und einem kleinschrittigen, schlurfenden Gang.

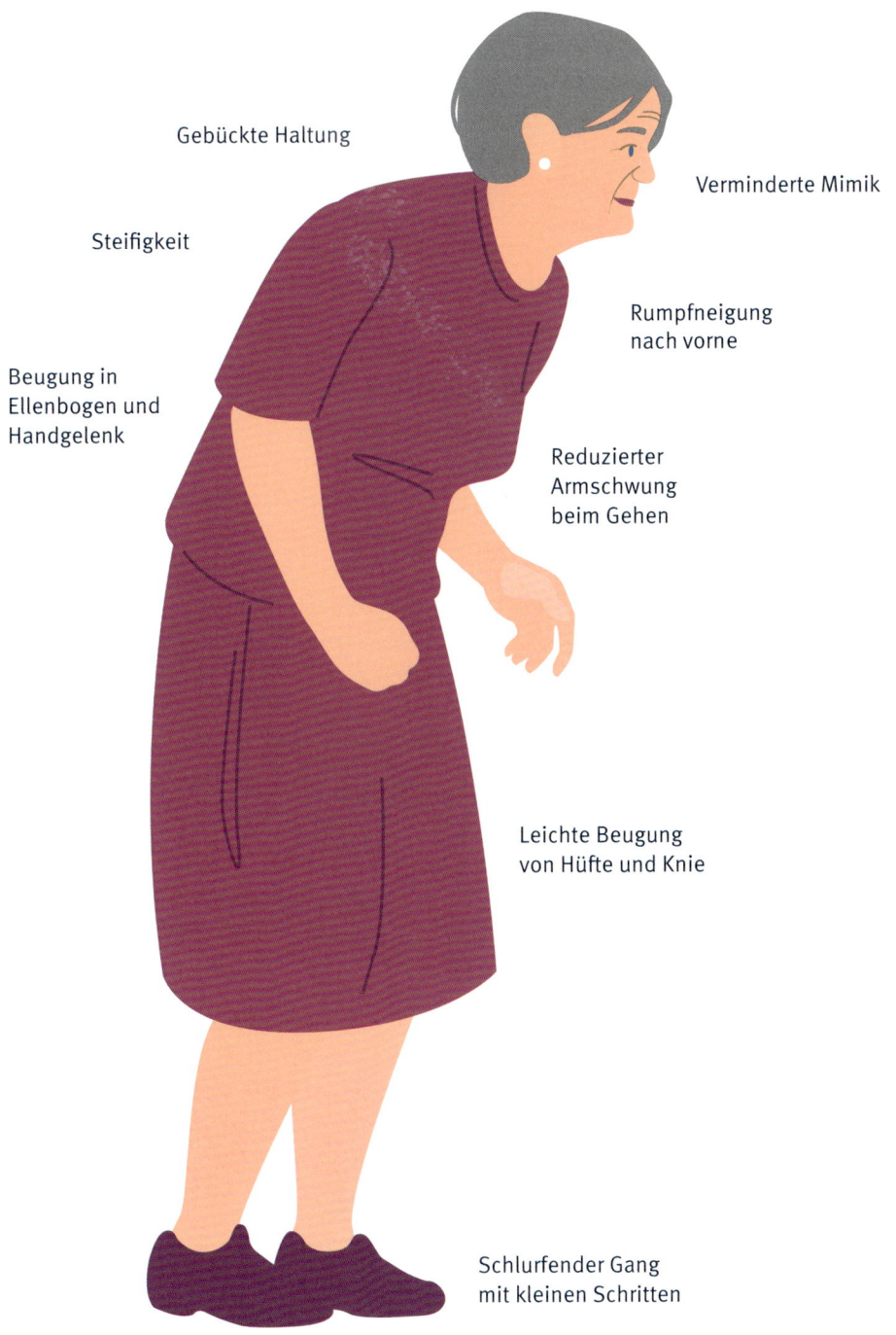

ler, vegetativer sowie psychischer, also meist nicht-motorischer Symptome. Sie treten je nach Fall unterschiedlich stark und – abhängig vom Symptom – nur bei einem Teil der Betroffenen auf. Bei dem zur Diagnose führenden ärztlichen Erstgespräch werden Riechstörungen und Verstopfung als prägnante Beeinträchtigungen erwähnt. Dabei wird deutlich, dass diese Symptome schon seit langer Zeit bestehen; das erstmalige diffuse Empfinden, dass sich etwas verändert habe, liegt oft weit zurück. Schließlich werden einzelne Auffälligkeiten notiert, wie starre Gesichtszüge – wegen der verminderten Mimik und seltenem Lidschlag auch »Maskengesicht« genannt. Viele Patient*innen berichten über Depressionen oder Burnout-Episoden als Teil ihrer persönlichen Vorgeschichte; diese sind meist Ausdruck eines frühen Dopaminmangels.

Vergleicht man das Auftreten der motorischen Hauptsymptome mit den nicht-motorischen Störungen, dann wird deutlich: Wenn Erstere sich im Körper bemerkbar machen, dann ist meist auch der Zeitpunkt der Diagnosestellung gekommen. Viele der nicht-motorischen Symptome hingegen haben ihren ersten Auftritt viel, viel früher. Im Rahmen zahlreicher Studien wurden in den vergangenen Jahrzehnten diese Vorboten einer Parkinson-Krankheit näher betrachtet und zunächst hinsichtlich des Zeitpunkts ihres Auftretens bewertet.

Für Forschende wie Betroffene relevant ist nun natürlich, welches Symptom wie ausgeprägt mit welchem zeitlichen Abstand vor der eigentlichen Diagnose »Parkinson-Krankheit« auftritt, also mit welchen Beschwerden eine betroffene Person lange vor der diagnostizierten Parkinson-Krankheit einen Arzt aufgesucht hat. Diese Erhebung gibt bei einer hohen Fallzahl seltenen Einblick in den Verlauf typischer Beeinträchtigungen zu einem Zeitpunkt, an dem jene Beschwerden eben noch nicht mit dem voranschreitenden und als solchen wahrgenommenen Krankheitsprozess in Verbindung gebracht werden. Weder vom Betroffenen noch vom Arzt. Dies wurde in einer britischen Studie rückblickend (retrospektiv) erhoben, und dabei sind vor allem Schlaflosigkeit, depressive Symptome und Verdauungsstörungen aufgefallen.

Über viele Studien hinweg zeigt sich: Später in ihrem Leben mit der Diagnose konfrontierte Parkinson-Patient*innen klagten bereits 15 Jahre vor der Diagnose merklich gehäuft über zwei Symptome: Verstopfung – sowie eine Art »inneres Zittern«, von den Ärzt*innen zumeist als »innere Unruhe« kategorisiert, die vor allem in stressigen Situationen und bei großer Anspannung festgestellt wurde. Als Nächstes kommen dann drei weitere Beeinträchtigungen hinzu: ein reduzierter Geruchssinn; ein gewisses Maß an Lustlosigkeit und Antriebsschwäche – sowie Schlafstörungen mit intensiven Träumen. Diese Symptome nehmen im Vergleich zur Kontrollgruppe etwa 10 Jahre vor der Parkinson-Diagnose zu.

Etwa 5 Jahre davor werden als – weitere – Symptome von dann schon in naher Zukunft an Parkinson-Erkrankten genannt: ein reduzierter oder vollständig fehlender Geruchssinn, zu niedriger Blutdruck sowie ein abnormer Speichelfluss ebenso wie Schlaflosigkeit, Tagesmüdigkeit, Schwindel, Verstopfung, Gleichgewichtsstörungen; auch über Erektions- und Blasenfunktionsstörungen berichten die Betroffenen, und es treten Depressionen und Angststörungen auf oder können sich verstärken.

Zwei Jahre vor der Diagnose wird das deutlicher, und erste motorische Symptome treten bereits zeitweise (intermittierend) auf, z. B. ein seltenes Zittern bei Aufregung. Die hier geschilderte zeitliche Reihenfolge kann individuell aber auch ganz unterschiedlich sein (Traumschlaf-Verhaltensstörung, S. 22).

DIE NICHT-MOTORISCHEN SYMPTOME ALS WARNSIGNALE ERNST NEHMEN: Haus- und Fachärzt*innen jenseits der Neurologie sollten also aufhorchen, wenn ihnen Patient*innen von Riechstörungen, andauernder Verstopfung, Depressionen, nächtlicher Unruhe, lebhaften Träumen und Sprechen im Schlaf oder unerträglichen Rücken- oder Hals- und Nackenschmerzen berichten – vor allem dann, wenn mehrere der genannten Symptome erwähnt werden.

Somit sind es nicht die motorischen Symptome wie Zittern, Bewegungsverlangsamung, Muskelstarre, Geh- und Gangstörungen, Haltungs- und Standunsicherheiten, die die Frühphase der Erkrankung charakterisieren. Hingegen prägen zu jener Zeit die nicht-motorischen Symptome das Bild einer Störung, die als solche (fast) gar nicht störend wahrgenommen wird. Insbesondere deshalb sollte ein Arzt seinen Patienten zu weiteren Tests und Gesprächen animieren, wenn gehäuft von nicht-motorischen Symptomen berichtet wird – bereits die Erwähnung von zwei solcher Symptome gilt als erhöhtes Risiko für eine Parkinson-Krankheit. Die Wahrscheinlichkeit für eine anlaufende Parkinson-Krankheit steigt dann bereits stark.

Eine präzise Chronologie auftretender Symptome im gesamten Krankheitsverlauf ist nicht möglich – es gibt sie schlicht nicht bei der Parkinson-Krankheit. Nicht nur, weil die Erkrankung bei jedem anders verläuft, sondern auch, weil sich nicht bei jeder Erkrankten oder jedem Erkrankten jede mögliche Beeinträchtigung einschließlich der motorischen Hauptsymptome ausbildet.

Im Folgenden beschreiben wir für die unterschiedlichen Symptome sowohl die diagnostischen Möglichkeiten als auch die therapeutischen Optionen. Beginnend mit den Riechstörungen, werden im Anschluss (mehr oder weniger) chronologisch die bereits weiteren genannten Frühsymptome, die motorischen Hauptsymptome sowie weitere im Krankheitsverlauf hinzukommende Beeinträchtigungen beschrieben, von denen manche wegen ihres besonderen Stellenwertes in einem eigenen Unterkapitel erfasst sind.

Riechstörungen sind ein Frühsymptom

Zweifelsohne wird derzeit den tendenziell lange Zeit vernachlässigten nicht-motorischen Symptomen der Parkinson-Krankheit zunehmend Aufmerksamkeit zuteil. Dies betrifft sowohl Fragen der Diagnostik als auch therapeutische Optionen. Riechstörungen (Hyposmien) sind ein klassisches nicht-motorisches Symptom und ein gleichermaßen typisches wie unspezifisches Frühsignal der Erkrankung. Die Betroffenen bemerken das Schwinden der Sinnesleistung häufig nicht, da es äußerst langsam erfolgt. Der Blick in die Datenlage zeigt die Problematik: 7 von 10 Personen, die eine Riechstörung haben, erfahren dies erst durch einen Test. Insgesamt leben in Deutschland knapp eine halbe Million Menschen mit einer nachlassenden Sensibilität ihrer Nase, darunter jeder Zweite der Über-60-Jährigen.

DIE RIECHSTÖRUNG KANN DIVERSE URSACHEN HABEN: So schwindet mit dem Älterwerden oft allmählich die Schleimsekretion in der Nase, die Duftstoffmoleküle zum sogenannten olfaktorischen Rezeptor transportiert. Auch kann eine Riechstörung Begleiterscheinung einer Medikamenteneinnahme sein oder einer chronischen Nasennebenhöhlenentzündung folgen. Ebenso können operative Eingriffe im Nasen-Rachen-Raum sowie Allergien, Polypen der Nase oder toxische Reizungen entspre-

▶ Übersicht der nicht-motorischen Symptome

Nicht-motorische Symptome bei der Parkinson-Krankheit – nicht nur im Prodromal-Stadium (Vorläufer-Stadium):

Riechstörungen
Riechtest mit verschiedenen Geruchsproben

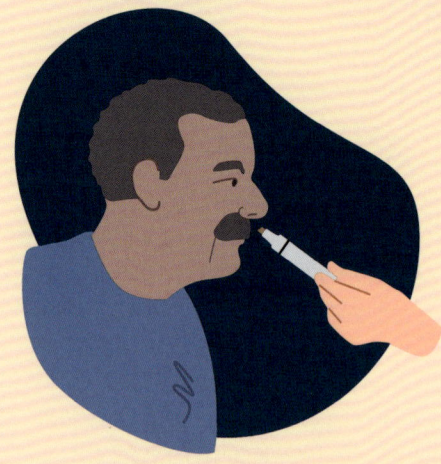
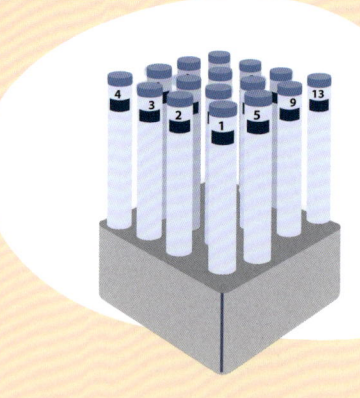

Orthostatische Dysregulation
(Blutdruckregulationsstörungen)
Niedriger Blutdruck
Blutdruckabfall beim Aufstehen

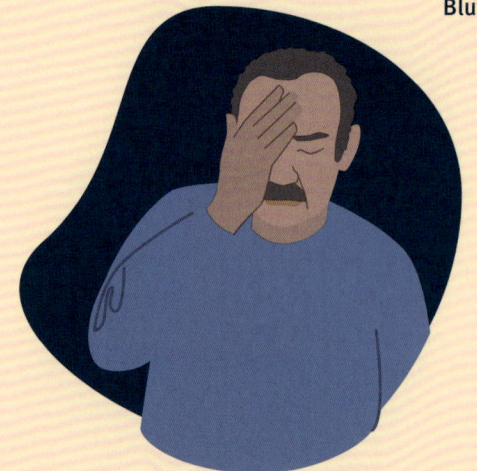
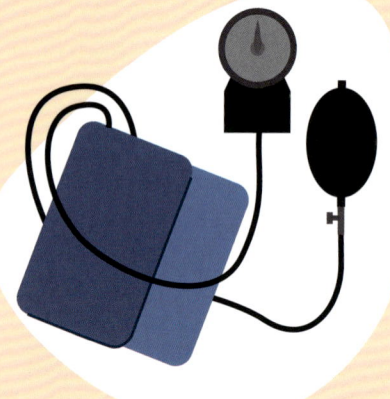

Basierend auf Chaudhuri and Schapira, Lancet Neurol. 2009; Berg et al., Mov Disord. 2015; Sauerbier et al., Parkinsonism Relat Disord. 2015

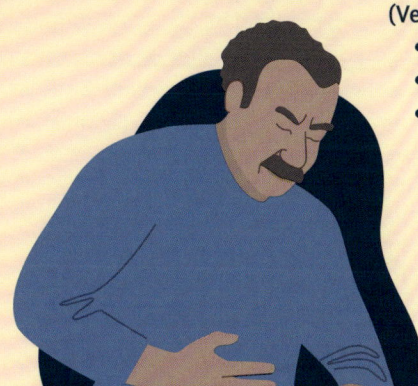
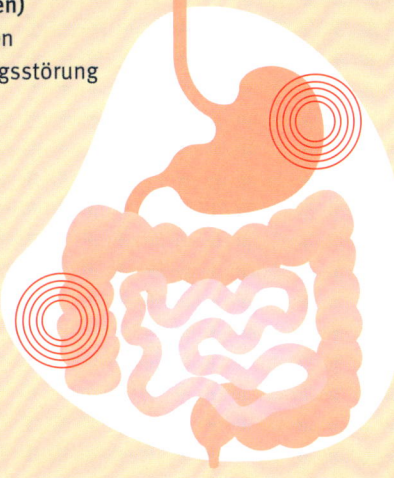

**Gastrointestinale Störungen
(Verdauungsstörungen)**
- Schluckstörungen
- Magenentleerungsstörung
- Verstopfung

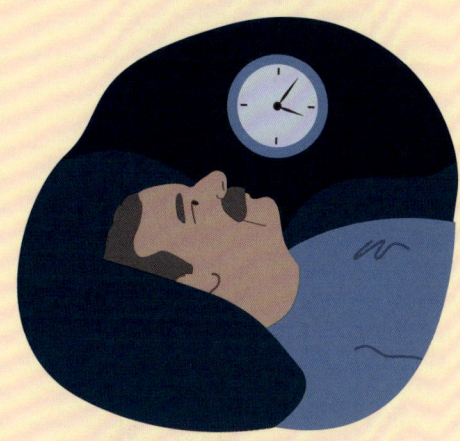

Schlafstörung
- Schlaflosigkeit
- Restless-Legs-Syndrom
- Traumschlaf-Verhaltensstörung (RBD)

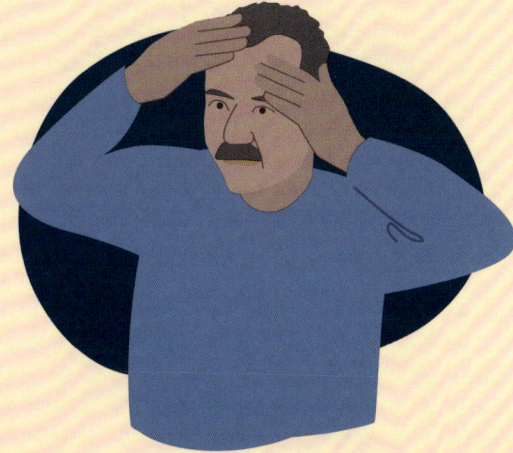

Kognitive und psychiatrische Störungen
- Denkstörung
- Depression
- Angststörungen

chende Beeinträchtigungen mit sich bringen. Viele dieser Störungen heilen von allein wieder aus, da sich Riechsinneszellen beim Menschen ständig erneuern. Gravierender sind oft Riechstörungen, die von einem Tumor verursacht werden oder einer Hirnhautentzündung oder Kopfverletzung folgen.

Die meisten Menschen mit eingeschränktem Geruchssinn sind also nicht zwangsläufig an Parkinson erkrankt. Hingegen gilt ebenso: Bei vielen Männern und Frauen, die zwischen dem 50. und 60. Lebensjahr ihren Geruchssinn verlieren, wird später Parkinson diagnostiziert. Die Mehrheit aller neu diagnostizierten Parkinson-Patient*innen haben zumindest einen Teil ihres Riechvermögens bereits verloren. Das heißt auch: Bei fast allen Erkrankten ist diese Sinnesleistung letztlich reduziert oder verschwunden. Und: Wir haben viel α-Synuclein in der Nase; die Gründe hierfür, und was das mit der Hyposmie oder gar dem Parkinson selbst zu tun hat, ist noch Gegenstand der derzeitigen Forschung.

Und es gibt ergänzend interessante Spezifika. So nehmen Parkinson-Patienten manchmal nicht durchweg alle, sondern ganz bestimmte Gerüche nicht mehr wahr: etwa jene von frisch gemörserten Gewürzen oder von gerade erst gemahlenem und gebrühtem Kaffee. Oder das gesamte Riechvermögen ist derart reduziert, dass nur Gerüche in sehr hoher Konzentration, gleich welcher Stoffe, wahrgenommen werden; nicht jedoch zarte wie der von fein Gebackenem und auch nicht der üble Gestank von schlechtem Fisch, für den schon wenige Duftmoleküle reichen.

RIECHSTÖRUNGEN ZUR FRÜHERKENNUNG NUTZEN: Da die olfaktorischen Störungen bei Parkinson zumeist 10–20 Jahre vor den motorischen Symptomen auftreten, kommt ihnen eine besondere Bedeutung in der Früherkennung und Differenzialdiagnose zu. Nicht zuletzt deshalb wird auch weiter nach möglichen engeren Bezügen geforscht, in der Hoffnung, dass sich dieses zwar eindeutige, aber nicht trennscharfe Symptom vielleicht dennoch eines Tages – womöglich ergänzend oder in Kombination mit weiteren Biomarkern – zur Früherkennung nutzen lässt.

Erste Studien hierzu haben gezeigt, dass eine Riechstörung in Kombination mit einer anderen nicht-motorischen Störung der Parkinson-Krankheit, z. B. einer Traumschlaf-Verhaltensstörung, das Risiko, eine Parkinson-Krankheit zu entwickeln, deutlich erhöht.

Damit nicht genug, sind sie vor allem das Symptom, das Hausarzt*innen selbst identifizieren können, um bei erhärtetem Verdacht an einen Neurologen bzw. eine Neurologin zu überweisen.

SPEZIELLE RIECHTESTS: Ob und welche Gerüche überhaupt noch identifiziert werden, welche Schwellenwerte im Einzelfall gelten oder ob womöglich nur ganz bestimmte Gerüche oder Geruchsfamilien wahrgenommen werden, lässt sich mithilfe spezieller Tests erfassen. Üblicherweise kommen Sets mit Riechstiften (Sniffin Sticks) zum Einsatz, die wie gewöhnliche Filzstifte aussehen. Ein Set besteht meist aus 12 verschiedenen Geruchsproben, die der Person nach und nach unter die Nase gehalten werden. Bei den, ebenfalls verbreiteten Geruchstests UPSIT (University of Pennsylvania smell identification test) und BSIT (brief smell identification test) handelt es sich um Papiertests mit Geruchsproben, die freigekratzt werden müssen.

▶ Parkinson ist eine Erkrankung, die den gesamten Körper betrifft, mit Beschwerden und Anzeichen in zahlreichen Organen, die überwiegend nicht-motorische Symptome hervorrufen.

Augensymptome
- trockene Augen
- Bindehautentzündung
- Doppelbilder
- Farbsehstörung
- vermindertes Kontrastsehen
- optische Halluzinationen – Trugbilder

Symptome an Nase, Hals und Rachen
- Hyposmie: verminderter oder fehlender Geruchssinn
- Geschmacksstörung
- Speichelfluss, aber auch Mundtrockenheit (oft medikamentös bedingt)
- Schluckstörungen

Herz-Kreislauf-Störungen
- orthostatische Dysregulation: Blutdruckabfall beim Aufstehen
- Blutdruckschwankungen
- Herzfrequenz-Schwankungen

Hautveränderungen
- vermehrtes Schwitzen
- Seborrhö: Überproduktion von Talgdrüsen-Fett

Schlafstörungen
- Schlaflosigkeit
- Tagesschläfrigkeit, Müdigkeit
- Traumschlaf-Verhaltensstörung (RBD)
- Restless-Legs-Syndrom
- periodische Beinbewegungen im Schlaf
- obstruktives Schlaf-Apnoe-Syndrom: Atemaussetzer im Schlaf

Muskeln und Bewegungsapparat
- Schiefhals
- Kamptokormie: vorwärtsgebeugte Körperhaltung
- Pisa-Syndrom: seitwärtsgeneigte Körperhaltung
- Skoliose (Verdrehung der Wirbelsäule)

Magen-Darm-Störungen
- Übelkeit, Erbrechen
- Verstopfung (Obstipation)

Schmerz
- muskuloskeletaler Schmerz: z.B. Rückenschmerz
- Dystonie-bedingter Schmerz: Schmerz durch Muskelverkrampfungen
- neuropathischer Schmerz: z.B. in den Füßen durch eine Polyneuropathie
- zentraler Schmerz

Geschlechtsorgane und Blasenstörungen
- häufiges Wasserlassen, auch in der Nacht
- Dranginkontinenz: Drang, schnell zur Toilette gehen zu müssen
- Blaseninkontinenz: Blasenschwäche
- bei Männern: erektile Dysfunktion = Störung der Erektion

Basierend auf Choi et al., J Korean Med Sci. 2020

Darüber hinaus gibt es einen Riechschwellentest. Ermittelt wird damit die für einen bestimmten Geruchsstoff niedrigste Konzentration, bei der die Person einen Duft noch wahrzunehmen vermag bzw. verschiedene Gerüche sicher voneinander unterscheiden kann. Der Riechschwellentest wird vom Neurologen oder in seltenen Fällen sogar vom Hausarzt durchgeführt; er ist häufig der erste Schritt bei der endgültigen Abklärung des Verdachts auf eine Parkinson-Krankheit. Mittlerweile ist jedoch offensichtlich, dass diese komplizierten Verfahren gar nicht notwendig sind für die Erstellung der Diagnose, sondern wenige Geruchsproben genügen.

Übrigens: Riechstörungen und Riechtests kommt noch eine weitere Besonderheit bei Parkinson zu – denn: Wer unter Parkinson leidet, verströmt möglicherweise einen besonderen Geruch. Ein paar Geruchstester (und sogar einige Hunde) mit sehr sensiblen Nasen landeten bei Tests Trefferquoten von bis zu 100 % bei der Detektion von Betroffenen mit Parkinson weit vor dem eigentlich zu erwartenden Diagnosezeitpunkt.

Schlafprobleme und Traumschlaf-Verhaltensstörungen

Ebenfalls Jahre vor der Diagnose einer Parkinson-Krankheit oder eines Parkinson-Syndroms manifestieren sich in vielen Fällen Schlafstörungen. Sie treten als Folge der Krankheit selbst auf, aber auch durch Medikamente. Generell nehmen viele von der Parkinson-Krankheit Betroffene die Nacht nicht als ihre beste Tageszeit wahr. Sie erleben sich dann oft als äußerst steif und weitgehend unbeweglich, liegen unruhig im Bett und haben Schmerzen. Viele berichten von lebhaften Träumen oder gar Albträumen. Im weiteren Verlauf der Erkrankung nehmen Durchschlafstörungen ebenso wie plötzliche Einschlafattacken zu. Schlagartig einsetzende Phasen von Tagesmüdigkeit rühren jedoch nicht von der Parkinson-Krankheit her. Sie sind ein eigenständiges Symptom und häufig durch Parkinson-Medikamente bedingt.

Die für die Parkinson-Krankheit spezifische Schlafstörung spielt sich während der REM-Schlaf-Phase (Traumschlaf-Phase) ab. Diese an der Schwelle zum Aufwachen gelegene Zeitspanne ereignet sich in mehreren Episoden von jeweils 5- bis 10-minütiger Dauer vor allem in der zweiten Nachthälfte. Sie ist charakterisiert durch schnelle Augenbewegungen (Rapid Eye Movement = REM) bei geschlossenen Lidern; zugleich senkt sich der Tonus der Skelettmuskulatur. Lange vor der eigentlichen Diagnose zeigen sich in dieser Phase Anzeichen einer Traumschlaf-Verhaltensstörung als Parkinson-typisch, »REM-Sleep-Behavior-Disorder« genannt (RBD). Sie ist charakteristisch für einige neurodegenerative Störungen, den α-Synukleinopathien, zu denen auch die Parkinson-Krankheit zählt.

Das Problematische einer RBD erkennt meist zuerst der Bettpartner oder jemand, der in derselben Wohnung schläft. Denn nicht selten kommt es zu heftigen Bewegungen bis hin zu Tritten oder Fausthieben während der REM-Schlaf-Episode oder es wird laut im Schlaf geredet oder geschrien. Manchmal bleibt es bei einem kurzen Zucken der Hände oder Beine, das für Minuten anhält; andere Betroffene fallen aus dem Bett. Der Traumschläfer selbst bemerkt oft nichts davon, denn nur wenige wachen durch die Bewegungen oder das Sprechen auf. Gerade dadurch kommt es immer wieder auch zu Verletzungen der Person selbst oder des Partners.

Meist finden die Aktivitäten in der zweiten Nachthälfte statt, da dies die Zeit der Traumphasen ist. Träume, meist Albträume, werden dann unter Umständen derart intensiv ausagiert, dass ein entspannter und störungsfreier Schlaf, wie er sonst üblicherweise während der Traumphase stattfindet, nicht möglich ist. Trauminhalte sind oft Kämpfe mit wilden Tieren oder Verfolgungsszenen. Nur wenige Betroffene erinnern davon etwas am nächsten Morgen. Weiterhin ist charakteristisch, dass die Ereignisse meist nicht jede Nacht auftreten, sondern oft phasenweise, mit langen Pausen dazwischen.

Die womöglich ernsten Konsequenzen und Auswirkungen auf den Alltag erzwingen es fast schon, solchen nächtlichen Ereigniskaskaden auf den Grund zu gehen. Dazu gibt es Schlaflabore, die die Diagnose einer REM-Schlaf-Verhaltensstörung mit Sicherheit bestätigen oder ausschließen können. Sobald der Verdacht besteht, es könnte sich um eine RBD handeln, sollte man dies mithilfe der Video-Polysomnografie detailliert im Schlaflabor untersuchen. Die Methode setzt Gehirn- und Muskelaktivität im Schlaf zueinander in Beziehung. Zuvor erfolgt eine ausführliche Anamnese anhand eines ausdifferenzierten Fragebogens, der bereits erste Hinweise darauf gibt, ob eine REM-Schlaf-Verhaltensstörung vorliegen könnte. Analyse, Interpretation und Auswertung der Schlaflabordaten erlauben es im Abgleich mit der Videoaufzeichnung, gleichermaßen Schlafstadien und mögliche andere Störungen des Schlafs zu bestimmen.

Untersuchungen im Schlaflabor

Die kardiorespiratorische Video-Polysomnografie lässt das Schlafen in seinen Quantitäten und Qualitäten rundum sichtbar werden. Während des 8-stündigen Aufenthalts im Schlaflabor bilden zahlreiche Messungen physiologischer Funktionen den Verlauf des Schlafs kontinuierlich ab. Dazu werden Messvariablen wie eine Hirnstromkurve (EEG), Augenbewegungsmessung (Okulografie), Herzschlag (Pulsfrequenz), Atmung (mittels Nasenfühler und Brustgurt), Muskelaktivität (EMG) am Kinn und an den Beinen, Sauerstoffsättigung (O_2-Sättigung) und anderes mehr kontinuierlich erfasst. Dazu dienen mehrere Elektroden und Fühler, die während der Labornacht am Körper aufgeklebt sind. Zudem wird die Person in dieser Zeit ununterbrochen mittels einer synchronisierten Videoaufzeichnung überwacht. Anhand der Aufzeichnungen wird dann ein individuelles Schlafprofil erstellt, aus dem die Diagnose ableitbar ist.

Die Zeitspanne des REM-Schlafs ist, wie auch die anderen Schlafstadien, durch Elektroden am Kopf mit Aufzeichnung der Hirnstromkurve und der Augenbewegungen während des Schlafes gut identifizierbar. In den Phasen eines normalen REM-Schlafes verharrt der Körper in einer Muskelatonie, das heißt: Alle Muskeln sind entspannt. Die Aufzeichnungen und Messdaten eines RBD-Patienten zeigen im Vergleich, wie die Skelettmuskelatonie bei einer REM-Schlaf-Verhaltensstörung fast völlig verloren geht. Charakteristischerweise lässt sich dies über die polysomnografische Ableitung an einem erhöhten Tonus der Kinnmuskulatur messen.

Neben der RBD gibt es noch weitere Schlafstörungen, die Jahre vor einer Parkinson-Symptomatik auftreten können – der sogenannte fragmentierte Schlaf etwa, der durch häufige Unterbrechungen gekennzeichnet ist. Die meisten Klagen aber gelten der Schlaflosigkeit oder Insomnie. Typisch dafür ist, dass Menschen, die sonst immer gut eingeschlafen sind und nicht an Durchschlafproblemen litten, nun sichtlich länger benötigen, um in den Schlaf zu finden. Oder sie reagieren plötzlich empfindlicher auf Störfaktoren wie Lärm und Geräusche oder auch auf Koffein und andere »Wachmacher«. Durchschlafstörungen wiederum bedeuten zumeist häufiges Erwachen oder aber zeitiges Wachwerden am frühen Morgen, begleitet von Schwierigkeiten, wieder einzuschlafen.

Schlafstörungen bei der Parkinson-Krankheit

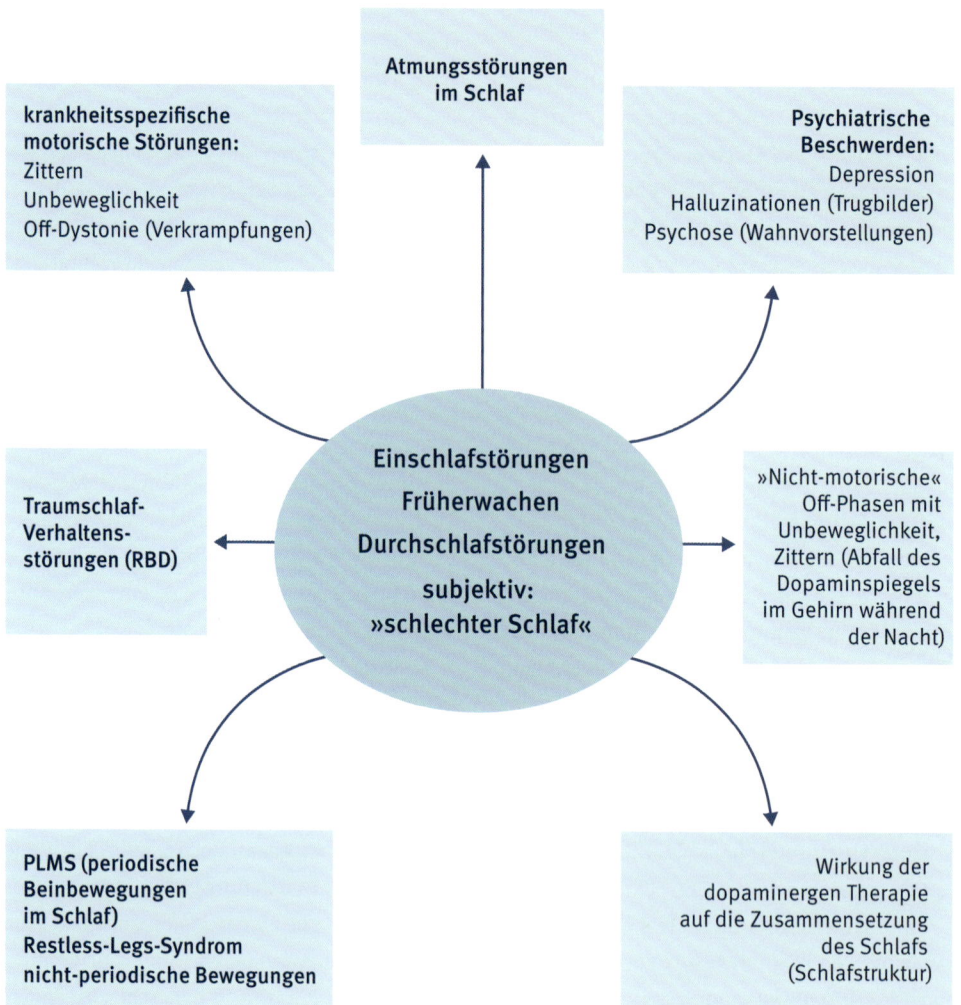

Störungen des autonomen Nervensystems

Zu den nicht-motorischen Symptomen zählen auch Symptome des autonomen Nervensystems wie Herz-Kreislauf-Regulationsstörungen oder Funktionsstörungen im Magen-Darm-Bereich, bei der Blasenentleerung und in der Genitalregion. Auch kann die Regulation der Körpertemperatur gestört sein.

Einige der autonomen Beeinträchtigungen wie jene der Blutdruckregulation oder auch manchmal urogenitale Symptome können auch Nebenwirkungen der Parkinson-Medikation sein.

Verdauungsstörungen

VERZÖGERTE MAGENENTLEERUNG UND VERSTOPFUNG: Die Verstopfung (Obstipation) ist neben der Riechstörung eins der beiden frühesten Symptome der Erkrankung und zeigt vor allem eine reduzierte Häufigkeit des Stuhlgangs, oft nur wenige Male pro Woche und mit einer festen Konsistenz. Bis zu 70 % der an Parkinson Erkrankten leiden daran; viele klagen darüber bereits mit dem Zeitpunkt der Diagnose – und dies auch in der Retrospektive, die Jahrzehnte zurückreichen kann.

Die Diagnose »Obstipation« ist an internationale Diagnosekriterien gebunden, die häufig gar nicht erfüllt sind bei der Parkinson-Krankheit. Meist besteht bei Parkinson-Kranken eine Störung der Stuhlentleerung, verbunden mit krampfartigen Bauchbeschwerden und seltenem, festem Stuhlgang; manchmal treten sogenannte Kotsteine auf, wenn lange Zeit kein Stuhlgang möglich war.

◄ Übersicht der nächtlichen Störungen bei Parkinson-Kranken

Weitere Beschwerden können ein frühes Sättigungs- und permanentes Völlegefühl im Magen oder ein häufiges Aufstoßen sein. Aber auch Übelkeit bis hin zu übermäßigem Sodbrennen oder wiederkehrende Magenschmerzen werden als belastend genannt und sollten dann auch weiter abgeklärt werden. Denn es könnte auch eine Magenerkrankung zugrunde liegen. Andererseits gibt es auch an Parkinson Erkrankte, die nicht von Verstopfung und Magenentleerungsstörungen betroffen sind oder es nicht wahrnehmen (wollen).

Das Völlegefühl kann auf ein übermäßig langes Verweilen von Speisen im Magen und damit auf eine verzögerte Magenentleerung hinweisen. Der Grund: Die Nahrung lässt sich nicht in den Darm weitertransportieren. Dies wiederum liegt an einer verlangsamten Magen-Darm-Motorik. Ursächlich dafür wiederum sind Störungen im autonomen (vegetativen) Nervensystem des Darmes, das vermutlich schon früher – möglicherweise in der Frühphase der Parkinson-Krankheit – angegriffen wird.

Zu beachten ist, dass eine verminderte Magenentleerung auch die Wirkstoffaufnahme der Therapeutika beeinflusst. Wirkstoffe können nur ins Blut aufgenommen werden, wenn sie aus dem Magen in den Dünndarm weitertransportiert werden und dort in einem relativ begrenzten Bereich den Übertritt in den Organismus schaffen. Dies betrifft vor allem dopaminhaltige Parkinson-Medikamente, aber auch andere Arzneien wie Kopfschmerztabletten, Antibiotika oder Herzkreislaufmittel. Unabhängig davon lautet eine Standardempfehlung: stets ausreichend trinken, faserreich essen und körperlich aktiv sein.

VERMEHRTER SPEICHELFLUSS: Besonders unangenehm ist für manche Betroffene ein Speichelfluss, der überwiegend nachts auftritt, aber auch tagsüber plötzlich zäh und massiv

Welche Symptome treten wann auf?

> **WISSEN**
>
> ## Diagnosekriterien für eine chronische Obstipation
>
> Eine chronische Obstipation liegt vor, wenn folgende 3 Kriterien aktuell seit mindestens 3 Monaten bestehen, wobei der initiale Beginn der Symptomatik wenigstens 6 Monate vor Diagnosestellung liegen sollte:
>
> 1. Zwei der folgenden Symptome sollten vorhanden sein:
>   — klumpiger oder harter Stuhl bei > 25 % der Stuhlentleerungen
>   — starkes Pressen bei > 25 % der Stuhlentleerungen
>   — subjektiv unvollständige Entleerung bei > 25 % der Stuhlentleerungen
>   — subjektive Obstruktion bei > 25 % der Stuhlentleerungen
>   — manuelle Manöver zur Erleichterung der Defäkation (des Stuhlgangs) bei > 25 % der Stuhlentleerungen (digitale Manipulation, Beckenbodenunterstützung)
>   — < 3 spontane Stuhlgänge pro Woche
> 2. Weiche Stühle kommen ohne die Einnahme von Laxanzien (Abführmedikamenten) nur selten vor.
> 3. Die Kriterien für ein Reizdarmsyndrom sind nicht erfüllt.

einsetzen kann. Meist ist dies ein Symptom eines seit Jahren bestehenden Parkinson-Syndroms, selten tritt er gleich zu Beginn der Erkrankung auf. Der Speichelfluss setzt unabhängig von den Mahlzeiten ein, manchmal korrespondiert er jedoch mit der dopaminergen Medikation. Die Ursache sind ebenfalls Dysregulationen im autonomen Nervensystem der Speicheldrüsen, aber auch ein vermindertes automatisches Schlucken des Speichels. Dies tritt vor allem in jenen Phasen der Erkrankung auf, in denen der Betroffene gerade unbeweglich ist, im sogenannten Off-Zustand. Dann sollte eine Erhöhung der dopaminergen Medikation im Vordergrund stehen. Darüber hinaus löst die Erkrankung auch im Zusammenhang mit Schluckstörungen das Phänomen eines Speichelflusses aus. Der oder die Parkinson-Betroffene belässt aus Angst, sich zu verschlucken, zu viel Speichel im Mund. Aus der gleichen Furcht heraus wird zu wenig getrunken, was den verbleibenden und entstehenden Speichel im Mund zudem eindickt. Manchmal hilft schon Kaugummi-Kauen. Eine Behandlung ist ggf. auch mit anticholinergen Medikamenten möglich, die ansonsten zur Behandlung eines Tremors verwendet werden. Hier ist jedoch Vorsicht geboten, da Anticholinergika als Nebenwirkung Gedächtnisstörungen oder eine Verwirrtheit auslösen können. Deshalb sollten diese Medikamente nie eine Dauertherapie darstellen. Alternativ kann zur Verminderung der Speichelproduktion therapeutisch Botulinumtoxin in die Speicheldrüsen gespritzt werden. Diese Methode wurde mehrfach in Studien untersucht und stellt für einige Patient*innen, jedoch nicht für alle, eine effiziente Therapie dar. Die Injektion von Botulinumtoxin muss in der Regel alle 3–4 Monate wiederholt werden. Für manche Störungen des Speichelflusses kann auch ein Tropfen der anticholinergen Augentropfen direkt auf die Speicheldrüse im Mund verabreicht werden, um die Speichelproduktion zu senken, auch hier können bei empfindlichen Patient*innen Nebenwirkungen auftreten durch eine Resorption (Aufnahme) der Substanz durch die Mundschleimhaut.

Regulation des Blutdrucks

Auch die Blutdruckregulation unterliegt dem autonomen oder vegetativen Nervensystem. Eigene Positions- oder Lageveränderungen vom Liegen zum Sitzen und dann zum Stehen können je nach Blutdruck ungeahnte Probleme verursachen – etwa, wenn man sich nach dem plötzlichen Aufstehen benommen fühlt und einem »schwarz vor Augen« wird. Bei dieser »orthostatischen Reaktion« bewirkt der hydrostatische Druck (Wasserdruck), dass sich das Blut im Körper schlagartig umverteilt: Es »versackt« in den Beinen, und zugleich bleibt zu wenig Blut zurück für die angemessene Versorgung des Gehirns. Dies wiederum kann Schwindel- und Unsicherheitsgefühle auslösen, die erst einmal anhalten, aber durch Hinsetzen oder Hinlegen sofort umkehrbar sind. Je nachdem, wie sehr sich diese Reaktionen manifestieren, kann es vor allem frühmorgens oder auch am Vormittag zu Ohnmachten mit kurzer Bewusstlosigkeit und Stürzen kommen. Um dies rechtzeitig zu erkennen und zu verhindern, ist der Blutdruck unbedingt im Liegen und Stehen zu messen! Bereits nach ungefähr 3 Minuten sieht man, dass die im Stehen gemessenen Werte deutlich niedriger sind als die im Sitzen und Liegen erhobenen. Letztere sind häufig unauffällig – und deshalb nicht sehr aussagekräftig.

Diesen »Schellong-Test« sollte man als klassisches Verfahren der Diagnostik in seiner Bedeutung im Blick behalten. Bereits in der Frühphase der Parkinson-Krankheit oder auch schon Jahre zuvor kommt es manchmal zu Blutdruckregulationsstörungen, die dauerhaft in einen insgesamt niedrigen Blutdruck münden. Meistens besteht dann in der Nacht ein noch relativ hoher Blutdruck im Liegen, der zu einer vermehrten Durchblutung der Nieren führt und damit zum vermehrten Ausscheiden von Urin, verteilt oft auf mehrere Toilettengänge. Dementsprechend ist am Morgen dann wenig Flüssigkeitsvolumen im Körper vorhanden und durch den generell eher niedrigen Blutdruck in den frühen Morgenstunden droht dann regelmäßig eine Ohnmacht. Stürze und kurze Bewusstlosigkeit sind die häufigsten Ursachen, warum Parkinson-Patient*innen in die Notaufnahme gebracht werden.

Alles in allem gibt ein Drittel der Parkinson-Kranken mit Herz-Kreislauf-Problematik auf Nachfrage an, dass diese Funktionsstörungen ihre Lebensqualität stark minderten. Typischerweise ist bei der Parkinson-Krankheit die Rezeptordichte (Dichte von Bindungsstellen) noradrenerger Nervenzellen im Herz vermindert. Falls wegen eines erhöhten Blutdrucks eine Behandlung mit blutdrucksenkenden Medikamenten erforderlich wird, ist auf wechselseitige Reaktionen der blutdrucksenkenden Mittel mit den dopaminergen Arzneien, insbesondere den Dopaminagonisten, zu achten. Falls unter dieser Behandlung eine vermehrte orthostatische Reaktion, also ein Blutdruckabfall im Stehen auftritt, muss dann auf jeden Fall eine Änderung der Medikation erfolgen: Als Erstes müssen blutdrucksenkende Medikamente reduziert oder gestoppt werden, gegebenenfalls auch Dopaminagonisten zur Therapie der Parkinson-Krankheit gewechselt oder abgesetzt werden und komplett auf L-Dopa umgestellt werden. Dessen Rezeptorprofil weist ein etwas günstigeres Nebenwirkungsspektrum hinsichtlich der Blutdruckregulationsstörungen auf.

Zur Behandlung von niedrigem Blutdruck und dem Blutdruckabfall im Stehen (orthostatische Reaktion) lässt sich auch auf einige nichtmedikamentöse Optionen verweisen. So sollte man hohe Umgebungstemperaturen ebenso vermeiden wie größere Mahlzeiten. Mit Blick auf die Ernährung wird ansonsten empfohlen, salzreiche Kost und diese stets mit ausreichend Flüssigkeit zu sich zu nehmen. Des Weiteren gilt als vorteilhaft, den Kopf während des Schlafes circa 45 Grad hochzulegen sowie Ausdauersport (Kardiotraining) zu betreiben und sich überhaupt regelmäßig körperlich zu betätigen. In jedem Fall ist darauf zu achten, dass man morgens unbedingt 500 ml Flüssigkeit zu sich nimmt; nicht nur Kaffee, sondern auch Tee, Saft oder einfach Wasser.

Blasenprobleme und Erektionsfähigkeit

Störungen beim Wasserlassen treten in der Regel bereits bei Diagnosestellung auf, und zwar bei beiden Geschlechtern. Männer leiden unterdessen noch unter einem geschwächten Erektionsvermögen. Das autonome Nervensystem versorgt beide Systeme – entsprechend stellen Störungen der Regulation hier keine Überraschung dar. Genannt werden oft ein unangenehmer Harndrang und Störungen der Blasenentleerung – vor allem nachts und bei erhöhtem Blutdruck verstärkt. Bei Männern ist es oft schwierig zu unterscheiden, ob der vermehrte Harndrang womöglich einer Prostatavergrößerung zuzuschreiben ist, die die Blasenkapazität vermindert, oder mit der Parkinson-Krankheit zusammenhängt.

Lässt sich die Blase nicht vollständig entleeren oder treten häufig Blasenentzündungen auf, ist eine urologische Untersuchung angeraten. Dabei wird geklärt, ob eine übererregbare (hyperreaktive) oder eine vermindert erregbare (hyporeaktive) Blase besteht – nicht unerheblich zu wissen, da die Therapien sich unterscheiden. Zudem sollten Männer regelmäßig die Prostata untersuchen lassen im Hinblick auf eine eventuelle, dann meist zu behandelnde Vergrößerung des Gewebes – oder aber ein mögliches Prostatakarzinom. Hier können Laborwerte (PSA-Wert) erste Hinweise liefern, mehr Genauigkeit liefert jedoch eine bildgebende Untersuchung, etwa mittels MRT, oder gegebenenfalls eine Biopsie (Gewebeentnahme) der Prostata.

Es hat sich gezeigt, dass bei Patient*innen mit der typischen Parkinson-Krankheit vermehrt bestimmte Krebserkrankungen auftreten, insbesondere Haut- und Prostatatumore. Es ist jedoch unklar, mit welchen biologischen Mechanismen diese erhöhten Wahrscheinlichkeiten zusammenhängen. Zumindest für einige Krebserkrankungen sind regelmäßige Vorsorgeuntersuchungen deshalb unbedingt indiziert. Dazu gehört das Prostatakarzinom. Zur Behandlung speziell des Prostatakarzinoms sind verschiedene Methoden im Einsatz. Sie sind abhängig von der Größe des Tumors, dem Stadium der Krebserkrankung, auch vom Alter und Zustand des Patienten. Ein Absetzen oder eine Veränderung der Parkinson-Medikation ist dabei nicht erforderlich.

Die bei etwa jedem Vierten gestörte Reservoirfunktion der Blase erschöpft sich nicht nur in nächtlich wiederholtem Wasserlassen, sondern auch in einem ständigen Harndrang, der Dranginkontinenz. Abhilfe verschaffen geeignete Arzneien bis hin zur Gabe von Botulinumtoxin und eine Aufklärung des Patienten über die geeigneten Zeitpunkte zur Aufnahme von Flüssigkeiten und Nahrung. Besondere Vorsicht ist bei männlichen Patienten mit vergrößerter Prostata geboten. Eine deshalb durchgeführte Operation kann auch zur Inkontinenz führen. Eine sorgfältige urologische Diagnostik ist hier indiziert. In Einzelfällen helfen bei manchen Symptomen Blasenschrittmacher, andere Patienten berichten von einer Verbesserung des Harndrangs nach einer Tiefen Hirnstimulation.

Auch bei Frauen kann im Frühstadium der Parkinson-Krankheit und im weiteren Verlauf eine Störung des Wasserlassens auftreten. Oft handelt es sich dann um eine Harninkontinenz, ausgelöst durch eine Gebärmuttersenkung. Auch hier fällt es manchmal schwer zu erkennen, ob eine Blasenstörung auf die Parkinson-Krankheit zurückgeht oder nicht. Eine gynäkologische Untersuchung schafft häufig Klarheit. Die häufigste Form der Harninkontinenz ist allerdings bei Frauen die Belastungsinkontinenz (auch Stressinkontinenz genannt), bei der beim Husten, Treppensteigen usw. ungewollt Urin abgeht. Sie beruht auf einer Schwäche des Beckenbodens, der die plötzliche Druckerhöhung im Bauchraum nicht mehr ausgleichen kann: entweder altersbedingt oder ausgelöst durch mehrere Geburten. Auch hier hängt die Entscheidung, ob eine operative Korrektur oder medikamentöse Maßnahmen gewählt werden sollten, vom Ausmaß der Beeinträchtigung, dem Zustand der Patientin und weiteren, meist anatomischen Faktoren ab.

Schwitzen und Schweißsekretion

Regulationsstörungen bei der Schweißsekretion treten je nach Studie bei jedem zweiten bis dritten Parkinson-Patienten auf – meist gemeinsam mit akinetischen oder dyskinetischen Phasen, aber möglicherweise auch in der Frühphase. Auch die Schweißsekretion unterliegt den Regelkreisen des autonomen Nervensystems. Von besonderer Bedeutung ist die verminderte Schweißsekretion, die von den Betroffenen meist nicht wahrgenommen wird. Sie kann jedoch dazu führen, dass die Körpertemperatur bei externer oder interner Wärmezufuhr rasch ansteigt. Diese »Schweißausbrüche« sind nicht durch körperliche Anstrengung verursacht und können auch nachts auftreten. Mit Beginn der dopaminergen Therapie, vor allem mit Levodopa, kann wiederum nächtliches Schwitzen verstärkt werden, auch wenn Levodopa tagsüber verabreicht wird. Es scheint eine unmittelbare wechselseitige Beeinflussung zu bestehen, denn je höher die zugeführte Dosis an Levodopa, desto häufiger wird über auffälliges Schwitzen berichtet.

Auch die übermäßige Schweißsekretion betrifft nicht alle Patient*innen, sondern nur einen kleinen Teil. Obwohl das vermehrte Schwitzen harmlos ist, kann es die Lebensqualität und das soziale Miteinander von Betroffenen deutlich einschränken. Eine ursächliche, wissenschaftlich valide Therapie ist außer der Reduktion der dopaminergen Dosis nicht bekannt. Es gibt Berichte, wonach die Zufuhr von Salbeiextrakt hilft. Erfolg kann möglicherweise auch eine Neueinstellung der Parkinson-Medikation bringen. Bei anfallsartigem Auftreten von Schweißausbrüchen hilft manchmal ein Beta-Rezeptoren-Blocker. Bei lokalisiertem Auftreten wiederum ist die Verabreichung von Botulinumtoxin oder von Substanzen auf Aluminiumbasis in diesen Bereichen hilfreich.

Fettige Haut und Schuppenbildung (Seborrhö)

Bei einigen Erkrankten nimmt die Talgproduktion in den Hautdrüsen teils erheblich zu. Besonders betroffen ist meist das Gesicht. Vor allem im Bereich der Stirn und der Augenbrauen entwickeln sich dadurch stark glänzende Hautfelder. Manchmal werden verstärkt Hautschuppen gebildet; dann fast immer auch im Bereich der behaarten Kopfhaut. Zur Behandlung stehen dermatologische, lokal anwendbare Präparate zur Verfügung, die in der Apotheke oder Drogerie erhältlich sind. Empfohlen wird, mehrmals am Tag feuchtwarme Kompressen auf die Augenlider zu legen, um den Talg auch dort zu entfernen. Sollten die Augen zu trocken sein, kann eine künstliche Tränenflüssigkeit hilfreich sein. Ursächlich verantwortlich sind auch hier Regulationsstörungen des autonomen Nervensystems, das die Talgdrüsen innerviert.

Schmerzen

Schmerz bei Parkinson-Patient*innen umfasst alle 3 üblicherweise klassifizierten Schmerzursachen. Allgemein wie auch bei der Parkinson-Krankheit sind dies

1. Gewebeverletzungen über Schmerzrezeptoren (nozizeptiver Schmerz),
2. Schmerz bei direkten Nervenläsionen (neuropathischer Schmerz) oder
3. Schmerzen, die bei Gehirnläsionen direkt dort in schmerzverarbeitenden Arealen entstehen (zentrale Schmerzen oder noziplastische Schmerzen),

Mit einem Anteil von ca. 90 % dominieren die nozizeptiven oder muskuloskelatalen Schmerzen bei Parkinson-Patient*innen (davon 50 % im Bereich der unteren Wirbelsäule, 3-mal häufiger als bei Kontrollen). Dies erklärt sich schnell, bedenkt man, dass allein Symptome wie Muskelsteifigkeit, verminderte Beweglichkeit und Haltungsveränderungen Schmerzzustände begünstigen. Viele Parkinson-Patient*innen leiden bereits jahrelang an Schmerzen, bevor die Parkinson-typischen Veränderungen wahrgenommen werden und es zur Diagnose kommt.

Es gibt zwar keine Parkinson-spezifischen Schmerzen, allerdings treten Schmerzen durch die Erkrankung sichtlich häufiger und stärker auf. An einer gestiegenen Sensibilität dem Thema Schmerz gegenüber könnte es hingegen auch liegen, dass in jüngster Zeit wiederholt zu lesen ist, dass bei Parkinson Überlappungen zwischen den 3 Schmerzgruppen zugenommen haben sollen (multimorphic pain). Grundsätzlich folgt die Behandlung von Schmerzen zunächst der dopaminergen Therapie (S. 75). Dies bedeutet, dass die dopaminerge Dosis zunächst gesteigert wird, um zu beobachten, ob damit der Schmerz besser wird, also ob eine zu geringe Dosierung von Levodopa die Ursache war.

Schmerzgruppe 1: nozizeptiver Schmerz

Nozizeptiver Schmerz wird durch Gewebeverletzungen, z. B. der Muskeln oder Gelenke, verursacht. In dieser Gruppe finden sich typischerweise orthopädische oder rheumatologische Schmerzen der Gelenke, vor allem der großen Gelenke wie Schulter- und Kniegelenk. Ganz im Vordergrund steht therapeutisch-körperliche Aktivität und (nebenbei) Fitness. Das stellt insbesondere für Parkinson-Patient*innen meist eine große Herausforderung dar. Die Schmerzen nehmen bei körperlicher Inaktivität in der Regel mittelfristig weiter zu, bessern sich zumindest nicht. Man kann deshalb sagen: ohne regelmäßige körperliche Aktivität kein Therapieerfolg.

Ein gutes Beispiel sind Schulterschmerzen. Wenn die Schulter nicht bewegt wird, »friert« sie ein und wird immer unbeweglicher (frozen shoulder). Goldene Regel bei all diesen Schmerzen ist Bewegungstraining bis an die Schmerzgrenze. Die Krankengymnastik (Physiotherapie) ist hier der Goldstandard. Die Erfahrung zeigt jedoch, dass Physiotherapie allein nicht ausreicht. Insbesondere für Parkinson-Patient*innen gilt: so viel eigene Bewegung und Training wie möglich. Jüngst haben Studien sogar für regelmäßig trainierende Parkinson-Patient*innen eine sogenannte anstrengungsinduzierte Schmerzunempfindlichkeit (exercise induced hypoalgesia) nachgewiesen. Auf mehreren Ebenen in Gehirn und Rückenmark sind hemmende Parallelschaltungen der motorischen Kommandos auf Schmerzempfindungsbahnen bekannt.

Nun erreicht Bewegungstraining zwar die schmerzhaften Körperteile, doch neben Kraft gibt es auch Kardio-, also Ausdauertraining. Einige jüngere Studien stufen auf Basis der Ergebnisse diesen Trainingsaspekt für die Aufrechterhaltung des körperlichen und seelischen Wohlbefindens bei einer Parkinson-Krankheit entscheidender ein als Krafttraining oder anderen Sport (S. 97). Allein durch regelmäßiges Nordic Walking erreichten durchschnittlich 30 % der Studienteilnehmer Schmerzfreiheit. Auch Bewegungstraining sollte bis unmittelbar an die Schmerzgrenze gehen.

Der Schmerz ist auch hier mit Blick auf die zugrunde liegenden Ursachen des Schmerzes leitliniengerecht zu behandeln. Bewährt hat sich offenbar eine symptomatische medikamentöse Therapie mit sogenannten nicht-steroidalen Antiphlogistika (Schmerzmedikamente, die auch in der Rheumabehandlung verwendet werden, aber keine Cortison-Abkömmlinge sind) oder COX-2 Hemmern – zumindest für kurze Dauer. In Ausnahmefällen kann eine solche Behandlung auch mittelfristig mit der geringstmöglichen Dosis weiterlaufen. Manchmal ist Bewegungstraining nur mit begleitender medikamentöser Schmerztherapie möglich.

Schmerzgruppe 2: neuropathischer Schmerz

Von neuropathischem Schmerz spricht man, wenn dieser durch direkte Nervenverletzungen verursacht wird. Neuropathische Schmerzen entstehen also z. B., wenn Bandscheiben direkt Druck auf die Hinterwurzeln an der Wirbelsäule ausüben, oder durch Druck auf den Medianusnerven beim Karpaltunnelsyndrom (Schmerzen und Empfindungsstörungen an der Hand und den 3 mittleren Fingern). Die sogenannten Schmerzrezeptoren im Gewebe werden dabei umgangen. Bei den häufig auftretenden Wirbelsäulenschmerzen, die nicht ins Bein oder in den Arm ausstrahlen, gelten die gleichen Aussagen zur Physiotherapie wie zuvor zur Schmerzgruppe 1.

Ein typischer neuropathischer Schmerz bei Engpasssyndrom ist das Karpaltunnelsyndrom. Hier hilft zu Beginn eine sogenannte volare Unterarmschiene, die man nachts tragen muss, bevor man an eine Operation denkt oder Pregabalin oder Gabapentin empfiehlt.

SMALL-FIBER-NEUROPATHIE: Bis zu 40 % der Parkinson-Patient*innen leiden unter einer teilweise schmerzhaften Polyneuropathie. Hierbei erkranken die dickeren (myelinisierten = mit Isolationsschicht) oder die dünneren (unmyelinisierten = ohne Isolationsschicht) Fasern der peripheren Nerven in unterschiedlichen Kombinationen. Von Bedeutung sind die dünneren oder unmyelinisierten Fasern. Diese leiten auch die Schmerzen ins Rückenmark und dann ins Gehirn weiter. Die sogenannte Small-fiber-Neuropathie findet sich wiederum bei 70 % der von Polyneuropathie betroffenen Parkinson-Patient*innen. Sie bewirkt, dass die Nerven empfindlicher werden an sogenannten Engpassstellen, wie zum Beispiel im Fußbereich (Morton-Metatarsalgie). Dies kann akut einschießende, brennende oder stechende Schmerzen im Mittelfuß und in den Zehen verursachen. Die Schmerzen sind so stark, dass Patient*innen kurzfristig nur durch Ruhigstellung und Ausziehen der Schuhe Besserung erfahren. Spezielle Schuheinlagen zur Spreizung des distalen Fußgewölbes können für Besserung sorgen.

Die Suche nach der Ursache bleibt bei den meisten Small-Fiber-Neuropathien ergebnislos. Wichtig ist jedoch zu überprüfen, ob womöglich eine behandelbare Ursache vorliegt: ein Diabetes mellitus beispielsweise oder ein Vitamin-B_{12}- und -B_6-Mangel. Bis zu 30 % der älteren Bevölkerung leiden unter einem B_{12}-Mangel; die Vitaminlücke wird durch die regelmäßige Einnahme von L-Dopa noch deutlich vergrößert – insbesondere dann, wenn die L-Dopa-Abgabe mittels im Jejunum liegender Sonde mit einer kontinuierlichen L-Dopa-Pumpe erfolgt.

Schmerzgruppe 3: noziplastische Schmerzen

Noziplastische Schmerzen entstehen bei Gewebeverletzungen des Gehirns direkt in den schmerzverarbeitenden Bereichen des Gehirns,

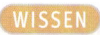

Welche Werte kontrolliert werden sollten

Bei Parkinson-Patient*innen unter L-Dopa-Therapie sollten die Werte von Vitamin B_{12}, Vitamin B_6 und Folsäure kontrolliert werden. Liegt der Vitamin-B_{12}-Wert bei 200–400 ng/l (Grauzone), sollten noch aktives B_{12} (Holotranscobalamin), Methylmalonsäure und Homocystein bestimmt werden. Bei nachgewiesenem Mangel ist in der Regel eine lebenslange Ersatztherapie erforderlich, entweder mit hochdosierten Tabletten täglich oder mittels monatlicher intramuskulärer Spritzen. Wichtig ist, dass Vitamin B_6 nicht überdosiert werden sollte, da es in zu hoher Dosis Polyneuropathien verstärken kann.

---

z. B. bei einem Schlaganfall oder einem Multiple-Sklerose-Schub. Bei Parkinson-Patient*innen versteht man darunter jene Veränderungen im Gehirn, die in bestimmten Situationen durch Transmitter – in erster Linie Dopamin, aber auch anderen – ausgelöst werden und vorwiegend mit einer Schmerzverstärkung der Schmerzgruppen 1 und 2 einhergehen. Beispiele, bei denen eine gestörte dopaminerge Übertragungsfunktion eine Rolle spielt, sind das »Brennender-Mund-Syndrom« (burning mouth syndrome), ein ausgedehnter, heftiger Muskelschmerz (Fibromyalgie), unruhige Beine (Restless-Legs-Syndrom) oder allgemeine, brennende Schmerzen, wie sie bei einer Gürtelrose auftreten.

Dieser Schmerztyp ist bei Parkinson selten und häufig nicht klinisch relevant, spricht am ehesten auf Optimierung der dopaminergen Therapie an. Sollte dies nicht ausreichen, dann kann alternativ eine Behandlung mit Carbamazepin, Pregabalin oder Gabapentin erfolgen; Opiate einzusetzen ist auch denkbar. In jedem Fall sollte diese Therapiestufe einhergehen mit einer genaueren neurologischen Untersuchung nach der Ursache. Beim Restless-Legs-Syndrom können nach Therapiebeginn der Parkinson-Krankheit vermehrt Symptome auftreten, wobei dann die abendliche Dosis angepasst werden sollte.

Spezifisch Parkinson-verursachte Schmerzen

Schmerzen bei der Parkinson-Krankheit können sowohl durch zu wenig Dopamin als auch durch eine nicht optimale L-Dopa-Medikation verursacht werden. Das Erstere ist typischerweise im Frühstadium der Erkrankung der Fall. Die Behandlung der klassischen Parkinson-Symptome führt dann auch zunächst zu einer Abnahme der Schmerzen. Schwieriger gestaltet sich die Zuordnung und auch medikamentöse Therapieoptimierung im weiteren Verlauf. Wenn die Schmerzen früh morgens, zum Beispiel begleitend zu einer Dystonie (early morning off), gemeinsam mit den motorischen Symptomen der Unbeweglichkeit auftreten und auf die Parkinson-Medikation ansprechen, gilt das als Off-Schmerz. Wenn die Schmerzen mit den Off-Phasen korrelieren, sollten diese natürlich, soweit möglich, weiter reduziert werden. Entsprechend klagen Parkinson-Patient*innen mit implantiertem Hirnschrittmacher weniger über Schmerzen.

Zur weiteren Verbesserung von Therapie und zugrunde liegender Strategie ist das Verständnis der relevanten Veränderungen im Gehirn unter L-Dopa-Therapie erforderlich: Es gibt 5 verschiedene Dopaminrezeptoren. In allen tierexperimentellen Untersuchungen ist die Aktivierung von D1- und D5-Rezeptoren schmerzfördernd, die von D2-, D3-, D4-Rezeptoren schmerzhemmend. L-Dopa aktiviert nach Umwandlung in Dopamin alle 5 Rezeptoren, während nahezu alle Dopaminagonisten vorwiegend D2-, D3- und D4-Rezeptoren aktivieren. Eine möglichst weitgehende Umstellung von L-Dopa auf Dopaminagonisten ist daher ein sinnvolles Vorgehen bei Parkinson-bedingten Schmerzen.

L-Dopa hat diesbezüglich noch einen weiteren, gravierenden Nachteil: die kurze Halbwertszeit des Wirkstoffs. Er flutet rasch an, verliert aber auch rasch an Wirksamkeit. In der Zeitspanne, in der der Dopaminspiegel abfällt, kann es zu einem Rebound-Effekt kommen: Die Schmerzen liegen dann noch bis zu 3 Stunden über dem Ausgangswert und lassen sich (nur) mittels erneuter L-Dopa-Gabe behandeln. Diese Blutspiegelschwankungen führen mittelfristig auch zu einer Umverteilung zugunsten von D1/D5-Rezeptoren im Vergleich zu D2/D3/D4-Rezeptoren. Dies ist ein weiterer Grund, auf Dopaminagonisten vorzugsweise mit längerer Halbwertszeit umzusteigen.

Ein gleichmäßiger Dopaminspiegel im Blut lässt sich auch mittels Pflaster erzielen (Rotigotin). Es gibt zudem Hinweise, dass man mit einer Kombination von dopaminerger Medikation und Opioid-Medikation (z. B. Oxycodon/Naloxon-Tabletten oder Fentanyl-Pflaster) mehr als einander ergänzende, schmerzlindernde Effekte erreicht. Gleiches gilt für die Kombination von dopaminerger Medikation mit Tapendadol (greift parallel noradrenerg an). Safinamid wiederum kombiniert eine dopaminerge Wirkung über Hemmung der Monoaminooxidase B mit einer Hemmung von Natriumkanälen und Modulation (Veränderung) von Kalziumkanälen mit nachgewiesener Schmerzhemmung durch Reduktion exzessiver Glutamat-Ausschüttung.

Dystonie-bedingte Schmerzen können auch durch lokale Botulinumtoxin-Injektionen behandelt werden.

Symptome der Psyche

Bereits im Vorfeld der Parkinson-Krankheit (prodromale Parkinson-Krankheit) können Veränderungen der Stimmung und des Wohlbefindens auftreten. Einige Parkinson-Kranke haben depressive Verstimmungen mit Niedergeschlagenheit und reduziertem Antrieb und nicht selten ein Burnout bereits Jahre vor Diagnosestellung. Oft sind Psychiater*innen in diesen Fällen überfordert, eine Ursache zuzuordnen. Ein häufiges frühes Symptom kann auch eine Angststörung mit Panikattacken sein, die vielleicht schon länger bestand, aber nun heftiger und häufiger hervortritt.

Manchmal bemerken Freunde, dass sich ein Mensch verändert und zurückgezogen hat, freudloser ist und scheinbar weniger aktiv am Leben teilnimmt. Damit verbunden sind oft ein sozialer Rückzug, weniger Teilnahme an Gesprächen und in Gesellschaft. Die wenigsten Patient*innen klagen selbst über diese Veränderungen, sondern die Familie oder Freunde sind diejenigen, denen diese Verhaltensweisen auffallen und sie thematisieren. Eine zunehmende Apathie, eine reduzierte Emotionsbereitschaft oder Freudlosigkeit fällt vor allem der Umgebung auf, selten den Patient*innen selbst.

Im Zusammenhang mit der Parkinson-Krankheit finden sich zahlreiche psychiatrische Symptome. Sie lassen sich 2 Gruppen zuordnen. Die erste Gruppe bündelt depressive Ereignisse einschließlich einer ausgeprägten Parkinson-Depression und die häufig weit vor der eigentlichen Diagnose auftretenden Angststörungen und Panikattacken. Weiterhin können Zwangsstörungen, apathisches Verhalten und Fatigue

präklinische Phase	Frühphase	Intermediärphase	Spätphase
• Geruchsstörungen • RBD • Obstipation • Depression • gestörte Farbwahrnehmung	• Bradykinese • Rigor • Tremor • nicht motorische Symptome	**zunehmende Komplikationen:** • zunehmende motorische Symptome • Psychosen • Fluktuationen • Dyskinesien **zunehmende Doparesistente Symptome:** • Gangstörungen • Dysarthrie • Dysphagie • kognitive Störungen	• Stürze • Demenz • Pflegebedürftigkeit

Deuschl G, Poewe W. Verlauf und Subtypen der Erkrankung. In: Deuschl G, Oertel W, Poewe W, Hrsg. Parkinson-Syndrome und andere Bewegungsstörungen. 2. überarbeitete Auflage. Stuttgart: Georg Thieme Verlag KG; 2020

▲ Die präklinische Phase entspricht der prodromalen Phase, die Intermediär-Phase entspricht der Phase mit beginnenden Fluktuationen. In der Spätphase kann eine Pflegebedürftigkeit auftreten, dies ist aber nicht unausweichlich.

(Müdigkeit, Abgeschlagenheit) sowie meist subjektiv wahrgenommene Denk- und Gedächtnisstörungen am Krankheitsbeginn stehen. Diese können sich zu demenziellen Beeinträchtigungen und nach Jahren auch zu einer Parkinson-Demenz entwickeln.

Hingegen erfasst die zweite Gruppe jene Auffälligkeiten, die vor allem durch Medikamente gegen die Parkinson-Krankheit selbst oder Infektionen, Narkosen oder Medikamentenumstellung ausgelöst werden. Dazu zählen Psychosen, die sich als visuelle Halluzinationen (Sehen von Trugbildern), aber auch als Wahnvorstellungen zeigen können. Des Weiteren können ein Suchtverhalten, Konfusion und Delir auftreten. Zwanghaft sich wiederholendes (repetitives) und ein ständiges stereotypisches Verhalten, wobei vieles begonnen, aber nichts zu Ende gebracht wird, »Punding« genannt, kann eine weitere Nebenwirkung insbesondere der Therapie mit Dopaminagonisten sein.

Im Folgenden werden – mit diagnostischen und therapeutischen Optionen – die drei für die Parkinson-Krankheit charakteristischen psychiatrischen Symptomkomplexe vorgestellt, die die Erkrankung häufig begleiten: Depressionen, Halluzinationen/Psychose und Denk- und Gedächtnisstörungen.

Viele Parkinson-Kranke leiden an Depressionen

Viele an Parkinson Erkrankte kennen depressive Verstimmungen oder manifeste Depressionen. Diese werden jedoch häufig spät oder gar nicht erkannt und gelten nicht zuletzt deshalb – und das trotz ihrer enormen Bedeutung für den Krankheitsprozess – als »unterversorgt«. Sind sie jedoch erkannt, können klassische ebenso wie neuere, selektiv wirkende Antidepressiva zum Einsatz kommen, eingefasst stets von psychotherapeutischen Maßnahmen, etwa zur Stressbewältigung. Ihren Platz auf der Palette möglicher therapeutischer Angebote haben auch Interventionen, die auf die spezifische Problematik gerichtet sind. Zu beachten ist noch, dass die Wahrscheinlichkeit, als Parkinson-Kranker eine Depression zu entwickeln, nicht davon abhängt, wie schwer die neurologische Störung ist. Und: Auch Patient*innen in einem sehr frühen Stadium mit ansonsten leichter Symptomatik können eine schwere Depression entwickeln.

Parkinson-Patient*innen im Stimmungstief neigen dazu, sich zurückzuziehen (ebenso wie jene, die an einer beginnenden Demenz zu erkranken meinen). Nichts scheint mehr richtig zu gelingen und Freude zu bereiten. Die Betroffenen fühlen sich interesse- und antriebslos und bar jeder Motivation, sich selbst mit Liebgewonnenem zu beschäftigen. Bei manchen nimmt mehr und mehr Hoffnungslosigkeit oder das Gefühl einer inneren Leere überhand. Die Betroffenen merken immer häufiger, wie ihr Interesse an der Umwelt schwindet: Die Verbundenheit mit ihnen nahestehenden Menschen geht verloren. Weit zurück die Zeiten, in denen sie unbeschwert und unbelastet durchs Leben gingen und der Alltag voll guter Stimmung war. Jetzt hingegen lassen Selbstvertrauen und Selbstwertgefühl immer mehr nach, Appetit- und Schlaflosigkeit nehmen zu. Die Welt rings umher erscheint düster und dunkelgrau.

Hält ein Stimmungstief, wie das skizzierte, über mehrere Wochen an, dann droht die Gefahr, dass die depressive Phase sich als chronische Depression festsetzt. Depressionen stellen die bei weitem am häufigsten auftretende psychiatrische Störung bei einer Parkinson-Krankheit dar. Bedeutung und Verbreitung werden jüngeren Erhebungen zufolge völlig unterschätzt. Verglichen mit der Gesamtbevölkerung – hier ist nur etwa jeder Sechste betroffen – haben an einer neurologischen Störung Leidende generell ein sichtlich höheres Risiko, an einer Depression zu erkranken. Fokussiert man ausschließlich auf Parkinson-Patient*innen, leidet etwa jeder Zweite irgendwann im Verlauf der Parkinson-Krankheit an depressiven Symptomen. Und fasst man die Symptome weiter und schließt Stimmungsschwankungen und vereinzelte depressive Phasen ein, sind wohl sogar zwei Drittel der Parkinson-Kranken betroffen. Bei der einen Hälfte startet die Depression etwa im mittleren Verlauf der Grunderkrankung, bei der anderen Hälfte bald nach oder sogar vor der Diagnose.

Zuletzt haben Studien gezeigt, dass über die Hälfte der Parkinson-Patient*innen mit einer Depression nicht oder nicht ausreichend therapiert wird. Das ist fatal, denn depressive Störungen führen grundsätzlich zu einem Rückzug ins kleinräumige, enge Private und damit zu einer Verschlechterung der Beweglichkeit. Letztlich mindert aus vielerlei Gründen eine nicht behandelte Depression die Lebensqualität.

Ursächlich zurückzuführen ist die Parkinson-Depression meist auf die Erkrankung selbst. Der entscheidende Auslöser ist das fehlende Dopamin. Ob der Wirkstoff nun körpereigen nicht mehr ausreichend produziert oder medikamentös (zu gering) verabreicht wird: Der Botenstoff kann einfach ab einer gewissen Minimalmenge seine zahlreichen Aufgaben und Funktionen an den Dopaminbindungsstellen der Neurone (Dopaminrezeptoren) im Gehirn wegen des Mangels nicht mehr hinreichend erfüllen. In der Folge kommt es zu Störungen etwa bei der Weiterleitung von Nervenreizen. Vermindert sich hier jedoch die Geschwindigkeit, werden nicht nur die Bewegungen langsamer, sondern auch das Denken und zahlreiche Wahrnehmungsvorgänge. Und gleichermaßen wirkt es – auch – auf die Psyche.

ANGSTZUSTÄNDE UND PANIKATTACKEN: Unabhängig von der Depression, aber mit ihr verbunden, können Angstzustände oder Panikattacken auftreten, die sich körperlich als Atemnot, Schwindel oder Herzrasen zeigen. Manche Patient*innen leiden unter länger anhaltenden Angstgefühlen, und es ist nicht selten, dass dem Einzelnen manchmal gar nicht klar ist und er nicht artikulieren kann, wovor er oder sie sich jetzt eigentlich ängstigt. Im Extremfall kann sich sogar eine soziale Phobie entwickeln, bei der allein schon die Anwesenheit von Menschen beim Patienten Ängste auslöst. In jedem Fall beeinträchtigen die Angstzustände das Wohlbefinden und die Lebensqualität der Erkrankten erheblich. Das muss niemand hinnehmen und sollte es auch nicht.

Doch bevor überhaupt bei der Parkinson-Krankheit ein Therapeutikum zur Behandlung der Psyche gegeben werden sollte, müssen Art und Qualität der Beeinträchtigung genau erfasst werden. Freunden und Angehörigen kommt dabei entscheidende Bedeutung zu. Sie nehmen es am deutlichsten wahr, wenn der Betroffene sich verändert. Nicht zuletzt kann der Arzt bzw. die Ärztin eine Depression umso besser einschätzen und behandeln, je mehr Details ihm zur Beurteilung zur Verfügung stehen.

BEHANDLUNG DER PARKINSON-DEPRESSION: Zur Therapie der Parkinson-assoziierten Depression liegen doppelblind und placebokontrollierte, wegweisende Studien vor. Evidenzbasierte Therapieempfehlungen sind aber nur eingeschränkt möglich.

Therapeutisch wirksam sind zum einen sogenannte trizyklische Antidepressiva. Sie haben allerdings unerwünschte Nebeneffekte; vor allem können sie Denk- und Gedächtnisfunktionen ungünstig beeinflussen. Derzeit werden vorwiegend »SSRIs« (Serotonin- und Noradrenalin-Wiederaufnahme-Hemmer) verschrieben mit ihrem sichtlich besseren Nebenwirkungsprofil. In den neuen Leitlinien der DGN werden in einem ausführlichen Kapitel die Parkinson-Depression und ihre Behandlungsmöglichkeit erörtert.

Von der eigentlichen Parkinson-Medikation (S. 75) sind einige Dopaminagonisten, insbesondere Pramipexol geeignet, depressive Befindlichkeiten günstig zu beeinflussen. Über eine antidepressive Wirkung des klassischen Parkinson-Medikaments L-Dopa finden sich zwar eine Reihe von Studien – allerdings mit sich widersprechenden Ergebnissen: So lieferten einige Arbeiten Hinweise für eine antidepressive Wirkung, die durch andere nicht belegt werden konnten. Levodopa kann in sehr seltenen Fällen sogar eine Depression auslösen.

Bei älteren depressiven Patienten hat sich eine Kombination von Pharmakotherapie und interpersoneller Psychotherapie (IPT) oft als wirksam erwiesen, leider ist sie in den meisten Fällen nicht möglich, da keine geeigneten Therapeut*innen und Therapieplätze zur Verfügung stehen.

Halluzinationen sind meist medikamentös bedingt

Halluzinationen werden überwiegend durch Parkinson-Medikamente ausgelöst. Die Parkinson-Krankheit begünstigt jedoch ebenfalls das Auftreten von Halluzinationen. Grundsätzlich greifen alle Parkinson-Medikamente in der einen oder anderen Weise, ob direkt oder indirekt, in den Hirnstoffwechsel ein.

Zu den häufigsten durch die Parkinson-Medikamente ausgelösten Psychosen zählen solche, die mit Illusionen oder illusionären Verkennungen und Halluzinationen beginnen und zu Wahnvorstellungen, manchmal auch Verwirrtheitszuständen führen können, von denen sich Betroffene nicht mehr zu distanzieren vermögen. Immerhin leidet rund die Hälfte der Parkinson-Patient*innen einmal im Verlauf der Erkrankung unter einer solchen Psychose. Tritt diese auf, mindert das die Lebensqualität erheblich. Belastend sind damit einhergehende Schlafstörungen, Stimmungsschwankungen und kognitive Einschränkungen – sowohl für die Betroffenen als auch für die Angehörigen.

Beispielhaft dafür sind visuelle Halluzinationen. Sie treten meist erst im späteren Verlauf der Parkinson-Krankheit auf; Ärzt*innen erkennen sie aber immer wieder auch bei frisch Diagnostizierten in leichterer Form. Ihr Inhalt sind meist Tier- oder Menschengruppen; die emotionale Betroffenheit bleibt gering. Manche Patient*innen erleben diese Ereignisse als »interessant«, da sie ihren monotonen Tagesablauf bereichern. Wahnhaftes (paranoides) Verarbeiten visueller Halluzinationen hingegen ist selten; in diesen Fällen geben die Betreffenden Themen wie Verfolgung, Bedrohung, Eifersucht oder drohende Verarmung als Inhalte an.

Leichtere, als »Minor« bezeichnete Formen der Halluzination erfassen Wahrnehmungen scheinbaren »Vorbeihuschens« oder einer vermeintlichen »Anwesenheit« einer weiteren Person im Raum. Es kann sich um das flüchtige Vorbeigehen eines Menschen handeln, ein vorbeifliegendes Insekt – oder um einen aus den Augenwinkeln wahrgenommenen, vorbeihuschenden, nicht näher identifizierbaren Schatten. Jüngst meldeten Forschende, dass solch leichtere Halluzinationen bereits bei frisch diagnostizierten und medikamentös unbehandelten Parkinson-Kranken auftreten. Das Verkennen eines real wahrgenommenen Gegenstandes – ein Strauch wird als Mensch kategorisiert – ist dabei oft an ungünstige Licht- oder Sichtverhältnisse geknüpft und wird durch Sehstörungen verstärkt, oft als illusionäre Verkennung bezeichnet.

Betroffene berichten oft erst zu einem späteren Zeitpunkt, dass sie Halluzinationen erlebt haben, und wenn man mehrmals nachfragt. Dies gilt nicht nur für die klassischen Halluzinationen, sondern auch und gerade für die »Minors«, die Illusionen der »Anwesenheit« und des »Vorbeihuschens«. Jüngeren Studien zufolge gehen Forschende davon aus, dass etwa jeder zweite Parkinson-Kranke solch leichtere Halluzinationen hat, während an schwereren Formen je nach Studie 18–35 % der Erkrankten leiden.

Neue Studien verweisen darauf, dass die Kette an Ursachen visueller Halluzinationen komplex und individuell verschieden ist. Zum einen gelten Aufmerksamkeitsdefizite und die Art der individuellen Reizaufnahme als auslösende Faktoren. Allgemein begünstigen zudem ungünstige Licht- und Sichtverhältnisse sowie Störungen des Schlaf-wach-Rhythmus das Entstehen einer solchen Psychose – ebenso wie außergewöhnliche seelische Belastungen oder eine plötzliche Neujustierung der Lebensumstände. Weitere und sehr häufige Auslöser einer Psychose sind Infektionen selbst, wie z. B. Harnwegsinfekte oder eine beginnende Lungenentzündung, aber auch die Behandlung der Infektionen mit Antibiotika.

Zuletzt zeigten Forschende, dass bereits sehr geringe Veränderungen innerhalb jener Netzwerke des Gehirns, die für das Denken und Gedächtnis zuständig sind, ursächlich verantwortlich sein dürften. Denkstörungen sind folglich ein Risikofaktor für die Entwicklung einer Psychose unter Parkinson-Medikation. Andererseits beeinflusst eben diese Medikation selbst die Psychose. Man weiß inzwischen: Halluzinationen werden häufig durch eine medikamentöse Neueinstellung ausgelöst. Es geschieht nicht selten – und sollte angesichts der Fülle zum Einsatz gebrachter Medikamente auch nicht überraschen –, dass es durch eine versehentliche Überdosierung eines Medikaments zu psychotischen Zuständen kommt. Gleichermaßen kann die Behandlung eines Parkinson-Kranken mit einer Arznei gegen eine andere Störung als Nebenwirkung eine Psychose auslösen. Vor allem den in der Urologie gegen Blasenstörungen und häufiges Wasserlassen eingesetzten Wirkstoffen wird dies zugeschrieben. Hier kann eine Dosisreduktion oder ein Absetzen der Medikamente geboten sein.

THERAPEUTISCHES VORGEHEN BEI PSYCHOSE ODER HALLUZINATIONEN: Die Therapie der Parkinson-Psychose erfordert also ein gut durchdachtes, schrittweises Vorgehen. Zunächst gilt es abzuklären, welche auslösenden Ursachen ihr zugrunde liegen. Anschließend kann es sinnvoll sein, die Arzneimitteltherapie zu modifizieren – auf jeden Fall ist sie noch einmal kritisch zu reflektieren. Bei der Behandlung von Halluzinationen oder einer Psychose im Zuge einer Parkinson-Krankheit ist stets zu beachten, dass Dopaminagonisten, Amantadin und Anticholinergika – Therapeutika, die gegen Parkinson bzw. Tremor eingesetzt werden – generell das Risiko für eine Psychose erhöhen. In solchen Fällen ist die Dosierung zu reduzieren oder das Medikament abzusetzen (DGN-Leitlinien, S. 199).

Zwingend zu beachten ist, dass die meisten klassischen Antipsychotika (Neuroleptika) nicht zum Einsatz kommen dürfen, da auch sie am Dopaminrezeptor binden und folglich als direkte Konkurrenz die Parkinson-Symptome verschlechtern. Eine Ausnahme stellt das Medikament Clozapin dar, ein äußerst wirksames Antipsychotikum. Wenngleich es zur Behandlung der Parkinson-Psychose zugelassen ist, erfordert es wegen sehr seltener Nebenwirkungen zwingend regelmäßige Kontrollen des Blutbildes. Über wöchentliche Blutabnahmen sollen die selten auftretenden Veränderungen bei weißen Blutkörperchen (Leukozyten) zum frühestmöglichen Zeitpunkt entdeckt werden.

Ein weiteres Medikament ist das zur Behandlung von Psychosen oder Halluzinationen zugelassene Quetiapin; das Arzneimittel ist allerdings als spezifisch einsetzbares Therapeutikum gegen Parkinson-bedingte Psychosen oder Halluzinationen nicht zugelassen. Die Studien mit Quetiapin zeigen, dass die Wirkung nicht ausreicht, um die Psychosen bei der Parkinson-Krankheit in den Griff zu bekommen. Trotzdem wird es verordnet, da kaum Nebenwirkungen auftreten. Bei einigen Patient*innen kommt es dann und wann zu heftigen Müdigkeitsattacken und manchmal zu Verwirrtheitszuständen. Bei Patient*innen mit bereits bestehenden Gedächtnisstörungen soll es nicht verabreicht werden.

Denk- und Gedächtnisstörungen

Von einer (Denk- und) Gedächtnisstörung spricht man, wenn eine Beeinträchtigung der Merk- und Erinnerungsfähigkeit vorliegt. Andere kognitive Funktionen wie etwa Sprache, räumliche Orientierung oder Intelligenz können hingegen noch erhalten sein oder ebenfalls beeinträchtigt. Auch im Verlauf der Parkinson-Krankheit können sich die Fähigkeiten verändern, aufmerksam und konzentriert zu arbeiten und auf der Grundlage etwa von zu verknüpfendem, neu gewonnenem und erinnertem Wissen Entscheidungen zu treffen und danach vorzugehen. Diagnostisch lassen sich nachlassendes Denkvermögen und Gedächtnisleistungen neuropsychologisch darstellen und gestützt auf bildgebende Verfahren interpretieren.

Auch bei diesen Beeinträchtigungen ist zunächst entscheidend, dass sie erkannt und benannt werden. Zum Einsatz kommt in der Regel ein umfassendes neuropsychologisches Testverfahren. In solch einer Untersuchung werden verschiedene Bereiche des Denkens abgefragt, die mit Sprache, Gedächtnis, Orientierung, logischem Denken und der sogenannten Exekutive zu tun haben. Exekutive Funktionen sind maßgeblich an der Handlungssteuerung beteiligt, also beim Planen und zielgerichteten Durchführen einer Handlung. Im Alltag werden exekutive Funktionen vor allem in komplexen Situationen benötigt: etwa beim Autofahren oder Sport.

In manchen Fällen kommt es bei Parkinson zu einem Verlust des Kurzzeitgedächtnisses. Der amerikanisch-kanadische Schauspieler Michael J. Fox beschrieb 2020, dass sich bei ihm dies etwa 3 Jahrzehnte nach der Parkinson-Diagnose eingestellt habe. Danach leide er unter Gedächtnis- und Konzentrationsstörungen, verlangsamtem Denken, schlechter Assoziationsfähigkeit, und er erinnere nur lückenhaft nahe zurückliegende Ereignisse, sodass er nun nicht mehr singen und schauspielern könne. Ein weiterer Faktor ist das Auftreten räumlicher und zeitlicher Desorientierung, das bei Parkinson-Patient*innen aber seltener auftritt.

DIE BEHANDLUNG DER KOGNITIVEN STÖRUNGEN bei der Parkinson-Krankheit erfolgt ebenfalls mithilfe bestimmter Medikamente – sogenannten Acetylcholinesterase-Hemmern. Sie können bei der Parkinson-Krankheit die Hirnleistung positiv beeinflussen. Diese Medikamente haben ihren Ursprung in der Behandlung von Patient*innen mit einer Alzheimer-Demenz; in Studien mit Parkinson-Kranken, die an einer Demenz leiden, zeigten sie ebenfalls eine positive Wirkung.

Allerdings erwies sich die Wirkung dieser Medikamente ebenso wenig wie die anderer mit gleichem Ziel eingesetzter Therapeutika als ausreichend, um im Alltag eine deutliche Verbesserung des Zustands herbeizuführen oder diesen zu bremsen, womöglich gar zu stoppen. So lässt sich der Verlust des Kurzzeitgedächtnisses im Verlauf der Parkinson-Krankheit zwar meist nicht verhindern, aber es besteht dennoch die Chance, dass sich andere kognitive Fähigkeiten wieder verbessern oder erhalten lassen. Weiterhin kommen verhaltenstherapeutische Ansätze infrage, manchmal ist auch die Nutzung einer Tageseinrichtung sinnvoll, um kognitives Training und sozialen Austausch regelmäßig zu erhalten und Angehörige dadurch zu entlasten.

Parkinson-Demenz

Parkinson-Betroffene können auch unter demenziellen Symptomen oder bereits einer Demenz leiden. Typischerweise tritt diese erst mit fortschreitender Erkrankung und im höheren Alter auf. Das Risiko eines Parkinson-Patienten, an Demenz zu erkranken, ist etwa 6-mal höher als das eines gesunden Menschen. Längst nicht jeder entwickelt aber eine solche Störung: Während in der Gruppe der spät im Leben Diagnostizierten jeder zweite Parkinson-Patient wohl von einer Demenz betroffen sein wird, ist das bei früh Erkrankten wesentlich seltener, bei denen die Diagnose vor dem 40. bis 45. Lebensjahr erfolgt.

DIE PARKINSON-DEMENZ BEGINNT TYPISCHERWEISE MEIST SCHLEICHEND UND ENTWICKELT SICH EHER LANGSAM: Von der Alzheimer-Demenz unterscheidet sie sich grundlegend: So sind bei der Parkinson-Krankheit meist die exekutiven Funktionen und das Kurzzeitgedächtnis deutlich in Mitleidenschaft gezogen; des Weiteren sind häufig Aufmerksamkeit und Wahrnehmung beeinträchtigt. Hingegen bleibt im Unterschied zur Alzheimer-Demenz die Lernfähigkeit bei der

Parkinson-Demenz meist vollständig erhalten, ebenso ist die Fähigkeit zur Orientierung weniger betroffen.

ES ZEIGEN SICH MITTLERWEILE GENETISCHE RISIKOFAKTOREN, die mit gewisser Wahrscheinlichkeit charakterisieren, ob Parkinson-Kranke an einer Demenz erkranken: Hinweise bestehen bei typischen Veränderungen im sogenannten GBA-Gen (S. 57), das mit der Ausbildung einer Parkinson-Krankheit eng assoziiert ist. Etwa 10 % der Patient*innen sind von dieser spezifischen Mutation in ihrem Erbgut betroffen; bei ihnen schreitet die Erkrankung recht schnell voran. Die den GBA-Gendefekt-Tragenden ähneln sich auch sehr im Erscheinungsbild der Erkrankung: Häufig sind sie jung erkrankt, die neurologische Störung entwickelt sich rasch in ihrem Verlauf, und die Betroffenen weisen kognitive Beeinträchtigungen auf.

Unterdessen wusste man aus Gewebeschnitten von Gehirnmaterial Verstorbener: Bei Parkinson-Patient*innen, die im Krankheitsverlauf eine Demenz entwickeln, finden sich nicht nur Ablagerungen des Parkinson-typischen Eiweißes α-Synuclein. Häufig lassen sich – ebenfalls im Nervenwasser – die Alzheimer-typischen Ablagerungen der Eiweiße Amyloid-beta und -tau nachweisen. Zur großen Überraschung entdeckte jüngst ein internationales Forscherteam, dass Parkinson-Kranke mit Demenz und GBA-Mutation allesamt keine Alzheimer-typischen Veränderungen zeigten. Hingegen fanden sich in den Gehirnen Verstorbener mit der GBA-Mutation trotz klarer Demenz primär Ablagerungen des Parkinson-Eiweißes α-Synuclein.

Erstmals ist es nun möglich, zwei verschiedene Typen der Demenz bei Parkinson-Patient*innen schon zu Lebzeiten der Betroffenen zu erkennen und voneinander zu unterscheiden: Es lässt sich also zeigen, ob Patient*innen eine typische Form der Parkinson-Demenz entwickeln und welche von zwei jetzt bekannten Varianten. Bei Parkinson-Patient*innen mit GBA-Mutation ist eine gegen Alzheimer-Eiweiße gerichtete medikamentöse Therapie anders als erwartet wohl nicht sinnvoll. Dagegen könnten gerade diese Patient*innen, eventuell sogar in besonderem Maße, von – noch in Frühtests befindlichen – Wirkstoffen gegen α-Synuclein profitieren.

Sehstörungen sind sehr häufig bei Parkinson

Beeinträchtigungen rund um den Sehapparat und das Sehvermögen bei der Parkinson-Krankheit treten sehr häufig auf: Bei 6 von 10 Erkrankten kommt es im Laufe der Zeit zu entsprechenden Auffälligkeiten. Sehstörungen lassen sich zum Beispiel danach unterscheiden, ob die Netzhaut oder die Sehrinde betroffen ist, ob womöglich weitere Systeme oder Funktionen der Augenbewegung und des Sehens – oder ob mehrere Systeme gleichzeitig beteiligt sind. Andererseits gilt für Sehstörungen wie auch für andere Symptome: Sie sind nicht immer zwingend durch die Parkinson-Krankheit bedingt, bei einem Teil davon handelt es sich einfach um altersbedingte Verschlechterungen des Sehens.

Der größte Teil solch altersbedingter Sehstörungen entfällt auf Trübungen der Linse (grauer Star). Insgesamt kam es in den vergangenen Jahren bei etwa gleichbleibenden Zahlen zu rund 600.000 Eingriffen am Auge (Linsenersatz), bei denen zumeist Ältere ihren grauen Star versorgen lassen oder ihren erhöhten Augeninnendruck (grüner Star) operieren lassen, wenn der nicht mehr mit Augentropfen in den Griff zu bekommen ist. Doch nicht alles lässt sich reparieren. Bei einer Makuladegeneration wird die Sehfähigkeit bzw. die Sehschärfe im zentralen Sehfeld deutlich beeinträchtigt und dies führt zu einer erheblichen Sehbehinderung. Diese

Sehstörungen sind nicht häufiger bei Parkinson-Kranken als in der Normalbevölkerung.

Grundsätzlich muss man festhalten, dass viele bekannte Augenbewegungsstörungen in zwar unterschiedlicher, aber stets erhöhter Häufigkeit bei Parkinson-Kranken gefunden wurden, meist bisher ohne Behandlungsoption. Oft hilft aber schon zu verstehen, was es mit der jeweiligen Funktionsstörung auf sich hat, um mit der Beeinträchtigung besser umzugehen. So können Blicksprünge (Sakkaden) bei der Parkinson-Krankheit verlangsamt oder nicht ausreichend groß (hypometrisch) sein, wenngleich in wesentlich geringerem Ausmaß als bei der progressiven supranukleären Blickparese (PSP) (S. 64). Auch treten sogenannte Gegenrucke auf (square wave jerks). Zudem wurde bei Parkinson-Patient*innen eine um 20 % geringere Lesegeschwindigkeit festgestellt, die aber nicht mit einer parallel untersuchten Konvergenzschwäche korrelierte. Darüber hinaus hilft die Analyse gestörter Augenbewegungen, ähnliche Erkrankungen voneinander zu unterscheiden – etwa die Parkinson-Krankheit von der PSP.

Spezifische oder häufiger vorkommende Sehstörungen bei Parkinson

Die Parkinson-Krankheit geht häufig einher mit einer eingeschränkten Kontrolle der Augenbewegungen. Sie zeigt sich beispielsweise in einer gewissen Ungenauigkeit bei der Blickausrichtung auf einen visuellen Reiz hin. Verglichen mit der Motorik Gesunder kommt es bei vielen Erkrankten zu einer typisch ruckartigen Folgebewegung des Blicks, wenn die Augen einem sich langsam bewegenden Gegenstand – etwa einem Finger, der vor dem Gesichtsfeld gleichmäßig kreist – folgen sollen. Der Blick vieler Probanden bewegt sich, von ihnen selbst unbemerkt, oft ruckartig mit kurzen Unterbrechungen mit dem Objekt. Rund 90 % der an Parkinson Erkrankten zeigen diese gestörte Augenfolgebewegung. Trotzdem ist diese Störung im Alltag minimal beeinträchtigend und bei einer neurologischen Untersuchung kaum zu erfassen.

Bei ebenso vielen gilt das auch für den vestibulookulären Reflex. Er ermöglicht als Hirnstammreflex eine stabile visuelle Wahrnehmung auch bei plötzlicher Kopfbewegung. Bei Kopfdrehungen werden die Augen mit gleicher Geschwindigkeit in die entgegengesetzte Richtung bewegt, sodass ein Objekt weiterhin fixiert werden kann: Diese Ausgleichsbewegung wird auch Puppenkopf-Phänomen genannt. Erreicht wird dies durch eine Verschaltung der Bogengänge des Gleichgewichtsorgans mit den Nervenkernen der Augenmuskeln.

AKKOMMODATIONSSTÖRUNG: Der Begriff Akkommodation beschreibt die Fähigkeit einer Augenlinse, ihre Brechkraft zu verändern, um Gegenstände jeglicher Entfernung scharf zu stellen. Die Linse ist elastisch und kann ihren Krümmungsradius so anpassen, dass die Lichtstrahlen auf der Netzhaut fokussiert werden – vor allem das genaue Sehen in die Nähe erfordert dies. Das Bild, das sich zeigt, wird wie bei einer Fotokamera auf der Netzhaut scharf gestellt. Unser Auge leistet genau das, und erledigt wird diese Arbeit vom Ziliarmuskel. Das Zusammenziehen des Muskels wiederum wird von der chemischen Überträgersubstanz Acetylcholin gesteuert.

Seit einiger Zeit weiß man, dass bei der Parkinson-Krankheit zum Beispiel gegen das Zittern eingesetzte anticholinerge Medikamente diese Ziliarmuskelfunktion negativ beeinflussen. Mehrere Versuchsreihen haben inzwischen bestätigt, dass sich die Akkommodation bei Einnahme dieser Wirkstoffe verschlechtert. Damit verschlechtert sich die Fähigkeit, in der Nähe scharf zu sehen, erheblich. Allerdings ist die Verschlechterung der Nahsehschärfe, die besonders beim Lesen auffällt, auch alterstypisch. Normale

Altersweitsichtigkeit von Parkinson- oder medikamentenbedingter Akkommodationsschwäche zu unterscheiden ist in der Praxis kaum möglich. Nahsichtteile in der Brille oder Gleitsichtbrillen helfen hier.

KONVERGENZSTÖRUNG: Während die Akkommodation das Bild auf der Netzhaut scharfstellt, bewirkt das Konvergieren beider Augen auf die Nähe, dass keine Doppelbilder entstehen. Bei dem Blick in die Ferne stehen die Sehachsen beider Augen parallel, beim Blick in die Nähe müssen sie sich dann zum Beispiel in der Leseentfernung von 35 cm treffen. Damit das möglich ist, sind die Steuerprozesse von Akkommodation und Konvergenz im Gehirn eng gekoppelt. Automatisch wird also beim Lesen (soweit keine Altersweitsichtigkeit vorliegt) die Akkommodation aktiviert. Treffen sich die Augenachsen nicht in der Leseebene, entstehen Doppelbilder wie beim Schielen. Diese sind einfach zu diagnostizieren.

Schwieriger zu diagnostizieren ist ein sogenanntes latentes Schielen (sog. Phorien). Hierzu bedient sich der Augenarzt dem »alternierenden Covertest«: Er deckt im schnellen Wechsel ein Auge ab und stellt fest, ob es dann zu einer Abweichung der Sehachsen kommt. Diese Abweichung kann von der Person unter mehr oder weniger großen Anstrengungen im Alltag kompensiert werden, führt aber gleichwohl schnell zu Ermüdungserscheinungen beim Sehen. Kombinationen sind möglich, also (mühsame) Kompensation und dann kurzzeitige Doppelbilder und dann wieder Kompensation (sog. Intermittierende Diplopie).

Solche Doppelbilder treten bei etwa jedem dritten Parkinson-Kranken auf. Erleichterung verschaffen hier Prismenbrillen im Fern- und/oder Nahbereich. Grundvoraussetzung ist eine gut angepasste Brille. In schwierigen Fällen jedoch hilft nur eine Brille für die Ferne und eine gesonderte für die Nähe, also das Vermeiden von Brillen mit Nahteilen und Gleitsichtbrillen. Mit dem Auftreten der Parkinson-Krankheit kann sich allmählich aus eben diesen Gründen eine »Gleitsichtbrillenunverträglichkeit« entwickeln.

TROCKENE AUGEN: Je nach Alter leiden etwa 5–50 % der Gesamtbevölkerung an trockenen Augen. Bei Parkinson-Erkrankten fällt der Anteil in keiner Altersgruppe unter 50 %. Dies liegt zum einen am höheren Durchschnittsalter, zum anderen an einer verminderten Tränenproduktion, die durch anticholinerge Medikamente verstärkt wird. Ebenso ist bei Parkinson-Kranken das Augenblinken reduziert und die Hornhaut des Augenpaares weniger empfindlich – was dazu führt, dass sämtliche anderen Beeinträchtigungen verzögert wahrgenommen werden. All dies bewirkt einen vorzeitigen Abriss des Tränenfilms auf der Hornhaut. Symptome sind eine Rötung der Augen und ein unangenehmes Brennen. Wegen der reduzierten Hornhautempfindlichkeit gehen die Betroffenen häufig (zu) spät zum Augenarzt, was wegen der guten Behandelbarkeit mit Augentropfen (künstliche Tränenflüssigkeit) vermieden werden sollte.

UNTERSCHWELLIGE VISUELLE WAHRNEHMUNGSSTÖRUNGEN – NETZHAUT: Eine weitere krankheitstypische Sehstörung ist das verminderte Kontrastsehen: Man sieht wie durch Nebel – eher verwischt als verschwommen. Da die augenärztlichen Sehschärfetests mit immer kleineren Buchstaben, aber bei vollem Schwarz-weiß-Kontrast erfolgen, wird die Sehschärfe häufig noch als normal eingestuft. Doch bei Dämmerung nehmen die Probleme zu: Eine Leselampe hilft zunächst oft weiter. Ursache ist zu wenig Dopamin in der Netzhaut, sodass diese Störung in den frühen Stadien der Erkrankung durch dopaminerge Therapie zu bessern ist. Aus dem gleichen Grund werden Farben und ihre Schattierungen nicht mehr so deutlich gesehen, was ebenfalls zu dem Empfinden von Unschärfe und verblasstem Sehen beitragen kann.

Falls der Augenarzt bzw. die Augenärztin über diese sehr speziellen Symptome bei Parkinson nicht Bescheid weiß, wird auch keine Sehstörung gefunden, solange die vorderen Augenabschnitte, also die Linse und die Brechkraft des Auges, in Ordnung sind oder mit einer Brille korrekt ausgeglichen werden. Um diese Parkinson-spezifischen Wahrnehmungsstörungen feststellen zu können, braucht es spezifische Tests (z. B. Pelli-Robson Kontrasttest, Farnsworth D100 Farbdiskriminationstest, spezielle Stereopsis-Tests), die nicht zur augenärztlichen Routineuntersuchung gehören.

UNTERSCHWELLIGE VISUELLE WAHRNEHMUNGSSTÖRUNGEN – GROSSHIRN:
Neben den betroffenen dopaminhaltigen Bindungsstellen in der Netzhaut (Retina) trägt wahrscheinlich noch eine reduzierte Verarbeitung (Perzeption) im Gehirn in bestimmten Arealen der Hirnrinde zu einfachen visuellen Wahrnehmungsstörungen bei. Da bei der Parkinson-Krankheit sehr viele Funktionen des Großhirns betroffen sein können, wurden entsprechend komplexe Sehdefizite (Sehstörungen) gefunden und beschrieben: zum Beispiel räumliche Wahrnehmungsstörungen, die auch das Raumgefühl und das Gefühl für »Senkrecht« (Pisa-Syndrom) betreffen können. Auch kann das Wiedererkennen von Gesichtern erschwert sein, da es offenbar manchem Betroffenen schwerfällt, vor allem Emotionales im Ausdruck zu erfassen.

Diagnostik der Sehstörungen

Inzwischen lässt sich die Parkinson-Krankheit bereits in einem sehr frühen Stadium durch einen instrumentengestützten Blick in die Augen feststellen. Hier sind es die beiden inneren Schichten der Netzhaut, die Auffälligkeiten zeigen: In einem speziellen Abschnitt des Auges misst die innerste Schicht bei Parkinson-Kranken 35 Mikrometer, bei Gesunden hingegen 37 Mikrometer. Außerdem scheint die Dicke der Netzhaut einen Rückschluss auf die Schwere der Erkrankung zuzulassen. Tests zeigen: je dünner die Netzhaut, desto schwerer die Erkrankung. Noch gibt es keine Erklärung dafür, warum das Dünnerwerden der Netzhaut mit einem Verlust an dopaminproduzierenden Zellen einhergeht – und sogar recht eng korreliert. Angedacht ist die Entwicklung eines Augenscans, mit dem sich die Parkinson-Krankheit, lange bevor die ersten motorischen Probleme auftreten, diagnostizieren lassen soll. Dies wäre im Unterschied zu anderen Diagnoseverfahren äußerst schonend.

Die vielfältigen Seh-, vor allem aber die Wahrnehmungsstörungen bei der Parkinson-Krankheit begünstigen das Auftreten optischer (visueller) Halluzinationen (S. 36). Wiederholt werden somit Dinge oder Personen wahrgenommen, die nicht vorhanden sind.

Viele der oben beschriebenen Beeinträchtigungen des Sehens lassen sich nur mit speziellen laborgestützten Verfahren nachweisen, die noch nicht einmal an jeder Universitätsklinik hierzulande vorhanden sind.

Diagnose der Parkinson-Krankheit

Die Diagnose einer Parkinson-Krankheit wird bis heute ausschließlich anhand der motorischen Symptome gestellt. Bereits in den 1980er-Jahren wurden die englischen »Brain Bank Criteria« aufgestellt, die bis heute international gültig sind und neben neueren Definitionskriterien der internationalen Parkinson and Movement Disorder Society (MDS) von 2015 verwendet werden. In den »UK Brain Bank Criteria« wurde die Diagnose Parkinson-Krank-

> **WISSEN**
>
> ## Wie die Parkinson-Diagnose gestellt wird
>
> 1. Das Hauptsymptom »Verlangsamung der Bewegungsabläufe (Bradykinese oder Akinese)« muss vorhanden sein.
> 2. Daneben muss mindestens eine der folgenden motorischen Störungen vorliegen:
>   — Muskelsteifheit (Rigor)
>   — Zittern (Tremor)
>   — Geh- und Haltungsstörungen (posturale Reflexe, Stellreflexe) im fortgeschrittenen Stadium
> 3. Die Symptome sprechen auf eine dopaminerge Therapie an.

heit rückblickend nach Untersuchungen der Gehirne von Parkinson-Patient*innen gestellt; demgegenüber hat bei den MDS-Kriterien eine Expertengruppe anhand von Literaturrecherchen über Kriterien abgestimmt. In beiden Fällen formt sich die Definition entlang folgender Hauptkriterien:

Die Verlangsamung der Bewegungsabläufe (Bradykinese) muss zwingend diagnostiziert sein, sonst handelt es sich nicht um eine Parkinson-Krankheit. Dies gilt nicht für die anderen Hauptsymptome, die sich nicht bei allen Betroffenen in gleicher Weise und im gleichen Ausmaß zeigen. Beispielsweise kann ein Zittern vorhanden sein, muss aber nicht. Als zweites hartes Entscheidungskriterium muss daher von den genannten mindestens ein weiteres Symptom diagnostiziert und zudem – drittens – ein gutes Ansprechen auf die Therapie mit Levodopa gegeben sein, um die Diagnose einer Parkinson-Krankheit zu stellen. Zudem beobachtet man die Beeinträchtigung der Haltungsreflexe (posturale Stabilität) in einem fortgeschrittenen Stadium.

Darüber hinaus sollte mit Blick auf den einzelnen Patienten nie vergessen werden, dass die Parkinson-Krankheit wesentlich mehr Bereiche des Lebens betrifft als nur die Bewegung. So wird das Maß an individuell wahrgenommener Lebensqualität von depressiven Phasen, Gedächtnisstörungen und anderen Störungen der Psyche ebenso bestimmt und beeinträchtigt wie von Verdauungsproblemen, Schlaf- oder Blutdruckregulationsstörungen und zahlreichen anderen Symptomen, wie dieses Kapitel bereits gezeigt hat.

Die Diagnose wird in erster Linie durch die Anamnese (Befragung der betroffenen Person), eine sorgfältige ärztliche Untersuchung und mithilfe diagnostischer Methoden wie zum Beispiel bildgebenden Verfahren gestellt. Allerdings ergänzen solche zusätzlichen technischen Untersuchungen die Diagnose nur, sind jedoch nicht ausschlaggebend. Jüngste diagnostische Verfahren zeigen jedoch bereits eine hohe objektive Treffsicherheit, die »Diagnose: Parkinson« zu stellen, und werden künftig sicher in die Diagnosekriterien unter dem Begriff »Biomarker« aufgenommen. Für die Diagnostik erschließt man diese zum Beispiel über feingewebliche Untersuchungen von Haut, Dickdarm, Nasenschleimhaut oder Speicheldrüsen oder in Flüssigkeiten wie Nervenwasser, Speichel, Urin und Blut. Das beinhaltet in Zukunft vor allem Hautbiopsien, Nasenschleimhautabstriche oder -biopsien, Nervenwasser(Liquor)-Untersuchungen und Urin oder am besten Blutuntersuchungen.

Wie sich die motorischen Symptome im Einzelnen zeigen

Wir haben die motorischen Symptome bereits zu Beginn dieses Kapitels vorgestellt, aber wir wollen sie Ihnen im Folgenden noch einmal detaillierter beschreiben.

Verlangsamung der Bewegungsabläufe (Bradykinese oder Akinese)

Die Bradykinese oder Akinese gilt als das wichtigste Symptom der Parkinson-Krankheit. Sie beginnt schleichend, die Verlangsamung wird vom Betroffenen selbst häufig kaum wahrgenommen. Vielmehr bemerken Freunde oder Bekannte die Veränderung – umso mehr, wenn sie den Betroffenen lange Zeit nicht gesehen haben. Die Bradykinese äußert sich in einer verminderten Mimik (Hypomimie), manchmal auch in einem leiseren Sprechen (Hypophonie) und Einschränkungen in der Feinmotorik. Anfangs bemerken Betroffene häufig nur auf einer Körperseite, dass die Geschmeidigkeit der Bewegungen nachlässt. Rasche, flüssige, rotierende Bewegungen, zum Beispiel beim Rühren in einem Topf, beim Zähneputzen, bei der Hausarbeit oder bei handwerklichen Tätigkeiten, gelingen nicht mehr gut und erscheinen gehemmt. Häufig treten dabei auch einseitige Schulterschmerzen auf. Derartige Symptome können sich auch als leichtes Nachziehen eines Beins beim Gehen äußern, später als schlurfendes Gehen mit kleinen Schritten. Das Gangbild wird unwillkürlich langsamer; den Betroffenen fällt auch das kaum auf.

Typisch sind außerdem Beeinträchtigungen feinmotorischer Fähigkeiten, wie man sie beim Zuknöpfen eines Hemds benötigt oder beim Zubinden der Schuhe. In einer international gebräuchlichen Untersuchungs-Skala, der MDS-UPDRS, wird die Verlangsamung mittels Quantifizierung von zahlreichen motorischen Tests wie zum Beispiel der Fingerbewegungen (Finger-Tapping), Dreh- und Fußbewegungen (Fuß-Tapping) sowie Ganguntersuchungen beurteilt. Ohne Therapie nimmt mit Verlauf der Erkrankung die Verlangsamung stetig zu und beeinflusst dabei auch weitere motorische Symptome; sie sprechen aber wie die Bradykinese selbst in jeweils unterschiedlicher Ausprägung auf eine dopaminhaltige Behandlung an.

Muskelsteifigkeit (Rigor)

Das Symptom der Muskelsteifigkeit beginnt häufig als schmerzhafte Verspannung im Oberarm, Nacken oder in der Schulter. Arzt und Betroffener gehen daher meist erst einmal von einer rheumatischen oder orthopädischen Ursache aus. Die Röntgenbilder sind unauffällig, orthopädische und rheumatologische Konsultationen bleiben meist ergebnislos. Viele Betroffene sind der Meinung, sie hätten sich wohl eine »Verspannung« zugezogen, ihre Muskeln seien zu »kurz« oder sie seien »innerlich angespannt«. Manche berichten auch von einem Gefühl im Bereich ihrer Muskulatur, das irgendwo zwischen Verkrampfung, Verspannung und Eingeschlafensein variiert und schwierig zu beschreiben ist. Meist ist eine Körperhälfte stärker betroffen als die andere; typischerweise wird ein vermindertes Mitschwingen des entsprechenden Armes beim Gehen beobachtet. Manchmal fehlt der Armschwung völlig; stattdessen ist der Arm leicht gebeugt und am Körper angewinkelt. Allerdings bleibt nur in seltenen Fällen ausschließlich ein Bein, eine Körperseite oder der Nacken betroffen.

Die Parkinson-typische Muskelsteifheit lässt sich durch die passive Bewegung (der Behandler bewegt, die Person tut nichts) der Hand im Handgelenk und gleichzeitig des Unterarms im Ellenbogengelenk feststellen. Wenn sich die Hand oder der Unterarm nur leicht ruckartig bewegen lassen, liegt ein Rigor mit »Zahnradphänomen« vor. Der Rigor kann mittels einer international gebräuchlichen Untersuchungs-Skala (MDS-UPDRS) für jede Extremität in unterschiedliche Schweregrade eingeteilt werden.

Zittern (Tremor)

Mehr als die Hälfte der Parkinson-Erkrankten hat kein Parkinson-typisches Zittern oder nur eine minimale, kaum sichtbare Tremor-Komponente. Falls jedoch eine sogenannte tremordominante Form der Parkinson-Krankheit auftritt, beginnt ein Ruhetremor meist auf einer Körperseite, oft in der Hand oder nur an einem oder wenigen Fingern. Er macht sich vor allem dann bemerkbar, wenn die betroffene Hand ruht, man zum Beispiel abends entspannt vor dem Fernseher sitzt. Der Ruhetremor tritt allerdings auch im Stehen und Gehen mit herabhängenden Armen auf. Bei einigen Betroffenen ist das Ruhezittern der Hand das erste Krankheitszeichen. Aufregung, innere Unruhe und seelische Belastung können das Zittern erheblich verstärken. Obwohl das krankheitstypische Ruhezittern für die Betroffenen sehr unangenehm ist, beeinträchtigt es die körperliche Beweglichkeit und Funktionstüchtigkeit nur selten. Trotzdem fühlen sich die Patient*innen – und oft auch die Angehörigen – durch das Zittern peinlich berührt und vermeiden es, zum Essen auszugehen oder an Veranstaltungen teilzunehmen. Das Ruhezittern führt dadurch oft zu größeren sozialen als motorischen Einschränkungen, kann aber auch bei einigen Patient*innen sehr heftig sein und zu einer deutlichen Beeinträchtigung in der Nacht und beim Einschlafen führen.

Das Ruhezittern stoppt fast völlig, sobald Tätigkeiten mit der betroffenen Hand ausgeführt werden. Im Gegensatz zu anderen Erkrankungen, bei denen das Zittern in der Bewegung, abhängig von der Körperposition oder bei bestimmten Tätigkeiten (Haltetremor, positionsabhängiger Tremor, Aktionstremor) auftritt, zeigt sich der typische Ruhetremor der Parkinson-Krankheit beim Halten einer Tasse kaum. Bei einigen Patienten kann allerdings auch eine Mischung aus Haltezittern, dem Zittern der Hand bei ausgestrecktem Arm und Ruhetremor auftreten. Die Verteilung, Ausprägung und Stärke des Zitterns und damit der Schweregrad werden ebenfalls durch die MDS-UPDRS-Skala ärztlich erfasst. Das Ruhezittern kann auch, gepaart mit einem Haltezittern, in bestimmten Armpositionen immer stärker werden und, falls es nicht von der Person selbst unterbrochen wird, immer heftiger werden. Der Ausschlag (die Amplitude) der Zitterbewegung nimmt zu. Dies wird als Tremor mit »Crescendo-Charakter« bezeichnet; manchmal tritt auch ein Tremor mit rotatorischer Komponente (»Pillendrehertremor«) auf, beide Formen sind typisch für die Parkinson-Krankheit.

Gang- und Haltungsstörungen (posturale Störungen)

Die aufrechte Körperhaltung verändert sich im Laufe der Parkinson-Krankheit in eine zumindest leicht nach vorne gebeugte Haltung. Bei wenigen Betroffenen besteht eine ausgeprägte Seitwärtsneigung (Pisa-Syndrom) oder eine bereits im ganzen Oberkörper bis zum Rumpfbereich stark nach vorne gebeugte Haltung (Kamptokormie), die zumindest zu Beginn unter Kraftanstrengung wieder teilweise ausgeglichen werden kann. Haltungsstörungen treten meist erst im Laufe von mehreren Jahren der Erkrankung auf.

Eine Gangstörung ist nicht bei allen Parkinson-Betroffenen zu Beginn vorhanden. Oft wird der Gang nur etwas langsamer und die Schrittlänge kürzer und der Patient geht intermittierend mit kleinen, trippelnden Schritten. Dies ist aber variabel und wird manchmal nur von den Angehörigen und nicht von den Betroffenen selbst wahrgenommen. Typischerweise berichtet die Ehefrau, dass sie früher immer Schwierigkeiten hatte, ihrem Mann beim Wandern zu folgen, jetzt sei es umgekehrt. Im Laufe der Erkrankung klagen jedoch fast alle Erkrankten über Gangstörungen mit Verlangsamung und oft Unsicherheit.

Gleichgewichtsstörungen und Stürze treten meist erst im weiteren Verlauf der Erkrankung nach vielen Jahren auf. Geringe Beeinträchtigungen der Standstabilität lassen sich jedoch auch in der Frühphase beobachten. Wie stabil die Person steht, wird mit dem »Pull-Test« überprüft: Der Untersuchende steht hinter der Person und zieht sie ruckartig an den Schultern nach hinten. Das Ergebnis wird ebenfalls in der MDS-UPDRS Skala dokumentiert.

Manchmal ist das Aufstehen von einem Stuhl ohne Abstützen der Hände erschwert und erfordert mehrere Anläufe. Es kann auch zu einem sogenannten »Freezing« beim Losgehen kommen oder auch während des Gehens zu einem unwillkürlichen Stoppen, wenn sich die betroffene Person einem Hindernis wie einem Türrahmen oder einer Engstelle nähert. Für einige Patient*innen ist es schwierig, während des Gehens bei Bedarf plötzlich zu stoppen und dann wieder zu starten. Diese Phänomene können einzeln oder gemeinsam auftreten, meist sind sie sehr variabel und bessern sich durch die Behandlung deutlich.

Das »Freezing« ist im Verlauf der Erkrankung oft in den Off-Phasen mit zu geringem Dopamingehalt des Gehirns ein Problem und kann zu Stürzen führen. Neben der pharmakologischen Therapie sollte auch eine Physiotherapie mit Gangtraining (S. 97) erfolgen, ggf. unter Einsatz von Hilfsmitteln (S. 144).

Was gehört zur modernen Parkinson-Diagnostik?

Der Arzt bzw. die Ärztin wird viel wissen wollen, aber noch mehr untersuchen und testen wollen. Neben der Abfrage von weiteren Erkrankungen und aktuellen Medikamenten steht die klinische, körperliche und neurologische Untersuchung im Vordergrund. Diese ist vor allem den motorischen Beschwerden gewidmet.

Die Ärztin bzw. der Arzt schaut sich in der Regel das Gangbild an und explizit den Armschwung; die Behandler interessieren sich dafür, ob die Extremitäten bis hinein in Zehen und Fingerspitzen zittern – im Ruhezustand und beim Halten. Sie beurteilen den Muskeltonus durch passives Bewegen der Arme, Beine und des Nackens und untersuchen die Feinmotorik durch Finger- und Hand- bzw. Fußbewegungen. Die Stellreflexe, die sogenannte posturale Stabilität, testen die Ärzt*innen durch ruckartiges Ziehen des Oberkörpers im Stehen, meist nach hinten. Zudem werden einige Hirnnerven mittels Augenbewegungen untersucht. Muskelreflexstatus (mit dem Reflexhammer) und Sensibilität (z.B. mit einer Vibrationsstimmgabel) werden ebenfalls untersucht und erfasst.

Bildgebung: Computertomografie (CT), Kernspintomografie (MRT)

Neben der rein körperlichen und neurologischen Untersuchung sind auch technische Untersuchungen erforderlich. Es hilft, die Verdachtsdiagnose zu überprüfen und andere Erkrankungen als Ursache der Symptome auszuschließen. So sollte bei Verdacht auf eine Parkinson-Krankheit eine bildgebende, strukturelle radiologische Untersuchung des Gehirns erfolgen. Dies sollte mit einer Kernspintomografie (oder Magnetresonanztomografie, MRT) erfolgen, alternativ mit einer Computertomografie (CT).

Eine MRT-Aufnahme kann man sich dabei vorstellen wie die »Landkarte« des Gehirns. Zu erkennen sind das Gehirn mit den typischen Strukturen der Hirnrinde (graue Substanz) und dem Marklager (weiße Substanz) sowie die Schädeldecke und einzelne Kompartimente des

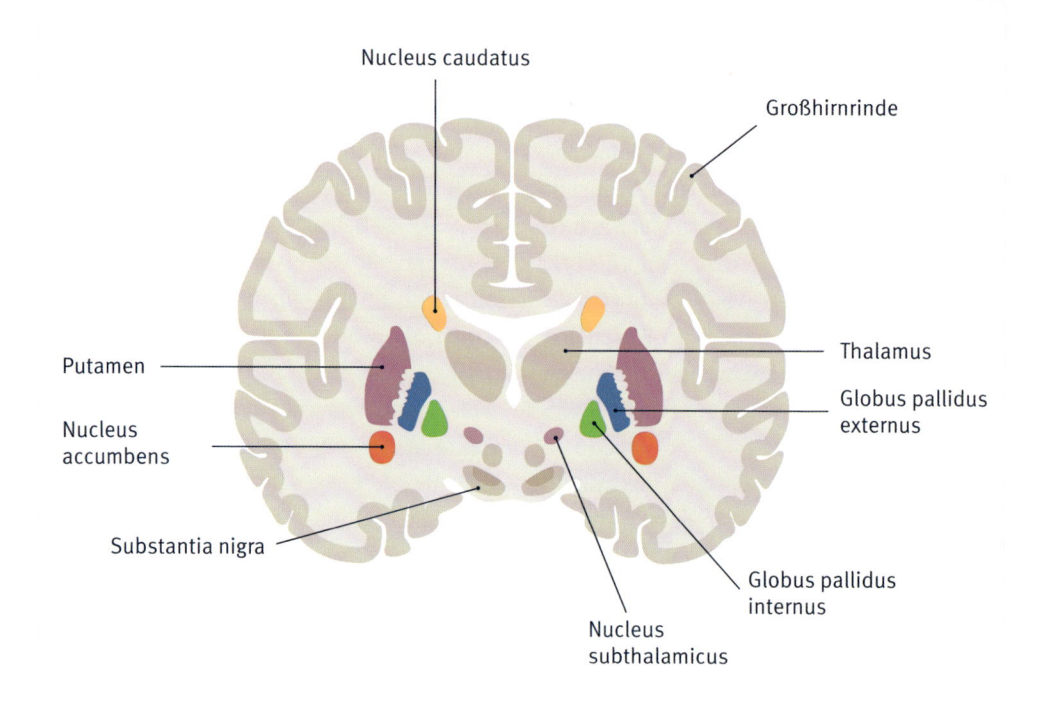

▲ Aufbau des menschlichen Gehirns

Gehirns wie insbesondere die Basalganglien. Sie liegen genau in der Mitte des Kopfes, sind u. a. für die Bewegungssteuerung zuständig und zumeist Zielort des Eingriffs bei einer Tiefen Hirnstimulation.

Die MRT liefert bei Weitem höher aufgelöste Bilder als die CT und ist damit besser geeignet, die Gehirnstrukturen zu untersuchen. In bestimmten Fällen, wenn die Person etwa einen Herz- oder Hirnschrittmacher oder andere Metallimplantate hat, darf die MRT nicht zum Einsatz kommen – außer, die Schrittmacher sind speziell ausgewiesen, dass sie für MRT-Untersuchungen geeignet sind.

Die strukturelle Bildgebung des Gehirns ist vor allen Dingen wichtig, um Durchblutungsstörungen, Tumore oder andere Gründe für die Beeinträchtigungen zu ermitteln. Strukturelle Veränderungen der Parkinson-Krankheit selbst findet man nur in seltenen Fällen: beispielsweise bei atypischen Parkinson-Syndromen wie der Multisystematrophie (S. 63) mit Eisenablagerungen in den Basalganglien und/oder im Kleinhirn oder wie bei der progressiven supranukleären Blickparese (S. 64) mit Verschmälerung des Hirnstamms. Die bislang oft verwendeten Magnetstärken im MRT (1,5 Tesla) werden in der Zukunft von leistungsstärkeren Geräten (3 Tesla) abgelöst, die noch detailliertere Bilder ermöglichen. Damit lassen sich allerkleinste Veränderungen im Hirnstamm darstellen und neue Einblicke gewinnen in ganz frühe Stadien der Parkinson-Krankheit.

Ein Beispiel: kleinste Veränderungen in der Substantia nigra (sogenannte Nigrosomen); der Ort im Hirnstamm, von dem die dopaminproduzierenden Nervenzellen zu den Basalganglien ausgehen. Diese sind sehr früh im Verlauf der Erkrankung betroffen und lösen die motorischen Beschwerden aus. Neueste Abbildungen aus

Hightech-Geräten jüngster Generation zeigen nun, dass mit der Veränderung bei den dopaminproduzierenden Nervenzellen eine strukturelle Veränderung in der Substantia nigra einhergeht.

Hirnparenchymsonografie (Ultraschall)

Ebenfalls die Substantia nigra im Hirnstamm adressiert ein weiteres bildgebendes Verfahren: die Hirnparenchymsonografie, die in speziellen Zentren durchgeführt wird. Mittels Ultraschall wird dabei Hyperechogenität (vergrößerte echoreiche Zone in der Substantia nigra) gemessen; der Schall wird durch den Schädelknochen geschickt und bildet Kerngebiete im Gehirn ab – wie zum Beispiel die Substantia nigra. Ein typisches Muster in der Hirnparenchymsonografie gibt eine weitere diagnostische Bestätigung der Parkinson-Krankheit bereits in frühen Krankheitsstadien; ebenso kann man mit größerer Sicherheit als durch andere Verfahren die einzelnen Parkinson-Syndrome voneinander unterscheiden.

Dopamintransporter-Szintigrafie (DAT-Scan)

Da die Parkinson-Krankheit vornehmlich die dopaminproduzierenden Nervenzellen betrifft, ist der Nachweis des dadurch bedingten Dopaminmangels in den Basalganglien durch ein nuklearmedizinisches funktionelles Verfahren möglich: die sogenannte Dopamintransporter-Szintigrafie (DAT-Scan, FP-CIT-Scan). Dabei wird ein leicht radioaktiver Stoff vor der Untersuchung in eine Vene gespritzt. Nach einigen Stunden lagert sich dieser Stoff an die Dopamintransporter der Basalganglien an und kann dann mittels Gammakamera abgelesen werden.

Bei Parkinson zeigt sich in der Regel eine Verminderung der Dopamintransporterdichte auf der anderen (kontralateralen) Gehirnseite der zuerst oder stärker betroffenen Körperseite, da die Nervenfasern im Gehirn kreuzen. Diese Untersuchung ist oft schon früh in der ersten Erkrankungsphase auffällig und wird daher – auch in Ermangelung geeigneter anderer Biomarker – häufig zur Frühdiagnose herangezogen. Die Qualität der Untersuchung ist von standardisierten Auswerteverfahren abhängig, da einerseits eine korrekte Durchführung der Untersuchung gewährleistet sein muss und die Auswertung möglichst standardisiert nach internationalen Vorgaben, z. B. einer Software bei altersabhängiger Dichte der Dopamintransporter im Vergleich zu einem Normalkollektiv, durchgeführt werden sollte.

Durch die Untersuchung einer größeren Kontrollgruppe von gesunden Personen im Rahmen einer internationalen Studie wurde jüngst eine solche Quantifizierungssoftware (DaTQUANT™) entwickelt. Da in der Kontrollgruppe auch junge Menschen involviert waren, hat sich durch die Verwendung dieser Software in immer mehr nuklearmedizinischen Zentren die Aussagekraft der Dopamintransporter-Szintigrafie deutlich erhöht. Ein Nachteil ist sicherlich, dass bei vielen anderen neurologischen Erkrankungen die Dopamintransporterdichte ebenfalls niedrig ist, sodass eine Abgrenzung zu den atypischen Parkinson-Syndromen nicht gesichert erfolgen kann. Die Untersuchung ist daher keinesfalls spezifisch für die Parkinson-Krankheit. Dies gilt umso mehr, wenn symmetrische Veränderungen vorliegen.

Positronenemissionstomografie (PET)

Eine weitere nuklearmedizinische Untersuchung des Gehirns ist die sogenannte Positronenemissionstomografie (PET). Hier kommt ebenfalls ein leicht radioaktiver Stoff (Nuklid) zum Einsatz, der die Stoffwechselaktivität in verschiedenen Arealen des Gehirns darstellen kann. Während also bei der Dopamintransporter-Szintigrafie das Augenmerk nur auf die Dopaminrezeptoren der Basalganglien gerichtet ist, können mittels PET-Untersuchung (oder PET-Scan) verschiedene Areale des Gehirns dargestellt werden. Das Verteilungsmuster des Nuklids im durch Parkinson veränderten Gewebe dieser Hirnareale erlaubt es, Rückschlüsse zu ziehen auf diverse andere mögliche Erkrankungen. Ein PET-Scan wird deshalb vor allem zur differenzialdiagnostischen Abgrenzung einer Parkinson-Krankheit eingesetzt.

Es werden dabei unterschiedliche Nuklide verwendet, der Glukose-PET untersucht vor allem Stoffwechselaktivitäten des Gehirns, die typischerweise Störungen des Denkens umfassen, aber auch differenzialdiagnostisch eingesetzt werden können zur Unterscheidung von atypischen Parkinson-Syndromen. Der Flurodopa-PET wird ähnlich wie der DAT-Scan zur Diagnostik einer Parkinson-Krankheit und der Darstellung des veränderten Dopaminstoffwechsels eingesetzt.

L-Dopa-Test, Apomorphin-Test

Ein wichtiger Bestandteil der Parkinson-Therapie ist die Medikation. Ihr voraus geht als diagnostischer Aspekt zu schauen, ob und inwieweit vor allem die motorischen Störungen wie Zittern, Unbeweglichkeit und Muskelsteifigkeit auf die Substanz Levodopa ansprechen. Dies kann als standardisierter Levodopa-Test (nüchtern, 250 mg Levodopa in schnell löslicher Form = lösliche Tablette) und/oder durch eine längere Gabe (mehrere Tage oder Wochen) von dopaminergen Medikamenten (z. B. 3 Tabletten zu je 100/25 mg Levodopa/Decarboxylasehemmer langsam eindosiert) über den Tag verteilt erfolgen.

Beim Levodopa-Test wird eine standardisierte Untersuchung von motorischen Funktionen mittels der international anerkannten Skala MDS-UPDRS vor und ungefähr 1 Stunde nach Gabe des Levodopa-Präparates durchgeführt. Eine ca. 30 %ige Besserung des Skalenwertes sollte bei einem positiven Test vorliegen.

Laut DGN-Leitlinien (S. 199) ist ein einmaliger Levodopa-Test der langfristigen Levodopa-Gabe in der diagnostischen Sicherheit nicht überlegen.

Andere Erkrankungen oder deren Therapie wie zum Beispiel eine Gastroparese (Lähmung oder Verlangsamung der Magenentleerung) durch einen Diabetes mellitus können die Aufnahmefähigkeit des Magen-Darm-Traktes für Medikamente herabsetzen. Dies kann dazu führen, dass der standardisierte Levodopa-Test »falsch negativ« ausfällt. Hier sollte dann das Ansprechen der motorischen Beschwerden über einige Tage beobachtet werden oder es kann durch eine subkutane Injektion mit Apomorphin getestet werden, wie der Körper auf eine dopaminhaltige Behandlung anspricht.

Nervenwasseruntersuchungen (Liquorpunktion)

Wissenschaftlich versucht man seit vielen Jahren, Tests im Nervenwasser (Liquor) zu etablieren. Bei Erkrankungen des Gehirns wie der Parkinson-Krankheit ist das Nervenwasser, die sich im Inneren des Gehirns bildet, reich an verändertem Eiweiß – vor allem an Proteinen aus dem Gehirn. Diese kann man im Labor untersuchen. Dabei ist der Nachweis von verklumptem α-Synuclein-Eiweiß durch bestimmte Testverfahren im Nervenwasser aktuell die beste zur Verfügung stehende Methode, die Parkinson-Krankheit frühzeitig und genau vorherzusagen und zu diagnostizieren. Diese Methode heißt »α-Synuclein Seed Amplification Assay« (S. 176). Sie kommt derzeit in Deutschland nur in Forschungslaboratorien zur Anwendung, insbesondere da die Chemikalien, die für den Test benötigt werden, schwer zu standardisieren sind. Ein ausgereifter Routinetest, der standardisiert im Labor eingesetzt wird, muss sehr hohe Qualitätskriterien erfüllen, soll die Aussagekraft verlässlich belastbar sein. In den USA ist der Test bereits von einer Firma kommerziell erhältlich. In den DGN-Leitlinien wird der Test in der klinischen Routine nicht empfohlen, weil er noch nicht standardisiert ist und die Folgen für die einzelne Person je nach Testergebnis nicht absehbar sind.

Neben Tests mit Nervenwasser sind künftig auch Tests in Blut oder im Urin denkbar. Die α-Synuclein-Ablagerungen finden sich zuverlässig auch in der Haut und lassen sich mittels Stanze (Hautbiopsie) und Anfärbung (Immunhistochemie) ebenso der Analytik des »α-Synuclein Seed Amplification Assay« zuführen. Das Verfahren bleibt derzeit noch auf die Forschung beschränkt und wird frühestens in einigen Jahren routinemäßig für die Praxis bereitstehen.

Neben den Aggregations-Biomarkern für α-Synuclein gibt es weitere Biomarker, die zukünftig zur Diagnose der Parkinson-Krankheit verwendet werden können. Diese werden noch entwickelt und getestet, bis sie letztendlich in die klinische Routine-Diagnostik für Parkinson aufgenommen werden.

Hierzu gehört der axonale Destruktionsmarker (Marker für Zerstörung von Nervenzellen) Neurofilament-Leichtketten (Neurofilament Light Chain, NfL). Dieser Marker ist nicht erkrankungsspezifisch für die Parkinson-Krankheit, da er bei unterschiedlichen Erkrankungen, die mit dem Zerfall von Nervenzellen einhergehen, im Nervenwasser und im Blut nachgewiesen werden kann. Dies konnte bereits in verschiedenen Patient*innen-Kohorten nachgewiesen und auf diagnostische Richtigkeit geprüft werden. Dabei zeigte sich, dass die NfL bei der klassischen Parkinson-Krankheit nur gering erhöht war, aber bei den atypischen Parkinson-Syndromen deutlich höher lag und damit einen Nervenzerfall bei diesen Erkrankungen, z. B. bei der MSA (S. 63) oder der PSP (S. 64), anzeigt. Die Quantifizierung von NfL kann derzeit bereits im Blut und im Nervenwasser bestimmt werden und wird von einigen Laboren schon für die klinische Routine angeboten.

Weitere Biomarker, die bei der Alzheimer-Erkrankung bereits in der Routine verwendet werden, sind β-Amyloid 1-42 (erniedrigt bei Alzheimer) und Gesamt-Tau-Protein (erhöht bei Alzheimer) im Nervenwasser. Ein niedriger β-Amyloid-1-42-Wert im Nervenwasser bei der Parkinson-Krankheit konnte in einer Längsschnitt-Kohortenstudie auf das Risiko für kognitive Defizite (Denkstörungen) hinweisen. Das Tau-Protein im Nervenwasser ist bei Patienten*innen mit Parkinson-Krankheit üblicherweise im Normbereich.

Derzeit werden Biomarker, die das Tau-Protein nachweisen, in Haut und Serum (Blut) untersucht. Wenn ein Marker für die Bestimmung von Tau-Protein in Haut oder Serum validiert (als zuverlässig getestet) ist, könnte auch eine PSP von einer Parkinson-Krankheit oder Lewy-Körper-Demenz (DLB) unterschieden werden, was sehr hilfreich für Therapie und Prognose der Krankheit wäre.

–2–
WELCHE ROLLE SPIELEN DIE GENE?

Sandrina Weber

In der wissenschaftlichen Literatur gibt es bereits seit den 1960er-Jahren Berichte über Familien, in denen mehrere Mitglieder an Parkinson erkrankten. Folglich wurde vermutet, dass die Parkinson-Krankheit in einigen Fällen eine genetische (erbliche) Erkrankung ist, d.h., dass die Erkrankung in diesen Fällen durch vererbte Genveränderungen ausgelöst wird. Mitte der 1990er-Jahre gelang es schließlich durch aufwendige genetische Untersuchungen innerhalb dieser Familien das erste Gen zu identifizieren, in dem Veränderungen, sogenannte Mutationen bzw. Varianten, zu einer Parkinson-Krankheit führen können.

Aktuellen Schätzungen zufolge sind genetische Veränderungen an der Entstehung von bis zu 15 % der Parkinson-Krankheiten entscheidend beteiligt. Prinzipiell wird hier zwischen den seltenen monogenen Formen und genetischen Risikofaktoren unterschieden. Bei einer monogenen Erkrankung sind Veränderungen in einem einzigen Gen für die Entstehung einer Erkrankung verantwortlich bzw. haben einen sehr hohen Einfluss darauf. Die häufigste monogene Parkinson-Krankheit wird durch Mutationen im Gen LRRK2 hervorgerufen, die sich bei etwa 1 % der sporadischen, d.h. nicht-familiären, und bis zu 5 % der familiären Parkinson-Kranken finden. Die häufigsten genetischen Risikofaktoren sind Mutationen im Gen GBA1, die die Wahrscheinlichkeit, eine Parkinson-Krankheit zu entwickeln, gegenüber der Allgemeinbevölkerung um etwa das 5-Fache erhöhen. Grundsätzlich ist eine genetisch bedingte Parkinson-Krankheit rein klinisch nicht von einer nicht-genetischen Parkinson-Krankheit zu unterscheiden. Dennoch kann neben einer Parkinson-Krankheit bei Familienangehörigen (sogenannte positive Familienanamnese) das Erkrankungsalter auf eine genetische Parkinson-Krankheit hindeuten, da Patienten mit Genmutationen im Durchschnitt etwas früher erkranken. Ein spätes Erkrankungsalter oder eine negative Familienanamnese (d.h. kein Parkinson bei Angehörigen bekannt) schließt dabei eine genetische Parkinson-Krankheit keinesfalls aus.

Hinweise aus dem Stammbaum

Jeder Mensch bekommt die Hälfte seiner Erbsubstanz von jedem Elternteil vererbt. Dies geschieht in Form der Desoxyribonukleinsäure, kurz DNA, die sich im Zellkern jeder menschlichen Zelle befindet. Die DNA funktioniert dabei wie ein Bauplan, der in Form von etwa 20.000 einzelnen Abschnitten, den Genen, die Information für die Herstellung der Gesamtheit aller einzelnen Moleküle des menschlichen Körpers beinhaltet. Bis auf einige Ausnahmen besitzt jeder Mensch zwei verschiedene Kopien eines einzelnen Gens, eine Kopie von der Mutter und eine Kopie vom Vater.

Genetische Erkrankungen entstehen, wenn eine Veränderung in einem Gen bzw. dem »Bauplan« dazu führt, dass das daraus entstehende Molekül nicht so funktioniert, wie es vorgesehen war. Solch eine Veränderung in der DNA wird als Variante oder Mutation bezeichnet. Wichtig ist in diesem Zusammenhang zu wissen, dass jeder Mensch sehr viele Varianten oder Mutationen in seiner DNA trägt und nur ein äußerst geringer Anteil davon zu Erkrankungen führen kann. Vergleicht man beispielsweise ein Gen mit einem Bauplan für ein Auto, wäre eine Variante, die zu einer anderen Lackfarbe führt, zwar offiziell eine Veränderung, würde aber auf die Funktion, nämlich die Fahrtüchtigkeit des Autos, keinen Einfluss nehmen. Ähnlich verhält es sich mit Varianten in den Genen, die zu einer Parkinson-Krankheit führen können. Auch hier sind nur bestimmte Varianten schädlich, andere haben keine Auswirkung auf die Genfunktion.

Bei genetischen Erkrankungen wird weiter unterschieden, ob eine einzige veränderte Genkopie ausreicht, um eine Erkrankung auszulösen oder ob beide Kopien verändert sein müssen. Im ersten Fall spricht man von »autosomal-dominanten« Erkrankungen. Hier wird das veränderte Gen von Mutter oder Vater vererbt und Hinweise auf autosomal-dominante Erkrankungen ergeben sich häufig aus dem Stammbaum. Da hier eine einzige veränderte Genkopie genügt, können unterschiedlich viele Personen in mehreren Generationen betroffen sein. Im Gegensatz dazu gibt es auch »autosomal-rezessive« Erkrankungen. Hier muss eine Person zwei veränderte Genkopien besitzen, jeweils eine von der Mutter und eine vom Vater. Da nur ein verändertes Gen die Erkrankung nicht auslöst, sind in diesem Fall die Eltern und weitere Vorfahren in der Regel gesund, während Geschwister ebenfalls erkrankt sein können.

Bis heute ist keine Genveränderung bekannt, die in 100 % der Fälle zu einer Parkinson-Krankheit führt. Das bedeutet, dass eine Person, die Träger der Mutation ist, nicht zwingend erkranken muss. Dieses Phänomen wird »reduzierte Penetranz« genannt. So kann eine Person mit Parkinson beispielsweise eine Genmutation von der Mutter geerbt haben, die selbst aber nie an Parkinson erkrankt ist. Verantwortlich hierfür sind vermutlich weitere genetische und nicht-genetische Einflüsse wie das Vorhandensein zusätzlicher genetischer Genvarianten bei den erkrankten Patienten oder bestimmte Umweltfaktoren, denen die erkrankte Person ausgesetzt war. Leider ist der Wissensstand über diese Faktoren noch sehr begrenzt und aktuell Gegenstand intensiver Forschung.

Die Beschwerden und der Verlauf einer Parkinson-Krankheit bei zwei Familienangehörigen, die dieselbe Genmutation tragen, müssen nicht identisch sein. Wie bei den nicht-genetischen Parkinson-Syndromen werden auch hier zum Teil große Unterschiede bezüglich des Erkrankungsalters und des Auftretens weiterer motorischer und nicht-motorischer Symptome berichtet. Man kann also beispielsweise als erkranktes Kind eines ebenfalls an Parkinson erkrankten Elternteils nicht davon ausgehen, dass die Parkinson-Krankheit in jedem Fall genauso

Autosomal-dominanter Stammbaum

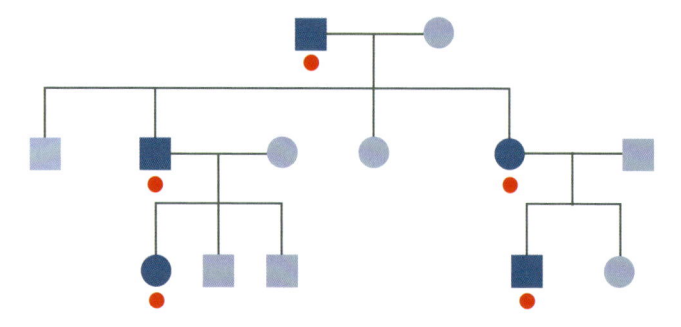

Autosomal-rezessiver Stammbaum

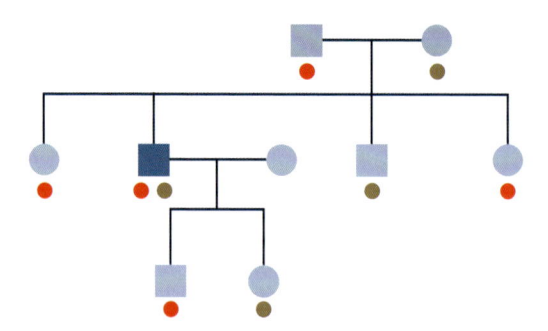

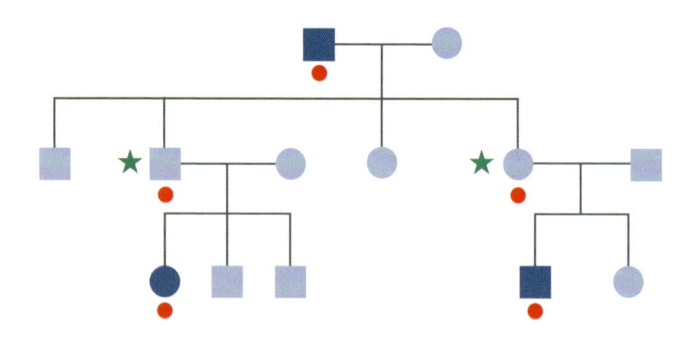

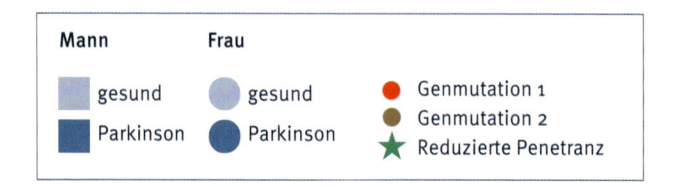

Reduzierte Penetranz

Mann	Frau		
■ gesund	● gesund	●	Genmutation 1
■ Parkinson	● Parkinson	●	Genmutation 2
		★	Reduzierte Penetranz

verläuft. Teilweise ist es sogar möglich, dass ein Angehöriger, der dieselbe Mutation trägt, gar keine Parkinson-Krankheit entwickelt. Dass eine Genmutation sich individuell unterschiedlich ausprägen kann, wird als »variable Expressivität« des Gens/der Mutation bezeichnet.

AUTOSOMAL-DOMINANTER STAMMBAUM: Genmutation (rot) wird vom Vater vererbt. Da hier eine einzige veränderte Genkopie genügt, können unterschiedlich viele Personen in mehreren Generationen betroffen sein.

AUTOSOMAL-REZESSIV: Jeweils eine Genmutation (Genmutation 1 rot, Genmutation 2 braun) wird von der Mutter und vom Vater an den an Parkinson erkrankten Sohn vererbt. Da nur eine Genmutation die Erkrankung nicht auslöst, sind in diesem Fall die Eltern und weitere Vorfahren gesund, während Geschwister ebenfalls erkrankt sein können.

REDUZIERTE PENETRANZ bedeutet, dass es innerhalb der Familien Träger der Genmutation gibt, die nicht von der Erkrankung betroffen sind. In diesem Falle sind beide Kinder des erkrankten Vaters gesund, geben die Genmutation jedoch an ihre Kinder weiter, die in diesem Fall an Parkinson erkranken. Auf diese Weise ist es möglich, dass eine Familienanamnese eines Patienten »leer« für die Parkinson-Krankheit ist, da die bisherigen Träger der Mutation (z. B. Eltern, Großeltern) nicht an Parkinson erkrankt waren. Das Phänomen der reduzierten Penetranz wird bei den meisten monogenen Parkinson-Krankheiten beschrieben und spielt v. a. bei Mutationen im Gen LRRK2 eine wichtige Rolle.

◀ Fiktive Stammbäume, die die im Text beschriebene autosomal-dominante und autosomal-rezessive Vererbung sowie die reduzierte Penetranz veranschaulichen.

Genetische Syndrome: Vererbungsmodus

Im folgenden Abschnitt werden die wichtigsten autosomal-dominanten und autosomal-rezessiven Parkinson-Erkrankungen kurz beschrieben.

Autosomal-dominante genetische Parkinson-Syndrome

MUTATIONEN IM GEN LRRK2 sind die häufigste Ursache einer genetischen Parkinson-Krankheit und kommen bei etwa 1 % der nicht-familiären und bis zu 5 % der familiären Parkinson-Patient*innen vor. Es ist somit nicht selten, dass eine Person ohne weitere erkrankte Familienmitglieder eine Parkinson-Krankheit durch eine LRRK2-Mutation hat. Eine Erklärung hierfür ist u. a. die große reduzierte Penetranz der LRRK2-Mutationen; so erkranken ungefähr nur die Hälfte der Personen mit LRRK2-Mutationen bis zum 70. Lebensjahr. Der Verlauf des LRRK2-assoziierten Parkinson-Krankheiten ähnelt sehr einer nicht-genetisch bedingten Parkinson-Krankheit, mit gutem Ansprechen auf Levodopa. LRRK2-Patient*innen haben, verglichen mit »sporadischem« Parkinson, im Durchschnitt etwas häufiger einen Tremor und entwickeln seltener ein demenzielles Syndrom. Die Therapiemöglichkeit mit Tiefer Hirnstimulation zeigt bei LRRK2-Patient*innen sehr gute und anhaltende Erfolge. Das mittlere Erkrankungsalter liegt bei 57 Jahren und nur 6 % der Personen mit LRRK2-Mutationen erkranken vor dem 40. Lebensjahr. Wichtige Hinweise auf eine mögliche LRRK2-Mutation kann ferner die Herkunft bzw. die Abstammung der Person liefern. So finden sich LRRK2-Mutationen äußerst häufig bei bestimmten Bevölkerungsgruppen wie den nordafrikanischen Berbern oder bei Personen mit aschkenasischer Abstammung.

Die Genmutationen in LRRK2 führen zu einer vermehrten Aktivität eines bestimmten Eiweißstoffes. Hier sind aktuell Medikamente in klinischer Erprobung (S. 182), die diese Überaktivität hemmen können und so möglicherweise den Verlauf der Erkrankung günstig beeinflussen oder idealerweise sogar das Auftreten der Erkrankung bei Mutationsträgern verhindern können.

SNCA-MUTATIONEN: Das erste Gen, das als Ursache einer genetischen Parkinson-Krankheit identifiziert wurde, war das SNCA-Gen. Dieses Gen dient im Körper als Bauplan für α-Synuclein, dem Eiweißstoff, der sich innerhalb von sogenannten Lewy-Körperchen in den Nervenzellen ablagert. Obwohl diese Ablagerungen bei einem Großteil aller Parkinson-Patient*innen, also auch denen, die keine genetische Parkinson-Krankheit haben, zu finden sind, sind Mutationen in dem SNCA-Gen äußerst selten. Am häufigsten kommt es zu einer Verdopplung oder Verdreifachung des Gens, was sich in Form einer sogenannten Gen-Dosis-Beziehung auswirkt: So erkranken Patient*innen mit einer Genverdreifachung deutlich früher (mit durchschnittlich 31 Jahren) und insgesamt schwerer als Patient*innen mit einer Genverdopplung (mit durchschnittlich 48 Jahren). Bei beiden Formen kommt es häufig zu einer demenziellen Entwicklung und motorischen Fluktuationen. Mutationen in SNCA-Gen können auch zum klinischen Bild der Lewy-Körperchen-Demenz führen.

Aufgrund der Seltenheit der SNCA-Mutationen finden sich nur sehr wenige Fallbeschreibungen bezüglich der Wirksamkeit einer Tiefen Hirnstimulation (THS) bei SNCA-Patient*innen. Therapeutisch werden in der Forschung aktuell medikamentöse Strategien erprobt, die u. a. die verschiedene Produktion von α-Synuclein reduzieren oder den Abbau erhöhen sollen.

MUTATIONEN IN VPS35-GEN können ebenfalls zu einer autosomal-dominant vererbten Parkinson-Krankheit führen. Das klinische Bild unterscheidet sich dabei kaum von einer nicht-genetischen Parkinson-Krankheit mit einem durchschnittlichen Erkrankungsalter von 52 Jahren und einem guten Ansprechen auf Levodopa. Insgesamt sind Mutationen in diesem Gen auch bei einer familiären Parkinson-Krankheit selten und finden sich bei ca. 0,1–1 % der Parkinson-Familien.

Berichte über eine Tiefe Hirnstimulation bei Patient*innen mit VPS35-Mutationen beschränken sich daher wie bei Patient*innen mit SNCA-Mutationen auf einzelne Fallberichte, was keine verlässlichen Aussagen über die allgemeine Wirksamkeit der THS bei diesen Personen ermöglicht.

Autosomal-rezessive genetische Parkinson-Syndrome

PARKIN UND PINK1: Im Gegensatz zu den im vorangehenden Abschnitt beschriebenen Mutationen in LRRK2, SNCA und VPS35 führt nicht eine einzelne, sondern führen zwei vererbte Mutationen in den Genen PRKN (auch Parkin genannt) und PINK1 zu einer Parkinson-Krankheit. Dabei muss eine Mutation von der Mutter und eine Mutation vom Vater vererbt werden. Ob eine einzelne Mutation auch einen genetischen Risikofaktor für eine Parkinson-Krankheit darstellt, ist aktuell nicht abschließend geklärt. Charakteristisch für eine Parkinson-Krankheit durch PRKN- oder PINK1-Varianten ist der frühe Erkrankungsbeginn: Durchschnittlich erkranken Personen mit PRKN- und PINK1-Mutationen mit 30 Jahren, wobei rund 15 % der Patient*innen sogar vor dem 20. Lebensjahr eine Parkinson-Krankheit entwickeln (sogenanntes juveniles Parkinson-Syndrom). Insgesamt sind PRKN-Mutationen für circa 5–10 % aller Parkinson-Fälle mit einem Erkrankungsbeginn vor dem 40. Lebensjahr verantwortlich. Mutationen in PINK1 sind hingegen deutlich seltener und finden sich in der europäischen Bevölkerung bei etwa 1 % der Patient*innen mit einem früh beginnenden Parkinson.

Mutationen in beiden Genen führen zu einer Parkinson-Krankheit mit gutem Ansprechen auf Levodopa und einem insgesamt milden Verlauf. Ein demenzielles Syndrom tritt äußerst selten auf. Patient*innen mit einem PRKN-assoziierten Parkinson profitieren gut von einer THS. Wie für SNCA und VPS35 sind leider nur wenige Fallberichte von einer THS bei PINK1 veröffentlicht, was eine allgemeine Prognose erschwert.

GBA – ein genetischer Risikofaktor

Das Gen GBA1 ist der Bauplan für das Protein Glukozerebrosidase, ein Enzym, das für den Abbau bestimmter Fette (Lipide) verantwortlich ist. Zwei veränderte Genkopien von GBA1 führen zu der seltenen Stoffwechselerkrankung Morbus Gaucher. Interessanterweise haben Personen mit nur einer veränderten Genkopie keinen Morbus Gaucher, sondern ein erhöhtes Risiko für eine Parkinson-Krankheit. Mutationen von GBA1 sind dabei relativ häufig und finden sich bei etwa 5–15 % der Parkinson-Patient*innen. Insgesamt erkrankt jedoch nur ein sehr geringer Anteil aller Personen mit einer GBA1-Mutation an einer Parkinson-Krankheit. Veränderungen im GBA1-Gen werden daher nicht zu den klassischen monogenen Parkinson-Krankheiten, sondern zu Risikofaktoren für eine Parkinson-Krankheit gezählt. Es gibt zudem verschiedene GBA1-Mutationen, die alle mit einem unterschiedlich hohen Risiko assoziiert sind.

Verglichen mit Parkinson-Patient*innen ohne GBA1-Mutationen erkranken diese Personen im Durchschnitt etwas früher, haben öfter ein akinetisch-rigides Krankheitsbild (leiden also stärker unter Bewegungsverlangsamung und Muskelsteifigkeit) und entwickeln etwas häufiger nicht-motorische Symptome, motorische Fluktuationen und ein demenzielles Syndrom. Eine rein klinische Unterscheidung der Patient*innen ist jedoch nicht möglich.

Das Ansprechen auf Levodopa ist generell gut. Bezüglich der Wirksamkeit einer THS deuten Studien darauf hin, dass die Beweglichkeit

Überblick über genetisch verursachte Parkinson-Syndrome

Gen	Vererbungsart	Merkmale
LRRK2	autosomal-dominant	häufigste Ursache einer genetischen Parkinson-Krankheit Krankheitsbild überwiegend vergleichbar mit nicht-genetischer Parkinson-Krankheit sehr gute Wirksamkeit einer THS
SNCA	autosomal-dominant	sehr selten Verdreifachung des Gens bewirkt einen schwereren Krankheitsverlauf als eine Verdopplung des Gens auch Ursache einer Demenz mit Lewy-Körperchen
VPS35	autosomal-dominant	sehr selten Krankheitsbild überwiegend vergleichbar mit nicht-genetischer Parkinson-Krankheit
Parkin (PRKN)	autosomal-rezessiv	häufigste genetische Ursache einer früh beginnenden Parkinson-Krankheit sehr gute Wirksamkeit einer THS
PINK1	autosomal-rezessiv	früh beginnende Parkinson-Krankheit sehr selten

gut verbessert wird und oft eine Reduktion der Levodopa-Dosis möglich ist. Möglicherweise kann jedoch eine THS bei Patient*innen mit bestimmten GBA1-Mutationen zu einer Verschlechterung der kognitiven Leistungen führen. Dies ist jedoch noch nicht ausreichend mit Studien belegt und Gegenstand aktueller Forschung.

Patient*innen mit GBA1-Mutationen können möglicherweise in der Zukunft mit gezielten Therapien behandelt werden (S. 182).

Für wen ist eine genetische Testung sinnvoll?

Die Entscheidung, sich auf mögliche Genvarianten testen zu lassen, ist eine sehr persönliche Entscheidung. Voraussetzungen jeder genetischen Testung sind daher der persönliche Wunsch der betroffenen Person sowie eine ausführliche Aufklärung und Einwilligung gemäß des Gendiagnostikgesetzes. Nach Vorliegen des Ergebnisses soll der Person zudem eine genetische Beratung durch hierfür qualifizierte Ärzt*innen angeboten werden. In den DGN-Leitlinien sind hierzu Empfehlungen gegeben worden, wem eine genetische Testung angeboten werden sollte. Die folgenden Abschnitte orientieren sich an diesen Empfehlungen und erläutern diese.

Welche Empfehlungen geben die DGN-Leitlinien?

FRÜHES ERKRANKUNGSALTER: Ein Hinweis auf das Vorliegen einer genetischen Parkinson-Krankheit kann, wie oben beschrieben, ein früher Erkrankungsbeginn und/oder das Vorkommen einer Parkinson-Krankheit bei Familienangehörigen sein. Da sich vor allem die autosomal-rezessiven Parkinson-Krankheiten bereits früh manifestieren (vorwiegend vor dem 50. Lebensjahr), ist eine genetische Testung von Personen mit frühem Erkrankungsalter, d. h. vor dem 50. Lebensjahr, sinnvoll. Eine genetische Untersuchung sollte in diesem Fall die Gene PRKN, PINK1, DJ1, LRRK2, SNCA und VPS35 enthalten. Bei mehreren erkrankten Personen innerhalb einer Familie sollte die Untersuchung – falls möglich – zuerst bei der Person mit dem frühesten Erkrankungsbeginn durchgeführt werden. Grund hierfür ist, dass aufgrund der Häufigkeit der Parkinson-Krankheit in der allgemeinen Bevölkerung prinzipiell »gemischte Familien«, d. h. Familien mit genetischer und nicht-genetischer Parkinson-Krankheit vorkommen können. Die Angehörigen mit einer nicht-genetischen Parkinson-Krankheit haben zumeist ein höheres Erkrankungsalter. Die Empfehlung dient daher dem Ziel, die Chancen zu erhöhen, um in diesen »gemischten Familien« auch wirklich die Personen mit den genetischen Veränderungen zu erfassen.

EIN SPÄTERER KRANKHEITSBEGINN ALS DAS 50. LEBENSJAHR schließt eine genetische Ursache hingegen nicht aus. Es wird daher bei Patient*innen mit Erkrankungsbeginn nach dem 50. Lebensjahr das Angebot einer genetischen Testung empfohlen, wenn zwei Verwandte ersten Grades oder ein Verwandter ersten und ein Verwandter zweiten Grades an einer Parkinson-Krankheit erkrankt sind. In diesem Fall sollte die Testung die Gene LRRK2, SNCA und VPS35 in jedem Fall enthalten.

HERKUNFT: Grundsätzlich können sich weitere Hinweise auf eine genetische Parkinson-Krankheit auch aus der Herkunft der Person ergeben. Wie oben beschrieben, sind z. B. LRRK2-Mutationen sehr häufig bei Personen mit aschkenasischer Abstammung oder den nordafrikanischen Berbern. PINK1-Mutationen finden sich bei lediglich 1 % der europäischen Patient*innen mit einer früh beginnenden Par-

> **WISSEN**
>
> ## Zusammengefasst empfiehlt die DGN-Leitlinie
>
> Eine diagnostische genetische Testung soll bei Patientenwunsch angeboten werden, wenn entweder
> — zwei Verwandte ersten Grades oder ein Verwandter ersten und ein Verwandter zweiten Grades an einer Parkinson-Krankheit erkrankt sind oder
> — bei einem Krankheitsbeginn vor dem 50. Lebensjahr.

kinson-Krankheit, jedoch bei rund 10 % der asiatischen Patient*innen.

Sollte im Rahmen der oben geschilderten Empfehlungen und Untersuchungen keine Genmutation gefunden werden und besteht dennoch der starke Verdacht auf eine genetische Parkinson-Krankheit, wird empfohlen, die weitere Diagnostik und das Vorgehen mit einem neurogenetisch spezialisierten Neurologen oder einem Humangenetiker zu planen.

GBA1-GEN: Wie oben beschrieben, stellen Varianten des GBA1-Gens einen Risikofaktor für eine Parkinson-Krankheit dar, wobei jedoch nur ein geringer Prozentsatz der Personen mit GBA1-Varianten an Parkinson erkrankt und das individuelle Parkinson-Risiko zudem erheblich zwischen verschiedenen GBA1-Varianten schwankt. Daher wird in den aktuellen DGN-Leitlinien keine routinemäßige Testung auf GBA1-Varianten empfohlen. Eine Testung kann aber vor allem bei einem Erkrankungsbeginn vor dem 50. Lebensjahr oder bei einem raschen Verlauf der Erkrankung (vor allem bei rascher kognitiver Verschlechterung) sinnvoll sein. Voraussetzung ist auch hier der Wunsch des Patienten sowie eine ausführliche ärztliche Aufklärung über mögliche Vor- und Nachteile der genetischen Testung. Zudem werden aktuell verschiedene Medikamente entwickelt, von denen Betroffene mit GBA1-Varianten (S. 182) möglicherweise profitieren können.

Ist bereits eine genetische Parkinson-Krankheit bei einem Familienangehörigen bekannt, kann gezielt auf diese Mutation getestet werden. Falls nicht, bietet sich ein sogenanntes Parkinson-Panel oder eine sogenannte Whole-Exome-Analyse an. Bei einem Parkinson-Panel werden die wichtigsten und häufigsten Gene untersucht, die zu einer genetischen Parkinson-Krankheit führen können. Im Gegensatz dazu untersucht eine Whole-Exome-Analyse fast alle 20.000 Gene des Menschen. Durch diesen breiten Untersuchungsansatz kann es jedoch zu wichtigen Nebenbefunden, wie beispielsweise der Identifikation von Mutationen in anderen Krankheitsgenen (z. B. Risikogene für verschiedene Krebserkrankungen), kommen, was es bei der Entscheidung für diese Art der genetischen Diagnostik unbedingt zu berücksichtigen gilt.

— 3 —
WELCHE FAKTOREN BEEINFLUSSEN DAS ERKRANKUNGSRISIKO?

Claudia Trenkwalder

Neben den genetischen Faktoren können Umweltfaktoren sowie die individuellen Ernährungs- und Lebensstilgewohnheiten das Risiko, an Parkinson zu erkranken, erhöhen oder reduzieren. Diese Erkenntnisse werden meist aus epidemiologischen Studien gewonnen. Dazu werden Bevölkerungsgruppen befragt und untersucht und der Gesundheitszustand der Teilnehmenden wird über längere Zeit dokumentiert. Diese Studien können auch auf der Grundlage nationaler Gesundheitsregister erfolgen oder bestimmte Berufsgruppen untersuchen.

Die bekannteste und erste dieser Studien ist die Honolulu-Asia-Ageing-Studie, in der von 1968 bis 1998 mehr als 7000 Männer mit sämtlichen Erkrankungen, Gewohnheiten und gesundheitlichen Risikofaktoren im mittleren Alter erfasst wurden. Man hat dann beobachtet, bei wem sich in den folgenden Jahren eine Parkinson-Krankheit entwickelt hat. Zwei weitere große Studien haben im Gesundheitswesen tätige Personen in den USA untersucht, die »Physician's Health Study« und die »Nurses Health Study«. Da in den skandinavischen Ländern schon seit längerer Zeit die Gesundheitsdaten der gesamten Bevölkerung digital erfasst werden, sind hier entsprechende Registerstudien möglich, z. B. die »Finnish Cohort Study«.

Aus diesen Studien leiten sich die folgenden Erkenntnisse her, die jedoch durch neue Studien ständig weiterentwickelt werden.

MILCHPRODUKTE: Die Ernährung mit einem hohen Anteil an Milch und Milchprodukten bedingt in unterschiedlichen Bevölkerungen weltweit ein höheres Risiko, an Parkinson zu erkranken. Das Erkrankungsrisiko wurde als 1,6-fach höher berechnet und gilt vor allem für Männer. Ein Zusammenhang zum Vitamin D oder Calcium in der Milch konnte nicht hergestellt werden, möglicherweise hat das Risiko mit einem Harnsäure-senkenden Effekt in der Milch zu tun, eventuell auch mit einem höheren immunologisch-entzündlichen Faktor im Darm durch Milcheiweiß. Die Nervenzellen in der

Substantia nigra werden durch ausgeprägten Milchgenuss im mittleren Alter selbst bei Nicht-Parkinson-Erkrankten reduziert. Der übermäßige Konsum von Milch oder Milchprodukten ist somit ungünstig, da er das Parkinson-Risiko erhöht.

PESTIZIDE UND INSEKTIZIDE erhöhen das Erkrankungsrisiko. In tierexperimentellen Studien zeigte sich, dass man die Parkinson-Krankheit mit bestimmten toxischen Substanzen auslösen kann und damit ein Krankheits-Modell im Tierversuch erzeugen kann. Da einige dieser Substanzen chemische Ähnlichkeit zu bestimmten Pestiziden aufweisen, hat man diesen Zusammenhang genauer untersucht. Dabei fiel auf, dass Personen, die lange in der Landwirtschaft gearbeitet haben und über Jahre Pestiziden und Insektiziden ausgesetzt waren, ein bis zu 2-fach höheres Risiko haben, an Parkinson zu erkranken als Personen aus anderen Arbeitsgebieten. Dies konnte für verschiedene Regionen bestätigt werden, jedoch ist weiterhin unklar, welches Pestizid spezifisch verantwortlich ist.

Hieraus resultiert eine Gesetzesvorlage in Deutschland, dass bei Personen, die in der Land- und Forstwirtschaft, Gärtnereien und als Winzer gearbeitet haben oder noch arbeiten und an Parkinson erkrankt sind, dies als Berufskrankheit anerkannt wird. Die Links für weitere Informationen finden Sie bei den Empfehlungen der Autor*innen am Ende des Buches (S. 199).

In einer kleineren Gruppe aus Kalifornien wurde auch ein vermehrtes Risiko für Parkinson durch den Gebrauch von Amphetaminen und Metamphetaminen (Stimulanzien, »Wachmacher«) festgestellt.

KREBSERKRANKUNGEN Der Zusammenhang von malignem Melanom und der Parkinson-Krankheit wird immer wieder hervorgehoben. Ein Melanom in der Vorgeschichte stellt jedenfalls ein erhöhtes Risiko dar, an Parkinson zu erkranken, nicht umgekehrt. Wodurch die Assoziation oder das Risiko entsteht, ist noch nicht genau bekannt, möglicherweise könnte der Hauttyp eine Rolle spielen, der Genuss von Koffein oder genetische Faktoren, die man bisher aber nicht entschlüsseln konnte.

Für männliche Patienten mit einer Parkinson-Krankheit gilt ein erhöhtes Risiko, einen Prostatakrebs (Prostatakarzinom) zu entwickeln (S. 28).

Für Parkinson-Patientinnen besteht dagegen ein erhöhtes Risiko der Entwicklung von Brustkrebs (Mamma-Karzinom). Dies konnte auch durch eine große Analyse genetischer Faktoren bestätigt werden. Das Risiko eines Ovarial-Karzinoms (Eierstockkrebs) ist jedoch deutlich reduziert bei der Parkinson-Krankheit.

GEHIRNERSCHÜTTERUNGEN UND SCHÄDEL-HIRN-TRAUMATA gelten ebenfalls als Risikofaktoren. Dabei ist wohl entscheidend, dass durch die Verletzung die Blut-Hirn-Schranke gestört wird, und damit entzündliche oder andere schädliche Stoffe aus dem Blut leichter ins Gehirn übertreten können. Interessant ist, dass das Risiko jeweils kurzfristig, innerhalb von Monaten bis wenigen Jahren, höher ist, dann nach vielen Jahren nicht mehr zunimmt. Man vermutet auch, dass vielleicht nicht-diagnostizierte Parkinson-Patienten im Frühstadium stürzen und damit nur ein rechnerisches Risiko, aber kein wirklicher Zusammenhang besteht.

Für die Alzheimer-Erkrankung und andere Demenz-Formen sind diese Zusammenhänge bereits bewiesen. Ein Kopftrauma, insbesondere wenn es sich um wiederholte Gehirnerschütterungen oder traumatische Hirnverletzungen handelt, wird zunehmend mit einem erhöhten Risiko für die Entwicklung einer Demenz in Verbindung gebracht. Dieser Zusammenhang wurde bei Personen mit wiederholten Hirntraumata, einschließlich Gehirnerschütterungen, und Sportlern entdeckt, die Kontaktsportarten wie Fußball, Boxen und Hockey betreiben. Selbst eine einzige mittelschwere bis schwere Schädel-Hirn-Verletzung kann das Risiko erhöhen, im späteren Leben an Demenz zu erkranken. Dabei können diese Verletzungen zu späteren strukturellen Schäden und neuroinflammatorischen (entzündlichen) Prozessen im Gehirn führen, ebenso wie zur Anhäufung von Proteinen wie »Tau-Tangles« und »Amyloid-Beta-Plaques« (bei der Alzheimer-Erkrankung). Ein ähnlicher Mechanismus wird für die Parkinson-Krankheit diskutiert.

RAUCHEN: Seit Langem ist bekannt, dass Raucher seltener an Parkinson erkranken als Nicht-Raucher. Vor einigen Jahren hat eine große britische Studie dieses Ergebnis nochmal bestätigt. Dabei wurden fast 30.000 britische Ärzt*innen im Schnitt 35 Jahre beobachtet und die Raucher-Gewohnheiten mit der Diagnose Parkinson korreliert. Der Konsum von Tabak korrelierte dabei umgekehrt mit dem Risiko, ein Parkinson-Syndrom zu entwickeln. Die Ärzt*innen, die angaben, regelmäßige zu rauchen, hatten ein um etwa 30 % erniedrigtes Risiko, ein Parkinson-Syndrom zu entwickeln. Die Personen, die 10 Jahre vor ihrem Tod mit dem Rauchen begonnen hatten, hatten sogar ein um 40 % reduziertes Parkinson-Risiko. Je mehr geraucht wurde, desto geringer war die Wahrscheinlichkeit, an einer Parkinson-Krankheit zu erkranken.

Obwohl diese Studie zum Rauchen zu ermutigen scheint, können wir aus Erfahrung sagen, dass auch unter den Parkinson-Patient*innen viele Raucher sind, die dann weitere Folgeerkrankungen des Rauchens aufweisen. Man hat dann überlegt, ob die Gabe von Nikotin bei der frühen Parkinson-Krankheit vielleicht sogar neuroprotektiv sein könnte, und eine Therapiestudie mit einem Nikotinpflaster aufgestellt. Leider haben sich in der großen und aufwendigen placebokontrollierten Studie keine positiven Effekte des Nikotinpflasters auf die Parkinson-Krankheit gezeigt, ganz im Gegenteil, die Patient*innen haben sich unter der Therapie mit Nikotinpflaster sogar früher verschlechtert als unter dem Placebo (Scheinpräparat).

KOFFEIN: Der Konsum von Kaffee wurde in den letzten Jahren wiederholt in Studien als protektiver (schützender) Faktor für die Entwicklung einer Parkinson-Krankheit beschrieben. Es war jedoch unklar, wie viel Kaffee man konsumieren sollte und in welchen Lebensabschnitten, und welche Anteile aus dem Kaffee wirklich protektiv wirken. Der schützende Effekt wurde auch beobachtet, wenn das Koffein aus Tee, Cola-Getränken und Schokolade stammt. Im Gegensatz dazu wurde der Effekt bei entkoffeiniertem Kaffee nicht beobachtet. Es lag daher nahe, den Koffein-Effekt genauer zu untersuchen.

Leider haben Studien bei bereits diagnostizierten Parkinson-Patient*innen keinen Nutzen von Koffein und seinen Metaboliten in Bezug auf die Abschwächung der Symptome und das Fortschreiten der Krankheit gezeigt. In einer kürzlich veröffentlichten Studie der EPIC-Kohorte (European Prospective Investigation into Cancer and Nutrition), die über 20 Jahre gesunde Personen standardisiert beobachtet hatte, konnte nun jedoch ein Schutzeffekt gezeigt werden: Die Personen in der Gruppe mit dem höchsten Kaffeekonsum (das entsprach ungefähr 3–4 Tassen deutschen Kaffees) hatten im Vergleich zu Nichtkonsumenten ein um fast 40 % geringeres Parkinson-Risiko. Insgesamt wurde in dieser weltweit größten Längsschnittkohortenstudie ein umgekehrter Zusammenhang zwischen dem Konsum von koffeinhaltigem Kaffee und dem Parkinson-Risiko nachgewiesen.

–4–
WIE LASSEN SICH DIE UNTERSCHIEDLICHEN PARKINSON-SYNDROME ABGRENZEN?

Claudia Trenkwalder

In der Frühphase der Erkrankung ist es immer schwierig, die einzelnen Parkinson-Syndrome voneinander abzugrenzen, da sie alle durch eine Verlangsamung (Bradykinese) per Definition gekennzeichnet sind und prinzipiell auch alle eine Gangstörung beinhalten können.

Einige typische Merkmale zur Unterscheidung sind im Folgenden zusammengefasst; im Einzelnen kann die Krankheit aber auch immer variable Symptome aufweisen.

Typische Merkmale der klassischen Parkinson-Krankheit

Bei der klassischen Parkinson-Krankheit dominiert meist zu Beginn die Einseitigkeit entweder mit einem Tremor oder in einer einseitigen Unbeweglichkeit einer Hand. Das Gangbild mit einer allgemeinen Verlangsamung kann, muss aber nicht mitbetroffen sein. Fast immer besteht jedoch ein vermindertes Mitschwingen eines Armes. Bei einem einseitigen Ruhetremor einer Extremität, z.B. der Hand mit einzelnen Fingern, ist die Diagnose Parkinson-Krankheit bereits fast 80% gesichert. Stürze gehören in der Frühphase der Erkrankung nicht zum klinischen Bild. Bei einem Drittel der Parkinson-Patient*innen besteht bei Diagnosestellung eine REM-Schlafverhaltensstörung und bei über 80% eine Riechstörung. Die Therapie mit Levodopa führt definitionsgemäß zu einer Verbesserung der Symptome.

Wie sich eine Multisystematrophie (MSA) zeigt

Bei diesem atypischen Parkinson-Syndrom, das auch zu den α-Synukleinopathien gehört,

gibt es zwei verschiedene Formen, die beide durch Diagnosekriterien festgelegt sind:
— MSA-Typ-Parkinson (MSA-P) und
— MSA zerebellär (MSA-C), hier ist also vor allem das Kleinhirn (Zerebellum) betroffen.

Die MSA-P ist am ehesten mit der Parkinson-Krankheit zu verwechseln, da die Symptome zu Beginn und für die ersten Jahre sehr ähnlich, fast identisch sein können und auch das Ansprechen auf eine dopaminerge Behandlung anfangs sehr gut sein kann. Es muss bei jeder Form der MSA immer auch schon zu Beginn der Erkrankung eine autonome Störung bestehen, d. h. entweder eine Harninkontinenz oder eine Blutdruckregulationsstörung (meist eine orthostatische Hypotonie) oder schwere Obstipation oder mehrere dieser Symptome. Weiterhin besteht fast immer eine REM-Schlafverhaltensstörung. Es können dystone Symptome (Verkrampfungen) auch im Gesichtsbereich oder im Nacken auftreten und die Haltung ist fast immer gebeugt. Bei der MSA-C sind zusätzlich ataktische Symptome (Gleichgewichtsstörungen, unsicheres Gehen, Stürze) im Vordergrund. Es bestehen fast nie Denkstörungen, häufig jedoch depressive Verstimmungen und/oder Schmerzen.

Oft ist eine hohe Dosis an dopaminhaltigen Medikamenten, vor allem L-Dopa, erforderlich, um die Symptome zu bessern. Es gibt aber fast nie einen Soforteffekt, wie bei der Parkinson-Krankheit; das Absetzen führt jedoch meistens zu einer Verschlechterung.

Eine progressive supranukleäre Blickparese (PSP) ist eher selten

Diese Erkrankung gehört zu den Tauopathien (Tau-Protein ist ähnlich wie die α-Synuclein-Aggregate ein Eiweißstoff, der sich in Nervenzellen ablagert und diese zum Absterben bringt, es kann neuropathologisch festgestellt werden). Die besten Prävalenzstudien zu PSP ergaben eine gepoolte Rate von 7,1 pro 100.000 pro Jahr. Damit ist eine PSP deutlich seltener als die Parkinson-Krankheit. Es gibt einige Hinweise darauf, dass die Prävalenz von PSP mit dem Alter zunimmt. Die internationalen Diagnosekriterien und Unterformen sind in einem ausführlichen Artikel beschrieben.

Die Symptome sind neben der allgemeinen Verlangsamung vor allem durch eine frühzeitige Gangstörung mit Stürzen gekennzeichnet. Die betroffenen Personen fallen häufig nach hinten, können sich kaum abfangen und »stürzen wie ein Baum«, da die Körperhaltung meist nicht gebeugt, sondern aufrecht ist. Es kann auch ein typisches »Freezing« auftreten, mit heftigem »Festfrieren am Boden«, sodass das Losgehen erschwert bis unmöglich ist. Der typische Gesichtsausdruck geht mit einem starren Blick mit »großen Augen« einher, der durch eine Verkrampfung des Stirnmuskels zustande kommt. Meist sind alle Symptome beidseits symmetrisch, selten besteht ein Zittern. Personen mit PSP weisen fast nie eine REM-Schlafverhaltensstörung auf, leiden aber unter Schlaflosigkeit. Sie zeigen keine autonomen Störungen, jedoch oft Verhaltensstörungen. Die Patient*innen beachten nicht, welche Gefahren durch die Sturzgefahr besteht, und können die Lage oft nicht einschätzen. Auch in privaten Situationen wird oft nicht adäquat reagiert, das Verhalten ist manchmal zu direkt oder nicht dem Anlass angepasst, Denkstörungen treten zunehmend auf.

Die kortikobasale Degeneration ist sehr vielgestaltig

Kortikobasale Degeneration (CBD) bzw. das kortikobasaldegeneratives Syndrom (CBS) sind Synonyme. Die CBD wird oft als Chamäleon unter den Parkinson-Syndromen bezeichnet, weil sie in so vielen Facetten auftreten kann. Als CBD bezeichnet man die Erkrankung nur dann, wenn sie neuropathologisch nachgewiesen wurde, wenn also nach dem Versterben der Person das Gehirn untersucht wurde. Zu Lebzeiten der Person spricht man von einem CBS. Die CBD gehört ebenfalls zu den Tauopathien und folgt internationalen Definitionskriterien.

Das CBS ist mit einer Prävalenz von 2,3 pro 100.000 pro Jahr noch seltener als die PSP (etwa dreimal seltener als die PSP). Das wichtigste Merkmal, das fast immer zu finden ist, besteht aus einer deutlich einseitigen Verkrampfung einer Hand, selten eines Fußes, verbunden mit Zuckungen (Myoklonien) der betroffenen Hand, die durch passive Bewegung ausgelöst werden können. Dabei fühlt sich dieser Arm oder dieses Bein für die betroffene Person wie »fremd« an. Es besteht eine Apraxie, d. h. eine Störung, die eine Fehlsteuerung der Hand oder des Armes bedingt, meist wird nach längerer Krankheitsdauer diese Extremität nicht mehr gebrauchsfähig im Alltag. Es können auch Gangstörungen mit Gleichgewichtsstörungen (Ataxie) auftreten sowie eine allgemeine Verlangsamung und Verkrampfungen (Dystonien) aller Bereiche. Bei einigen Patient*innen kann auch eine begleitende Demenz vorhanden sein. Die motorischen Symptome beginnen fast immer streng asymmetrisch, betreffen aber im Laufe der Zeit meist beide Seiten. Es bestehen allgemeine Schlafstörungen, aber kein Hinweis für eine REM-Schlaf-Verhaltensstörung und keine autonomen Störungen.

Die CBD betrifft nicht nur die Basalganglien, sondern auch die Hirnrinde (Kortex). Dabei ist das Ausmaß der einzelnen Symptome individuell ganz unterschiedlich. Da die Symptome so einseitig sind, kann man oft eine Verschmälerung der Hirnrinde (Kortex, durch die Abnahme von Neuronen) auf der gegenüberliegenden Seite der klinischen Symptome als diagnostisches Zeichen im MRT sehen. Eine Behandlung mit Levodopa ist meist nicht wirksam. Eine Linderung der Verkrampfungen der Hand kann durch Botulinumtoxin-Injektionen erreicht werden, eine Gabe von Benzodiazepinen ist ebenfalls hilfreich. Als Trainingsmaßnahmen kann Ergotherapie empfohlen werden.

Vaskuläres Parkinson-Syndrom

Bei diesem Parkinson-Syndrom liegen Durchblutungsstörungen vor, meist in Form sehr kleiner Schlaganfälle, die meist auch in den Basalganglien liegen. Bei der reinen Form des vaskulären Parkinson-Syndroms liegt keine α-Synukleinopathie vor, alle Symptome sind durch die Durchblutungsstörungen bedingt. Viele vaskulären Parkinson-Syndrome sind jedoch Mischbilder zwischen der Parkinson-Krankheit und weiter reichenden Durchblutungsstörungen, ohne dass einzelne Schlaganfälle abzugrenzen wären.

Bei den Symptomen dominiert die Gangstörung, meist mit Verlangsamung. Es kann ein Freezing hinzukommen, das auch eine erhebliche Sturzgefahr bedingt: Die betroffene Person will eigentlich loslaufen oder aufstehen und bringt dazu den Oberkörper nach vorn, aber die Beine verharren wie festgefroren am Ausgangspunkt.

Beim vaskulären Parkinson-Syndrom ist selten ein Zittern (Tremor) vorhanden, jedoch eine allgemeine Unbeweglichkeit, meistens symmetrisch beidseits ausgeprägt, mit im Vordergrund stehender Gangstörung. Autonome Störungen sind meist nicht vorhanden, aber viele Patient*innen leiden unter einem hohen Blutdruck und einer Herzkranzgefäßerkrankung oder anderen Gefäßerkrankungen. In der MRT-Untersuchung des Gehirns zeigen sich die typischen

Durchblutungsstörungen in den Basalganglien, oft auch in der »weißen Substanz« des Gehirns (White-Matter-Lesions) oder subkortikal.

Die Therapie eines vaskulären Parkinson-Syndroms besteht überwiegend aus Physiotherapie und Sturzprophylaxe, Anti-Freezing-Therapie und Levodopa-Therapie. Diese ist jedoch nicht immer wirksam, kann aber für die Gangstörung unterstützend sein.

Zusammenfassend ist es wichtig, dass zur frühzeitigen differenzialdiagnostischen Einordnung der atypischen Parkinson-Syndrome und zur Abgrenzung von der Parkinson-Krankheit neben einer neurologischen Untersuchung auch bildgebende Verfahren, insbesondere eine MRT-Untersuchung, soweit möglich durchgeführt werden. Auch ist die Erfassung von Störungen des autonomen Nervensystems ein wichtiges Unterscheidungsmerkmal, und es sollten ein Schellong-Test und eine 24-Stunden-Blutdruckmessung zur Erfassung von Blutdruckregulationsstörungen erfolgen, außerdem eine genaue Befragung nach Verdauungsstörungen und möglichen Störungen des Wasserlassens. Eine weitere Unterscheidung der Krankheitsbilder kann mit der Erfassung von Schlafstörungen, insbesondere der Traumschlaf-Verhaltensstörung erfolgen. Zukünftig wird man auch laborchemische Methoden oder Hautbiopsien hinzunehmen.

Unterscheidungsmerkmale zwischen der Parkinson-Krankheit und atypischen sowie sekundären Parkinson-Syndromen

	Parkinson-Krankheit	Multisystematrophie (MSA, Unterformen: MSA-P, MSA-C)	progressive supranukleäre Blickparese (PSP)	kortikobasale Degeneration (CBD)	vaskuläres Parkinson-Syndrom
Bewegungsverlangsamung (Bradykinese)	Bradykinese gering zu Beginn	mittelgradig bis ausgeprägte Bradykinese	Bradykinese gering	Bradykinese gering	Bradykinese variabel
Zittern (Tremor)	Ruhetremor einseitig, teilweise heftig, oder kein Tremor	kein Tremor oder nur gering, häufig beidseits	fast nie Ruhetremor	einseitige Zuckungen (asymmetrische Myoklonien), stimulationsinduziert kein Ruhetremor	fast nie Ruhetremor
Haltung	Haltung gebeugt	Haltung gebeugt, evtl. Schiefhals nach vorne (Antecollis) oder zur Seite	Haltung aufrecht, steif	Haltung normal bis gebeugt	Haltung normal oder gebeugt
Gangbild: Schritte	kleinschrittig, langsam	kleinschrittig, langsam, unsicher	kleinschrittig oder normal, evtl. Freezing	alle Variationen, meist normal	kleinschrittig, langsam, Freezing

	Parkinson-Krankheit	Multisystematrophie (MSA, Unterformen: MSA-P, MSA-C)	progressive supranukleäre Blickparese (PSP)	kortikobasale Degeneration (CBD)	vaskuläres Parkinson-Syndrom
Gangbild: Bewegung (Kinese)	verlangsamter Gang möglich	verlangsamtes Gangbild häufig	Gangstörung mit Stürzen	keine Gangstörung oder asymmetrische Gangstörung	überwiegend Gangstörung
Stürze	keine Stürze zu Beginn	unsicher, Stürze möglich	Stürze im ersten Jahr der Erkrankung, Beginn mit Sturz	möglicherweise Stürze, nicht zu Beginn	Stürze bei Gangstörung
autonome Störung: Blutdruck	Blutdruckregulationsstörung möglich	Blutdruckregulationsstörung ausgeprägt	keine Blutdruckregulationsstörung	keine Blutdruckregulationsstörung	keine Blutdruckregulationsstörung
autonome Störung: Verstopfung (Obstipation)	Obstipation wahrscheinlich	Obstipation häufig	keine Obstipation	keine Obstipation	keine Obstipation
psychische Störungen	Depression, später Psychose und/oder Halluzination	Depression möglich, keine Halluzinationen	keine Depression, Verhaltensstörungen	selten psychische Störungen	keine psychischen Störungen
Traumschlaf-Verhaltensstörung (RBD)	Traumschlafstörung häufig	fast immer Traumschlafstörung	keine RBD, Schlaflosigkeit, Wachphasen in der Nacht	keine spezifische Schlafstörung	keine spezifische Schlafstörung
Muskelverkrampfungen (Dystonien)	Verkrampfungen (Dystonien) selten zu Beginn	Dystonie im Hals oder Gesicht häufig	Dystonie im Gesicht möglich	selten Dystonie möglich	keine Dystonie
Riechen	Riechstörung sehr häufig	Riechstörung möglich	keine Riechstörung	keine Riechstörung	keine Riechstörung
Kognition	Gedächtnisstörungen möglich, zunehmend bei längerer Dauer und höherem Alter	meist unauffällig, nur gering beeinträchtigt	Gedächtnisstörungen und »frontale Demenz« möglich mit Verhaltensstörungen	Gedächtnisstörungen im Verlauf, variabel	vaskuläre Demenz möglich
L-Dopa-Wirkung	gut bis sehr gut	zu Beginn gut bei MSA-P, gering bei MSA-C	meist gering oder fehlend	fehlend L-Dopa kann die Myoklonien sogar verschlechtern	möglich, aber meist nicht dauerhaft

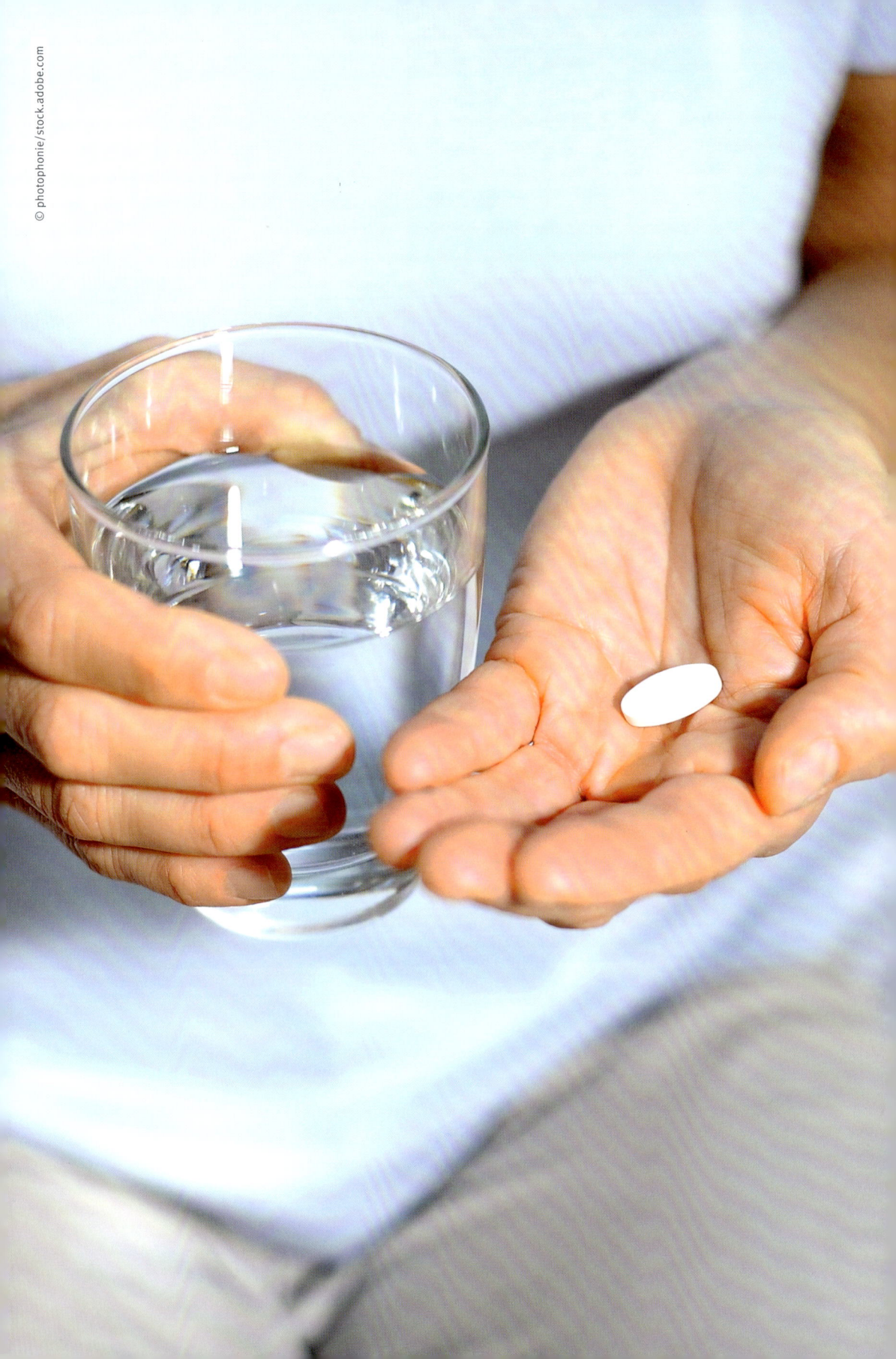

Parkinson:
die Behandlung

—5—
ES GIBT GUT WIRKSAME MEDIKAMENTE

Claudia Trenkwalder

Die Diagnose einer Parkinson-Krankheit ist meistens ein Prozess, der sich über Wochen oder Monate hinzieht, von den ersten Beschwerden bis zur Gewissheit der Diagnose. Wenn sich über eine längere Zeit der Verdacht bei der betroffenen Person und vielleicht den näheren Angehörigen langsam erhärtet, ist dies eine vorbereitende Zeit und eine Möglichkeit, um mit der endgültigen Gewissheit einer chronischen Erkrankung besser umzugehen. Dennoch ist eine definitive Diagnose einer Parkinson-Krankheit immer eine schwerwiegende Mitteilung, da den meisten Betroffenen klar ist, dass diese chronische Erkrankung ihr Leben in vielfältiger Weise verändern wird und die Erkrankung derzeit nicht heilbar ist. Hinzu kommt die immer noch verbreitete Stigmatisierung der Erkrankung.

Und manchmal wird die betroffene Person auch unvorbereitet von der Diagnose überrascht. Möglicherweise war das bei Ihnen so: Ihr Arzt oder Ihre Ärztin hat bei einer ganz anderen Untersuchung die typischen Parkinson-Symptome bei Ihnen bemerkt, die Sie bisher nicht als solche wahrgenommen hatten. In so einem Fall kommt der Parkinson-Verdacht für Sie sehr überraschend. Dann wäre es hilfreich, wenn der Arzt oder die Ärztin Sie behutsam und wohlüberlegt darauf vorbereitet. Möglicherweise befinden Sie sich erst in einem frühen Stadium. Zu einer Aufklärung gehört auch, zu erwähnen, dass die Erkrankung vielfältige Ausprägungen und Variationen haben kann und dass keinesfalls die Symptome und der Verlauf so sein müssen wie zum Beispiel bei einem Nachbarn oder einem betroffenen Familienmitglied, das vielleicht im Rollstuhl sitzt.

In diesem ersten Gespräch sollte ebenfalls darüber aufgeklärt werden, dass die Erkrankung gut behandelbar ist und die Beschwerden auf eine Therapie mit Tabletten über viele Jahre gut ansprechen. Es sollte auch erwähnt werden, dass bei dem jetzigen Stand der Medizin zwar intensiv an einem besseren Verlauf oder gar einer Heilung der Erkrankung geforscht wird, aber bisher keine Therapie zur Verlaufsänderung verfügbar ist, dies sich aber in den nächsten Jahren ändern kann. Weiterhin sollte gleich zu Beginn darauf hingewiesen werden, dass die derzeit beste Beeinflussung des Verlaufs der Parkinson-Krankheit eine intensive Physiotherapie mit viel Sport und Bewegung darstellt. Dies kann die Plastizität des Gehirns fördern und sowohl die Bewegungssymptome als auch den Verlauf möglicherweise verbessern.

Je nach Alter und Lebensumständen sollte auch die berufliche und familiäre Situation diskutiert werden, ebenso die Möglichkeit, sich in Selbsthilfegruppen auszutauschen.

Wem sollte die Diagnose mitgeteilt werden?

Eine wichtige Frage zu Beginn ist häufig: Wem soll ich die Diagnose mitteilen? Der Ehepartner bzw. die Ehepartnerin wird meist selbstverständlich einbezogen, aber vielleicht fragen Sie sich, wen aus der Familie Sie ansonsten informieren wollen. Müssen es alle Freunde und Verwandte wissen? Sollen die erwachsenen Kinder, die gar nicht mehr im Haus leben und eigene Sorgen haben, von der Diagnose erfahren?

Hier gibt es keine richtigen und falschen Antworten. Wenn Sie unschlüssig sind, mit wem Sie darüber sprechen wollen, kann eine entsprechende Beratung hilfreich sein. Aus unserer Erfahrung können wir sagen, dass es für alle Beteiligten am einfachsten ist, wenn mit der Krankheit offen umgegangen wird. Es ist dringend anzuraten, dass zumindest die Familienangehörigen, die im gleichen Haushalt leben, auch von der Erkrankung wissen, da viele Lebenssituationen dadurch beeinflusst werden. Urlaube und Reisen, aber auch Sportarten und Autofahren können beeinträchtigt sein. Das bedeutet nicht, dass man mit der Parkinson-Krankheit nicht Auto fahren kann, aber es kann im Laufe der Erkrankung oder je nach Symptomen zu deutlichen Einschränkungen kommen, die oft schwer akzeptiert werden, bis hin zur Fahruntauglichkeit.

Eine besondere Beratung sollte bei jüngeren Personen erfolgen, die noch im Arbeitsleben stehen und entweder weiterarbeiten möchten oder eine Berentung anstreben. Hier sollte vor der Mitteilung der Diagnose am Arbeitsplatz eine Beratung durch einen kompetenten Sozialdienst erfolgen. Erfahrungsgemäß sind die Situationen am Arbeitsplatz sehr unterschiedlich und reichen von sehr hilfsbereiten und zugewandten Arbeitgebern bis zum Vorschlag einer frühen Kündigung. Für selbstständig Tätige ergeben sich die Nachteile des Arbeitsausfalles durch Krankheit, aber auch die Vorteile, sich die Arbeitszeit und -menge besser selbst einteilen zu können. Mehr dazu lesen Sie im Abschnitt Parkinson und Arbeitsleben (S. 152).

Im ärztlichen Gespräch ist es wichtig, Ihre Lebens- und Arbeitssituation zu schildern, damit eine optimale individuelle medikamentöse Therapie für Sie gefunden wird. Denn diese muss unbedingt mit einbeziehen, welche Fähigkeiten Sie zurzeit haben, die in absehbarer Zukunft erhalten bleiben sollten, z. B. in Berufen mit körperlicher Arbeit oder am Schreibtisch mit viel PC-Arbeit.

Es sollte deshalb gut überlegt sein, ob oder wann und wem man die Diagnose am Arbeitsplatz mitteilt. Verpflichtet ist dazu niemand, mit wenigen Ausnahmen: Eine Personenbeförderung ist mit der Parkinson-Diagnose laut Gesetz nicht vereinbar, eine Tätigkeit als Busfahrer, Straßenbahnfahrer etc. ist daher dann nicht mehr möglich. Dies trifft in den meisten Fällen auch auf das Fahren von LKWs zu. In diesen Fällen muss die Diagnose Parkinson-Krankheit dem Betriebsarzt mitgeteilt werden. Ebenso das Führen von Maschinen, die ein Gefährdungspotenzial darstellen, was im Einzelfall geklärt werden muss. Dies kann auch Maschinen im Alltag betreffen.

▼ Schematische Darstellung eines dopaminergen Neurons: Man sieht, wie der Botenstoff (Neurotransmitter) Dopamin in einer Nervenzelle gebildet wird und bei Bedarf (bei einem entsprechenden elektrischen Reiz) aus der sogenannten Synapse freigesetzt wird, um dann an der folgenden Nervenzelle an Dopaminrezeptoren anzudocken, damit der Reiz weitergeleitet wird. Die unterschiedlichen Parkinson-Medikamente wirken an verschiedenen Stellen dieses Prozesses.

Wann sollte die medikamentöse Therapie beginnen?

Der Zeitpunkt einer medikamentösen Therapie bei der Parkinson-Krankheit wird häufig diskutiert und hat sich über die Jahre geändert. Vor 10–20 Jahren war man der Ansicht, dass eine Behandlung der Parkinson-Krankheit mit dopaminergen Medikamenten nur dann erfolgen sollte, wenn ausreichend Symptome vorhanden sind, die die betroffene Person deutlich beeinträchtigen oder gar behindern.

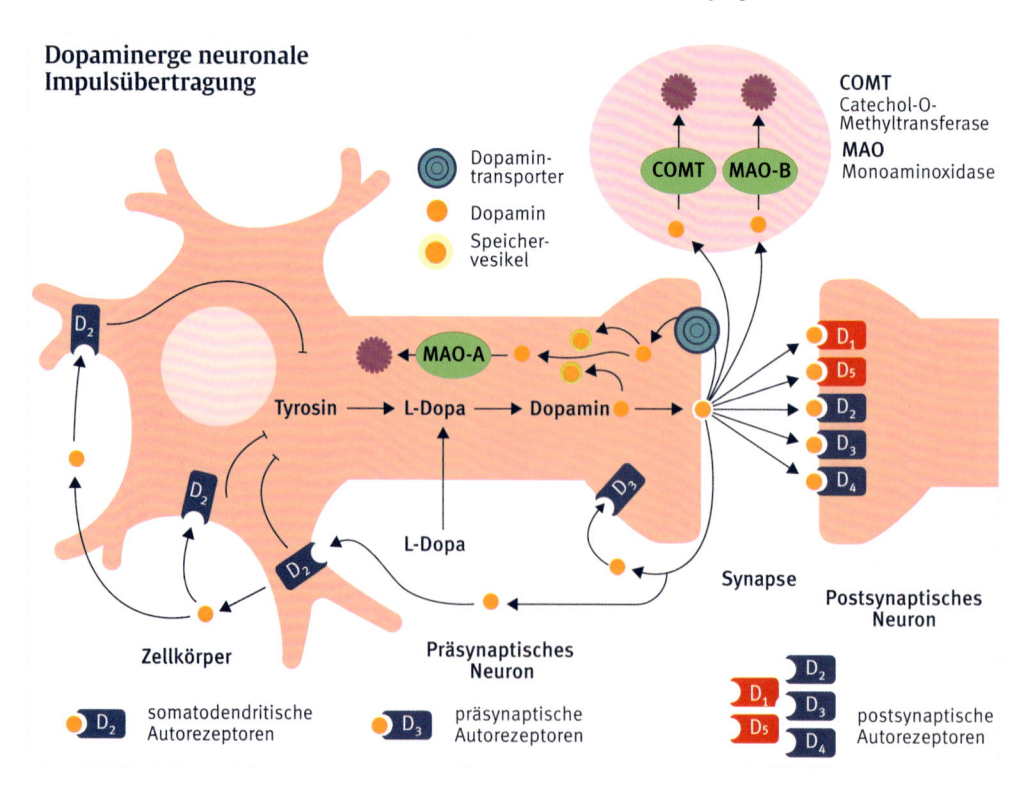

Diese Strategie hat sich geändert, da wir wissen, dass die dopaminerge Therapie die Lebensqualität deutlich verbessert; und es gibt keinen Grund, diese verbesserte Lebensqualität den Betroffenen vorzuenthalten. Die fälschliche Meinung, dass die L-Dopa-Tabletten nach einigen Jahren nicht mehr wirken würden, ist leider immer noch im Internet verbreitet. L-Dopa wirkt immer auf die Symptome, die es verbessern kann, wie die Unbeweglichkeit, die Steifigkeit und zu großen Teilen auch das Zittern; dies sind aber nicht alle Beschwerden der Erkrankung.

Gemeint ist häufig, dass der Beginn mit einer alleinigen Gabe von einer hohen Dosis von Levodopa bereits frühe Nebenwirkungen wie Überbewegungen (Dyskinesien) auslösen kann. Leider ist das Auftreten von Dyskinesien nicht allein von der Levodopa-Dosis abhängig, sondern vielmehr vom Prozess des Fortschreitens der Parkinson-Krankheit im Gehirn und der Empfindlichkeit der Dopaminbindungsstellen (Dopaminrezeptoren) im Gehirn sowie dem Abbau (Degeneration) der dopaminspeichernden Neurone in der Substantia nigra, den wir derzeit noch nicht aufhalten können.

Bei der Parkinson-Krankheit gehen mit Fortschreiten der Erkrankung immer mehr Nervenzellen in bestimmten Hirngebieten zu Grunde, vor allem in der Substantia nigra (schwarze Substanz). Damit wird die hirneigene Dopaminproduktion immer geringer und das Gehirn ist darauf angewiesen, Dopamin in Form von Levodopa von außen als Medikament zu erhalten.

Manche Menschen möchten so wenig wie möglich Medikamente einnehmen und den Beginn der medikamentösen Therapie so weit wie möglich hinauszögern. Oft kann durch intensive sportliche Betätigung ein Teil der Bewegungsstörungen gut ausgeglichen werden. Es ist jedoch ratsam, mit dem Neurologen oder der Neurologin gemeinsam die Symptome zu besprechen, die besonders störend sind, und zu klären, ob diese durch eine dopaminerge Therapie ausgeglichen werden können. Es muss weiterhin klar sein, dass man auch durch eine Verzögerung der Behandlung keine Veränderung des Verlaufes erreichen kann. Wichtig ist auch, dass Symptome, die mit Risiken einhergehen, z.B. Gangstörungen, behandelt werden sollten, um Stürzen vorzubeugen. Das Zittern (der Tremor) wird meist als besonders störend empfunden und ist sozial behindernd, da er in der Öffentlichkeit durch die Aufregung noch stärker vorhanden ist und beim Essen hinderlich ist. Letztendlich ist ein geringer Ruhetremor aber harmlos – dennoch häufig aus sozialen Gründen eine Indikation, die Therapie zu beginnen.

Medikamentöse Therapie: leitliniengerecht und individuell

Wenn Sie sich gemeinsam mit Ihrer Neurologin bzw. Ihrem Neurologen zum Beginn einer medikamentösen Therapie entschlossen haben, sollte diese nach den schon mehrfach erwähnten wissenschaftlich fundierten DGN-Leitlinien (S. 199) erfolgen. Diese sind im Internet frei zugänglich. Die spezifische Auswahl des Medikaments bzw. der Medikamentenkombination muss sich dann natürlich an Ihrer individuellen Situation orientieren.

Wenn Unbeweglichkeit, Schmerzen, Tremor oder auch depressive Verstimmungen Ihre Lebensqualität deutlich beeinträchtigen, sollte unbedingt mit einer medikamentösen Behandlung begonnen werden. Ein »Sparen der Medikamente« ist hier nicht sinnvoll, sondern kann zu einer weiteren Verschlechterung der Lebensqualität oder auch zunehmender Beeinträchtigung im Alltag oder im Berufsleben führen.

Die unterschiedlichen Ziele der Behandlung haben einen Einfluss auf die Wahl und die Kombination der Medikamente. Die neue Leitlinie spricht hier von personalisierter Medizin. In früheren Leitlinien hat man bei der Wahl der Medikamente oft unterschieden, ob der Patient jünger oder älter als 70 Jahre ist. Dies ist weitgehend verlassen, da hier das biologische Alter zählt, inwieweit Medikamente vertragen werden oder Nebenwirkungen verursachen.

Überprüfung und Anpassung im Verlauf

Im Verlauf der Erkrankung ist es je nach Stadium erforderlich, die Wirkung der Medikamen-

> **WISSEN**
>
> ## Stufen der medikamentösen Therapie
>
> — Die Diagnosestellung und die medikamentöse Ersteinstellung sollten möglichst bald nach dem Krankheitsbeginn erfolgen.
> — Eine Anpassung der medikamentösen Ersteinstellung ist meist nach 1–4 Jahren erforderlich.
> — Ein deutliches Nachlassen der Medikamentenwirkung mit Fluktuationen wird nach 5–10 Jahren beobachtet. Fluktuationen bedeutet, dass Phasen von Unbeweglichkeit und/oder unkontrollierbare Bewegungen auftreten.
> — Die Störungen des vegetativen Nervensystems, der Psyche und/oder des Gedächtnisses können zunehmen. Das Ausmaß dieser Störungen ist jedoch individuell sehr variabel. Diese Störungen können bereits bei Erkrankungsbeginn vorhanden sein.
> — Neben der Therapie der Parkinson-Krankheit ist die Behandlung von weiteren internistischen Erkrankungen erforderlich.

te und den Therapieplan zu überprüfen und gegebenenfalls die Medikamente neu zu dosieren. Diese Neueinstellungen sind entscheidend für den Krankheitsverlauf und die zukünftige Lebensqualität. Sie sollten von einem Neurologen bzw. einer Neurologin durchgeführt werden.

Zu Beginn einer medikamentösen Behandlung sollten sich Ihr Arzt bzw. Ihre Ärztin ausreichend Zeit nehmen, um die medikamentösen Therapiestrategien mit Ihnen zu besprechen. Die genauen Mechanismen, wie die Therapie möglicherweise wirkt und die einzelnen biochemischen und pharmakologischen (arzneimittelgebundenen) Prozesse, können in so einem Gespräch nicht im Detail erläutert werden. Aber es ist hilfreich, wenn die unterschiedlichen Prinzipien beschrieben werden und der Entscheidungsspielraum transparent wird. Es gibt immer die Möglichkeit, früh zu behandeln, möglichst alle behandelbaren Beschwerden zu verbessern oder länger zu warten und mehr Beschwerden in Kauf zu nehmen. Dabei ist es wichtig mitzuteilen, dass derzeit ausschließlich Medikamente eingesetzt werden, die die Beschwerden der Parkinson-Krankheit verbessern, jedoch nicht das Fortschreiten der Erkrankung beeinflussen können.

Manche Patient*innen stehen der Einnahme von Medikamenten skeptisch gegenüber und möchten sich erstmal auf krankengymnastische Behandlungen und Sport konzentrieren, bevor sie eine medikamentöse Therapie beginnen. Auch dies ist eine Möglichkeit, die Symptome lange Zeit verbessern kann.

Was empfehlen die DGN-Leitlinien?

Die DGN-Leitlinien sind die medizinisch-wissenschaftlichen Leitlinien der Deutschen Gesellschaft für Neurologie (DGN). Sie stellen systematisch entwickelte Hilfen für Ärzte und Ärztinnen zur Entscheidungsfindung in spezifischen Situationen dar. Leitlinien beruhen auf aktuellen wissenschaftlichen Erkenntnissen und in der Praxis bewährten Verfahren und sorgen für mehr Sicherheit in der Medizin, sollen aber auch ökonomische Aspekte berücksichtigen. Diese Leitlinien sind für Ärzte und Ärztinnen jedoch rechtlich nicht bindend; maßgeblich ist immer die medizinische Beurteilung des einzelnen Untersuchungs- bzw. Behandlungsfalls.

Das bedeutet, dass die Leitlinien einerseits auf wissenschaftlich erwiesenen Daten beruhen, aber auch mit Expert*innen und Behandelnden abgestimmte Therapieempfehlungen darstellen. Sie sind auf Deutschland bzw. den deutschen Sprachraum abgestimmt. Aus den medizinischen Leitlinien für Ärzt*innen sind auch zusammengefasste und für Patient*innen und Angehörige verständliche Patientenleitlinien entwickelt worden. Die folgenden Kapitel zur Therapie der Parkinson-Krankheit orientieren sich deshalb an den 2023 publizierten DGN-Leitlinien (S. 199). Diese wurden von Prof. Günter Höglinger und Prof. Claudia Trenkwalder koordiniert und von zahlreichen deutschen und österreichischen Neurolog*innen sowie weiteren Berufsgruppen verfasst.

Welche Substanzen stehen zur Verfügung?

L-Dopa oder Levodopa ist die Vorstufe von Dopamin, der Substanz, die im Gehirn wirksam ist. Es gibt aber auch noch andere Medikamente, die alle darauf abzielen, dem Dopaminmangel in der Substantia nigra entgegenzuwirken.

L-Dopa-/Levodopa-Präparate

L-Dopa gibt es gibt es als Tabletten oder Kapseln. Es ist immer mit einem zweiten Medikament kombiniert, das verhindert, dass Levodopa bereits im Blut abgebaut wird, bevor es überhaupt an seinen Zielort, das Gehirn, gelangt: Dopadecarboxylase-Hemmer (DDCH; Substanzname: Benserazid oder Carbidopa). 1973 kam erstmals ein Medikament dieser Kombination in der Schweiz auf den Markt (Handelsname: Madopar).

Im Gehirn wird Levodopa in spezifischen Nervenzellen zu der aktiv wirksamen Form Dopamin umgewandelt und gelangt über eine Freisetzung und ein Dopamintransporter-Protein zu den Nervenendigungen, wo es gebraucht wird. Es wird im gesunden Gehirn dann freigesetzt, wenn erforderlich. Bei zu geringem Speicher von Dopamin in der Substantia nigra kann dann direkt durch die Einnahme von L-Dopa ein Großteil der motorischen Symptome der Parkinson-Erkrankung wieder ausgeglichen werden. Dies betrifft die Unbeweglichkeit tagsüber und nachts, Steifheit, Zittern, durch Steifheit bedingte Schmerzen und verlangsamtes Gehen. Levodopa wirkt meist sehr schnell, d.h. ca. 20–30 Minuten nach Einnahme. Die lösliche Form des Levodopas, sogenannte Kautabletten oder in Wasser lösliche Levodopa-Tabletten, wirken oft noch schneller.

MÖGLICHE NEBENWIRKUNGEN: Das Medikament kann jedoch bei einigen Patient*innen auch unerwünschte Begleiterscheinungen auslösen. Diese sind zu Beginn der Therapie oft Übelkeit, Verstopfung und ein leichtes Schwindelgefühl bei höherer Dosierung. Bei manchen Patient*innen kann Levodopa auch zu Müdigkeit führen. Diese Nebenwirkungen können meist durch eine schrittweise Anpassung der Dosis vermieden werden. Laut DGN-Leitlinie gibt es keinen Unterschied, welcher DDCH in einer Levodopa Tablette enthalten ist: entweder Benserazid oder Carbidopa, beide sind gleich wirksam.

MIT ABSTAND ZU MAHLZEITEN EINNEHMEN: Levodopa soll nicht gemeinsam mit dem Essen eingenommen werden! Denn es wird nicht gut aus dem oberen Teil des Dünndarms aufgenommen (resorbiert), wenn gleichzeitig auch Eiweiß (selbst wenig Eiweiß genügt) aus der Nahrung vorhanden ist. Deshalb sollte Levodopa immer mindestens 30 Minuten vor dem

Essen oder 60 Minuten oder länger nach dem Essen eingenommen werden. Ansonsten kann die Tablette völlig unwirksam bleiben. Eine eiweißarme Diät ist nicht sinnvoll, da Parkinson-Patient*innen Eiweiß dringend zum Muskelaufbau benötigen und Eiweiß nie ganz vermieden werden kann. Der Abstand der Mahlzeiten zur Medikamenteneinnahme ist vielmehr die wichtigste Regel bei der Levodopa-Einnahme.

MEHRFACHE EINNAHME AM TAG: Levodopa mit DDCH sollte mehrfach pro Tag eingenommen werden, da es nur über wenige Stunden wirkt und bald abgebaut wird. Im Frühstadium der Parkinson-Krankheit jedoch wird es in Nervenzellen des Gehirns gespeichert, und es genügt eine 2- oder 3-malige Gabe pro Tag. Bei längerer Dauer der Erkrankung treten sogenannte Wearing-off-Symptome auf, d. h., der Betroffene spürt, dass die Wirkung des Medikaments zu Ende geht, z. B. nach 3–4 Stunden, und dass eine erneute Einnahme erforderlich ist, um seine Unbeweglichkeit oder den Tremor zu verbessern.

RETARDIERTES LEVODOPA NUR ZUR NACHT NEHMEN: Eine Gabe von retardiertem Levodopa ist nicht geeignet, dieses Problem zu lösen, da auch hier eine Wechselwirkung mit der Nahrung noch in viel größerem Maße besteht. Deshalb sollen laut DGN-Leitlinie »retardierte Darreichungsformen von Levodopa mit Decarboxylase-Hemmer Benserazid oder Carbidopa nicht zur Therapie von Patienten mit der Parkinson-Krankheit während der Wachzeit verwendet werden, sondern nur zur Behandlung der Parkinson-Symptome während der Nachtzeit«.

WARUM ES IM VERLAUF ZU FLUKTUATIONEN KOMMEN KANN: Über die Jahre ändert sich die Wirkung und Empfindlichkeit von Levodopa auf die Symptome, ebenso die Dauer der einzelnen Tabletten-Wirkung.

Die Gründe hierfür sind, dass einerseits die Bindungsstellen für Dopamin im Laufe der Jahre immer empfindlicher werden und bereits geringe Dosierungen von Levodopa zu ausgeprägten Wirkungen führen. Gleichzeitig nimmt die Speicherfähigkeit des Gehirns für Levodopa ab, sodass der Blutspiegel des Medikaments, der durch die Tabletteneinnahme jeweils schwankt, auch gleichzeitig den im Gehirn wirksamen Spiegel von Levodopa darstellt. Durch diese Schwankungen und durch die Empfindlichkeit der Dopamin-Bindungsstellen kommt es zum »Auf und Ab« oder zu den »On-off-Schwankungen« (Fluktuationen). Dies bedeutet, dass die Person für 1–2 Stunden sehr gut beweglich ist, aber auch bei voller Wirksamkeit des Medikaments unwillkürliche Überbewegungen (Dyskinesien) aufweisen kann. Dann kann die Person wieder in eine plötzliche Unbeweglichkeit und Starre verfallen. Diese Schwankungen können mehrfach am Tag auftreten und sind abhängig von der Tabletteneinnahme. Sie können die Lebensqualität der betroffenen Person deutlich beeinträchtigen.

Es ist jedoch falsch anzunehmen, dass Levodopa nach einigen Jahren unwirksam ist. Falls eine klassische Parkinson-Krankheit vorliegt, bewirkt Levodopa immer eine Zunahme der Beweglichkeit, wenn es in der richtigen Dosis verabreicht wird. Im fortgeschrittenen Stadium der Erkrankung gilt bei manchen Patient*innen, dass die Dosis auf viele kleine Dosierungen reduziert werden muss, da eine hohe Empfindlichkeit für Levodopa besteht.

SO NIEDRIG WIE MÖGLICH, ABER SO HOCH WIE NÖTIG DOSIEREN: Um derartige Spätkomplikationen so weit wie möglich hinauszuzögern und so gering wie möglich zu halten, sollte Levodopa gerade zu Beginn der Erkrankung niedrig dosiert werden. Es darf aber keinesfalls die Situation entstehen, dass ein Patient bzw. eine Patientin über lange Zeit unbeweglich und eingeschränkt ist, nur um Levodopa zu »sparen«. Eine verminderte Beweglichkeit kann oft nicht mehr aufgeholt werden, wenn sie bereits zu Steifheiten im Bereich der Wirbelsäule oder der Feinmotorik geführt hat.

Gerade bei jüngeren Patient*innen wird man versuchen, die Nebenwirkungen des L-Dopas hinauszuzögern und möglichst früh eine Kombinationstherapie anstreben. Diese kann zusätzlich mit MAO-B-Hemmern, Dopaminagonisten oder einer Kombination aus beiden erfolgen. Hierbei wird je nach Verträglichkeit entschieden. Dies entspricht auch der Empfehlung der DGN-Leitlinie.

Dopaminagonisten

Dopaminagonisten werden chemisch in Ergot-Dopaminagonisten und Non-Ergot-Dopaminagonisten eingeteilt, die die Struktur der Medikamente beschreiben.
— Zu den Ergot-Dopaminagonisten, die man bereits in den frühen 1980er-Jahren angewandt hat, gehören Bromocriptin, später Cabergolin, Pergolid, Dihydroergocryptin und teilweise auch Lisurid.
— Vertreter der Non-Ergot-Dopaminagonisten sind Pramipexol, Ropinirol, Rotigotin-Pflaster und Piripedil.
— Apomorphin steht zur subkutanen Injektion (unter die Haut) und als sublingualer (»unter die Zunge zu legender«) Film zur Verfügung und ist kein Ergot-Präparat.

Diese Einteilung in Ergot- und Nicht-Ergot-Agonisten ist deshalb wichtig, weil in den letzten Jahren gezeigt wurde, dass die Ergot-Dopaminagonisten zu zahlreichen Nebenwirkungen führen können, die auf individuell arzneimittel-allergischen Reaktionen beruhen, und zu einer vermehrten Verdickung der Herzklappen (Herzklappenfibrosen) führen können.

Derzeit werden Ergot-Dopaminagonisten nicht mehr von den DGN-Leitlinien bei der Parkinson-Krankheit empfohlen.

Dopaminagonisten sind Medikamente, die ähnlich wie der Botenstoff Dopamin wirken und sich im Gehirn an die Bindungsstellen der dopaminergen Nervenzellen (Dopaminrezeptoren) anlagern. Sie sind ähnlich gut wirksam wie L-Dopa, haben jedoch auch noch andere Aufgaben, ein breiteres Spektrum und sind manchmal weniger spezifisch wirksam auf motorische Symptome. Sie können ebenfalls in Tablettenform eingenommen werden. Dopaminagonisten können jedoch L-Dopa nicht bei allen Patient*innen vollständig ersetzen.

MÖGLICHE NEBENWIRKUNGEN: Zu Beginn der Einnahme können ähnlich wie bei der Gabe von L-Dopa Übelkeit, manchmal auch Kreislaufstörungen mit niedrigem Blutdruck und Verdauungsstörungen auftreten. Diese Nebenwirkungen sind meistens ausgeprägter als bei Einnahme von L-Dopa, deshalb muss die Einnahme vorsichtig und in niedriger Dosierung begonnen werden. Es sollte eine langsame Aufdosierungsphase im ambulanten Bereich von einigen Wochen eingeplant werden, um eine gute Verträglichkeit zu erreichen. Dadurch können die Nebenwirkungen meistens vermieden werden. Falls dennoch Übelkeit auftritt, kann kurzzeitig zusätzlich eine Substanz wie Domperidon, ein Medikament gegen Übelkeit und Reisekrankheit, verabreicht werden, um sie zu unterdrücken. Das weit verbreitete Metoclopramid darf bei Parkinson gegen Übelkeit nicht eingenommen werden.

EINNAHME: Dopaminagonisten bewirken ebenfalls wie L-Dopa eine Verbesserung der Beweglichkeit, der Muskelsteifheit (Rigor), des Gangbildes und des Tremors. Auch die Stimmung bessert sich häufig unter Dopaminagonisten sehr gut. Spätkomplikationen wie Wirkungsschwankungen treten im Vergleich zu L-Dopa seltener oder später auf. Dies ist vor allem für jüngere Patient*innen wichtig. Dopaminagonisten wirken länger dauernd, d. h., bei den neueren Dopaminagonisten – Retardpräparaten – ist es sogar möglich, nur einmal am Tag eine Tablette einzunehmen, die dann für fast 24 Stunden wirkt, bei den meisten Präparaten aber nur 12 bis maximal 16 Stunden. Die gleichmäßige und lange Wirkdauer scheint besonders vorteilhaft zu sein.

IMPULSKONTROLLSTÖRUNGEN ALS SPEZIELLE NEBENWIRKUNG: In letzter Zeit wurde einer speziellen Nebenwirkung von Dopaminagonisten mehr Bedeutung zugemessen und diese besser erkannt: Es können unter Dopaminagonisten Impulskontrollstörungen auftreten. Dies sind psychische Nebenwirkungen, die zu Verhaltensänderungen führen. Sie können ein gesteigertes Sexualbedürfnis, einen vermehrten Spieltrieb, aber auch eine Kaufsucht oder ein gesteigertes Essbedürfnis umfassen. Viele Patient*innen, die diese Nebenwirkung bemerken, zeigten schon vor Beginn der Therapie manchmal ähnliche Symptome.

Es ist wichtig, dass die betroffene Person und ihre Angehörigen vor Beginn einer Therapie auf das mögliche Auftreten dieser Nebenwirkung hingewiesen werden. Falls Sie erste Anzeichen dieser Eigenschaften bemerken, sollten Sie umgehend den Arzt bzw. die Ärztin verständigen. Diese Nebenwirkungen treten vor allem bei jüngeren männlichen Parkinson-Patienten auf, die häufig auch eine hohe Risikobereitschaft haben, also riskante Sportarten betreiben oder das Abenteuer suchen. Die Verhaltensänderungen nehmen meist bei höherer Dosis zu und können zu schweren Störungen auch innerhalb der Familie führen. Manche Patienten haben durch eine Spielsucht oder Kaufsucht das Eigenheim verloren und sind völlig mittellos geworden. Ein vermehrter Sexualtrieb wird oft nicht als Nebenwirkung des Dopaminagonisten erkannt und hat zur Zerstörung von Partnerschaften geführt, wenn dies nicht rechtzeitig offen angesprochen und folglich das Medikament abgesetzt wurde.

HALLUZINATIONEN UND PSYCHOSEN: Neben den Impulskontrollstörungen sind auch Halluzinationen und Psychosen unter Dopaminagonisten (S. 36) eine leider häufige Nebenwirkung in höherer Dosierung und bei älteren Patient*innen.

MAO-B-Hemmer

Als MAO-B-Hemmer werden Selegilin und Rasagalin bezeichnet, da sie den Abbau von Dopamin durch ein Enzym namens Monoaminoxidase-B (MAO-B) hemmen. Dadurch wird einerseits das körpereigene Dopamin länger wirksam, da es weniger schnell abgebaut wird, zum anderen wird die Wirkung von zugeführtem L-Dopa gering verstärkt. Dadurch kann auch ohne gleichzeitige L-Dopa-Einnahme oft schon eine leichte Besserung der Parkinson-typischen Beschwerden in der Frühphase der Erkrankung erreicht werden. MAO-B-Hemmer verbessern in Kombination mit L-Dopa fast alle Hauptsymptome der Parkinson-Krankheit, insbesondere die Bradykinese, also Verlangsamung der Bewegungen, aber oft auch das Zittern. MAO-B-Hemmer werden meistens von den Patient*innen gut vertragen. Sie müssen nur einmal täglich eingenommen werden, da sie eine lange Halbwertszeit und damit Wirkdauer besitzen. Nebenwirkungen wie leichte Übererregbarkeit oder Schlafstörungen treten nur in Ausnahmefällen auf. In seltenen Fällen kann es aber auch hier zur Verwirrtheit und Unruhezuständen kommen.

In einer großen Studie wurde vor einigen Jahren vermutet, dass durch die Behandlung mit Rasagilin eine Verbesserung des Verlaufs der Parkinson-Krankheit innerhalb von 2 Jahren erreicht werden kann. Diese »krankheitsmodifizierende oder neuroprotektive Wirkung« hat sich langfristig nicht bestätigt. Bei Rasagilin ist also von einer symptomatischen, d.h. nur die Symptome verbessernden Wirkung auszugehen, ähnlich wie bei allen anderen Parkinson-Therapeutika auch.

Eine weitere Substanz mit teilweise MAO-B-hemmender Wirkung ist Safinamid. Dieses Medikament kann in niedriger Dosierung zur Verbesserung der Unbeweglichkeit eingesetzt werden, in höherer Dosierung auch gegen Überbewegungen verabreicht werden, da es auch eine NMDA-Rezeptor antagonistische Wirkung besitzt. Die Nebenwirkungen entsprechen dabei am ehesten jenen, die bei der Einnahme von Amantadin auftreten (Halluzinationen und Psychose). Safinamid darf nur in Kombination mit Levodopa verabreicht werden.

Welche Medikamente werden für die Frühphase empfohlen?

Laut DGN-Leitlinien kann je nach individuellem Bedarf eine Behandlung der Parkinson-Krankheit mit entweder einem Dopaminagonisten, L-Dopa oder einem MAO-B-Hemmer begonnen werden. Welche Therapie für die einzelne Person die geeignetste ist, sollte nach Alter, weiteren Erkrankungen, den bestehenden Symptomen und vor allem auch der Verträglichkeit entschieden werden. Es sollte zunächst mit einer Substanz begonnen werden und dann nach einigen Wochen eine Kombinationstherapie erfolgen, falls die Wirkung eines Medikamentes nicht ausreichend ist. Meist wird mit einem Dopaminagonisten oder einem MAO-B-Hemmer begonnen und dann wird L-Dopa hinzugegeben. Bei älteren Patient*innen mit vielen Begleiterkrankungen, z.B. Herz-Kreislauf-Erkrankungen oder der Notwendigkeit, weitere Medikamente einzunehmen, ist es aber günstiger, nur L-Dopa zu geben.

Bei Verträglichkeitsproblemen kann auch von einem Dopaminagonisten auf einen weiteren gewechselt werden. Wichtig ist, die Behandlung mit einem Dopaminagonisten mit der geringsten Dosierung zu beginnen. Die folgenden Tipps sind nicht alle durch randomisierte Studien belegt, sondern basieren teilweise auf nicht-verblindeten Studien oder sind Erfahrungswerte der Autorin.

PRAMIPEXOL: Bei Patient*innen mit überwiegend Tremor wird häufig Pramipexol empfohlen wegen der schnellen Anflutung und hohen Wirksamkeit. Höhere Dosierungen von Pramipexol können auch eine wach machende Wirkung haben, die zur Schlaflosigkeit führt.

ROPINIROL: Bei ausgeprägtem Rigor kann Ropinirol von Vorteil sein, weil es eine breite Aufdosierungsmöglichkeit hat und das Originalpräparat in seiner Retardwirkung eine fast 24-Stunden-Wirkung aufzeigt.

ROTIGOTIN-PFLASTER ist besonders geeignet, wenn niedrige Dosierungen gefragt sind und das Risiko von Nebenwirkungen wie Blutdruckregulationsstörungen, Halluzinationen oder Impulskontrollstörungen gering sein und nächtliche Schlafstörungen behandelt werden sollen. Nachteil ist die allergische Hautreaktion auf die Substanz, die bei einigen Patient*innen eintreten kann und zum Absetzen des Pflasters führen muss.

DIHYDROERGOCRYPTIN: Patient*innen, die ein überwiegendes Verträglichkeitsproblem von Dopaminagonisten haben oder Wassereinlagerungen in Form von Beinödemen erlitten haben, sind vielleicht mit Dihydroergocryptin am besten behandelt. Auch bei diesem Präparat besteht eine Langzeitwirkung über den Tag, auch wenn mehrere Tabletten pro Tag eingenommen werden. Hier ist insbesondere darauf zu achten, dass es Tage bis 1–2 Wochen dauert, bis sich bei Eindosierung eine Wirkung zeigt. Ebenso lange dauert es, bis nach Absetzen des Medikaments die Wirkung wieder vollständig abklingt.

Im Verlauf sind weitere Substanzen zur Kombinationstherapie möglich

AMANTADIN: Ein bereits sehr lange auf dem Markt befindliches Medikament zur Parkinson-Therapie ist Amantadin, dessen Wirkweise bis heute noch nicht vollständig geklärt ist. Es beeinflusst über das sogenannte Glutamatsystem als NMDA-Rezeptor-Antagonist das Zusammenspiel von Dopamin und weiteren Nervenüberträgerstoffen (Neurotransmitter) in bestimmten Gehirnarealen zur Feinsteuerung der Bewegung und verbessert damit die Beweglichkeit. Amantadin eignet sich zwar grundsätzlich für die Behandlung der Hauptsymptome von Parkinson, aber die Wirkung ist schwächer als die von L-Dopa oder von Dopaminagonisten. Bei einigen Patient*innen kann jedoch durch Amantadin additiv eine deutliche Verbesserung der Beweglichkeit, insbesondere der Akinese, erreicht werden. Insbesondere soll Amantadin nach den DGN-Leitlinien dann gegeben werden, wenn bereits Wirkfluktuationen und Dyskinesien (Überbewegungen) auftreten. Diese werden durch Amantadin reduziert. Amantadin wird also nicht in der Frühphase, sondern erst später im Krankheitsverlauf eingesetzt.

Amantadin sollte mehrfach am Tag, jedoch möglichst nur bis zum frühen Nachmittag eingenommen werden, da es auch Schlafstörungen hervorrufen kann. Bei älteren und multimorbiden Patient*innen muss Amantadin mit besonderer Vorsicht gegeben werden, da es Halluzinationen und Psychosen hervorrufen kann, außerdem muss wegen möglicher Herzrhythmusstörungen regelmäßig das EKG kontrolliert werden. Ursache dieser sind im EKG auftretende QT-Zeit-Verlängerungen. Weiterhin kann es Ödeme durch Wassereinlagerungen geben und Störungen beim Wasserlassen bis zum Harnverhalt. Gelegentlich kann es zu einer blau-rötlichen Hautverfärbung (Marmormuster) der Haut kommen, die jedoch harmlos ist.

BUDIPIN wirkt ebenfalls über die Hemmung des Botenstoffs Glutamat. Es wirkt ähnlich wie Amantadin und Anticholinergika. Wegen der ausgeprägten kardialen Nebenwirkungen wird Budipin nicht mehr von der DGN-Leitlinie empfohlen und ist auch in Deutschland weitgehend nicht mehr erhältlich.

COMT-Hemmer

COMT-Hemmer wirken ähnlich wie MAO-B-Hemmer, nämlich durch die Hemmung eines Enzyms, das im Körper L-Dopa und Dopamin abbaut. Dieses Enzym heißt Catechol-O-Methyl-Transferase (COMT). Wird dieses Enzym gehemmt und dadurch weniger L-Dopa im Körper abgebaut, gelangt mehr L-Dopa ins Gehirn und kann dort länger und in teilweise höherer Konzentration wirken. COMT-Hemmer führen zu einer bis zu 30% verstärkten Wirkung des verabreichten L-Dopa und sind zugelassen zur Anwendung bei Parkinson-Patient*innen mit Wirkungsschwankungen. Die meisten Patient*innen vertragen die Substanzen gut.

Es gibt mittlerweile drei unterschiedliche Präparate: Entacapon und Opicapon wirken nur im Blut außerhalb des Gehirns, Tolcapon wirkt sowohl im Blut als auch im Gehirn und hat damit auch eine zentralnervöse Wirkung. Vereinzelt kann durch die Gabe von COMT-Hemmern ein ausgeprägter Durchfall auftreten, dies ist insbesondere bei Entacapon der Fall und wird als immunologisch allergische Reaktion interpretiert, das Präparat muss dann umgehend abgesetzt werden. Alle Patient*innen müssen auf diese Nebenwirkung hingewiesen werden, da die Hausärzte, an die sich die Patient*innen mit Durchfällen wenden, diese Problematik oft nicht kennen.

ENTACAPON muss jeweils zu der Einnahme eines L-Dopa-Präparates kombiniert werden und damit mehrfach am Tag eingenommen werden (maximal 7 Tabletten), da das Präparat nur eine kurze Wirkdauer besitzt.

OPICAPON: Bei der Therapie mit Opicapon genügt eine einmal tägliche Einnahme, meist am Abend nach der letzten regulären L-Dopa-Tablette. Opicapon besitzt eine 24-Stunden-Wirkung und ist damit sowohl tagsüber als auch nachts wirksam, wodurch Schlafstörungen, die auf einer Unbeweglichkeit beruhen, deutlich gebessert werden.

TOLCAPON ist als Besonderheit sowohl im Blut als auch im Gehirn wirksam und hat eine sehr gute Wirkung, jedoch auch mit die meisten Nebenwirkungen, da es gehirngängig ist und damit auch mehr Psychosen oder Verwirrtheit auslösen kann. Wegen der Unverträglichkeit von Tolcapon bei einigen Patient*innen bezüglich des Leberstoffwechsels muss bei Einnahme dieses Präparat eine regelmäßige Kontrolle der Leberwerte erfolgen. Es wird daher erst dann eingesetzt, wenn Entacapon und Opicapon nicht vertragen werden oder nicht ausreichend wirksam sind.

PRAKTISCHES MANAGEMENT VON COMT-HEMMERN: Neben Entacapon kann jetzt auch Opicapon bei beginnenden Fluktuationen der Beweglichkeit verabreicht werden, welches bei einmal täglicher Anwendung und einer guten Verfügbarkeit und Wirksamkeit der L-Dopa-Verstärkung eine echte Alternative darstellt. Nebenwirkungen wie Durchfälle treten deutlich seltener auf als unter Entacapon. Es ist jedoch zu beachten, dass die vollständige Wirkung nicht sofort nach der ersten Einnahme eintritt, sondern nach einigen Tagen und bei starker Wirkung auch zu Nebenwirkungen wie vermehrten Überbewegungen oder Halluzinationen führen kann.

Die Dosis von L-Dopa sollte bei der zusätzlichen Gabe von COMT-Hemmern jeweils angepasst werden, d.h. reduziert werden um ca. 30% – außer wenn die L-Dopa-Dosis als zu gering befunden wurde und ansonsten erhöht werden müsste.

COMT-Hemmer müssen immer zusammen mit L-Dopa eingenommen werden, da sie nur auf das zugeführte L-Dopa eine Wirkungsverstärkung ausüben. Eine alleinige Einnahme nur eines COMT-Hemmers führt zu keiner Wirkung bei der Parkinson-Krankheit.

Anticholinergika

Anticholinergika gehören zu den ältesten wirksamen Medikamenten in der Behandlung von Parkinson. Sie werden heutzutage nach der DGN-Leitlinie nur noch in Ausnahmefällen eingesetzt:
— »Anticholinergika sollen aufgrund eines im Vergleich zu Therapie-Alternativen ungünstigen Nutzen-Risiko-Profils nicht als Antiparkinsonmittel eingesetzt werden.
— Nur noch in absoluten Ausnahmefällen kann ein Einsatz bei Tremor erwogen werden.«

Der einseitige Ruhetremor kann bei manchen Patient*innen das sehr störende Hauptsymptom der Erkrankung sein und kann durch dopaminerge Medikamente oft nur unzureichend behandelt werden.

Durch Anticholinergika (Substanzen: Biperiden, Bornapirin, Metixen, Trihexyphenidyl) können oft schnelle Verbesserungen des Tremors erreicht werden, falls dies notwendig sein sollte. Eine langfristige stabile Kontrolle der Beweglichkeitssymptome sollte dabei unbedingt angestrebt, aber möglichst durch andere Substanzen erreicht werden. Obwohl Anticholinergika auch die anderen Symptome der Parkinson-Krankheit verbessern können, sollten sie dafür nicht mehr eingesetzt werden. Anticholinergika können Mundtrockenheit, Verdauungsbeschwerden, aber insbesondere auch Einschränkungen des Denkens und Gedächtnisses sowie Störungen beim Wasserlassen verursachen. Bei älteren Patient*innen kann es deshalb zu Verwirrtheit, Trugbildern (Halluzinationen) oder Gedächtnisstörungen kommen. Anticholinergika sollten deshalb nur in geringen Dosierungen und bei jüngeren Patient*innen vorübergehend gegeben werden, jedoch nur in Ausnahmefällen bei den Über-65-Jährigen.

Wann kann eine Medikamenten-Pumpe sinnvoll sein?

Derzeit sind im deutschen Gesundheitssystem vier verschiedene Medikamenten-Pumpen zugelassen:
— die subkutane Apomorphin-Pumpe
— die intrajejunal applizierte Pumpe mit Levodopa-Carbidopa-Gel (LCIG)
— die intrajejunal applizierte Pumpe mit Levodopa-Entacapon-Carbidopa-Gel (LECIG)
— die subkutane Foslevodopa/Foscarbidopa-Infusion-Pumpe (CSFLI)

Alle Pumpen sind für die Behandlung von motorischen Fluktuationen zugelassen, die nicht mehr ausreichend mit Tabletten behandelt werden können. Dabei gibt es Unterschiede, welche Pumpe für welchen Patienten bzw. welche Patientin geeignet ist.

DIE APOMORPHIN-PUMPE IST NUR GEEIGNET, wenn die betroffene Person entweder ausprobiert hat, ob sie Apomorphin verträgt, oder wenn auch andere Dopaminagonisten in Tablettenform vertragen werden und derzeit keine Halluzinationen, Verwirrtheit oder Störungen des Denkens vorhanden sind. Andererseits kann eine Apomorphin-Pumpe auch kurzfristig eingesetzt werden, da nur jeden Tag eine Injektionsnadel unter die Haut (subkutan) eingesetzt wird, über die das Apomorphin dann tagsüber in niedriger Dosis erstmals appliziert wird. Dann kann beobachtet werden, ob die Substanz Apomorphin vertragen wird und ob die gewünschte Wirkung einsetzt und die Unbeweglichkeit verbessert wird. Ein täglich neu subkutan applizierter Katheter, der mit einer Medikamentenpumpe verbunden ist, pumpt täglich ca. 16 Stunden, selten auch über 24 Stunden, Apomorphin unter die Haut.

DIE LCIG-PUMPE ist mit einer Sonde verbunden, die im Rahmen einer Magenspiegelung in den oberen Dünndarm eingesetzt und letztendlich mit einem kurzen Schlauch durch die Bauchwand geführt wird. Sie wird vor allem eingesetzt, wenn andere Medikamente als Levodopa bereits zu Nebenwirkungen geführt haben oder eine Tiefe Hirnstimulation nicht oder nicht mehr infrage kommt. Die Patient*innen sind häufig älter und können auch psychische Nebenwirkungen durch eine Behandlung mit Parkinson-Medikamenten entwickelt haben. Dennoch würde eine LCIG-Therapie hier indiziert sein und die Fluktuationen und Überbewegungen behandeln. Bevor eine endgültige Sonde durch die Bauchwand gelegt wird, sollte zunächst mit einer Nasensonde über wenige Tage die Therapie mit der Pumpe individuell überprüft werden.

DIE THERAPIE MIT LECIG ist sehr ähnlich in der Wirkweise und der Patient*innenauswahl wie die LCIG-Therapie. In dem Levodopa/Carbidopa-Gel ist noch zusätzlich der COMT-Hemmer Entacapon enthalten, was eine geringere Dosierung von Levodopa erlaubt.

FOSLEVODOPA-FOSCARBIDOPA-PUMPE: Zuletzt wurde in Deutschland auch die subkutane Applikation von Levodopa zugelassen, die Foslevodopa/Foscarbidopa-Pumpe. Hierbei wird über 24 Stunden eine lösliche Form des Levodopas subkutan (unter die Haut) injiziert. Die Auswahl der Patient*innen entspricht jener bei der LCIG-Pumpe. Möglicherweise kann aber auch diese Methode zügiger auf Wirksamkeit und Verträglichkeit getestet werden, da hier keine dauerhafte Sonde mittels eines Eingriffs eingesetzt werden muss. Die Zielgruppe besteht aus älteren Patient*innen und Patient*innen mit schweren Wirkfluktuationen und Unverträglichkeiten von Dopaminagonisten sowie Patient*innen mit ausgeprägten nächtlichen Unbeweglichkeiten, da die Pumpe nur mit einer 24-Stunden-Anwendung zugelassen ist.

Wir stellen die 4 unterschiedlichen Medikamenten-Pumpen nun noch einmal etwas ausführlicher vor.

Subkutane Apomorphin-Pumpe

Diese sollte zur Behandlung von motorischen Fluktuationen eingesetzt werden, um Off-Phasen zu reduzieren, Dyskinesien zu verringern und die On-Time zu verlängern. Eine kontinuierliche subkutane Apomorphin-Infusion kann auch nicht-motorische Symptome, insbesondere Schlafstörungen und Stimmungsschwankungen mit Depressionen und Apathie, verbessern. Dabei können sich auch die Aufmerksamkeit, das Denken sowie die Wahrnehmung, Schmerzen und andere nicht-motorische Symptome bessern.

NEBENWIRKUNGEN sind vor allem Müdigkeit tagsüber, Blutdruckstörungen mit orthostatischer Hypotonie (niedriger Blutdruck beim Aufstehen) und in der Anfangsphase vor allem Übelkeit bis zum Erbrechen. Deshalb verordnen wir in Deutschland meistens zusätzlich Domperidon, ein Medikament gegen Reisekrankheit, das vorübergehend über wenige Tage eingenommen werden kann, um die Übelkeit zu behandeln. Darunter wiederum muss das EKG kontrolliert werden. Aufgrund der Komplexität des Verfahrens und der häufigen Komplikationen müssen Parkinson-Patient*innen während der Apomorphin-Pumpentherapie zu Beginn genau überwacht werden. Diese Behandlung sollte nur von Ärzt*innen begonnen und fortgesetzt werden, die mit dieser Methode vertraut sind. Das wird auch von den Autor*innen der DGN-Leitlinie Parkinson empfohlen. Eine regelmäßige Überprüfung der Dosis und der Nebenwirkungen sollte beim niedergelassenen Neurologen oder in Spezialzentren erfolgen. Hier muss insbesondere darauf geachtet werden, dass keine ausgeprägten Hautknötchen an den Einstichstellen der subkutanen Nadel entstanden sind. Die subkutane Knötchenbildung ist mit der Müdigkeit zusammen die häufigste Nebenwirkung der Behandlung, die letztendlich auch zum Abbruch der Therapie führen kann. Während der Therapie sollten die Einstichstellen gut mit einer speziellen Hautcreme gepflegt und massiert werden. Die Knötchenbildung entsteht durch die überempfindliche Reaktion der Haut bzw. des Unterhautgewebes (Subkutis) auf die Substanz Apomorphin, das chemisch einen hohen Säurewert aufweist und deshalb das Gewebe reizt. Die Pumpe kann auf unterschiedliche Pumpgeschwindigkeiten eingestellt werden, und somit kann eine Feinjustierung unterschiedlicher Dosen zu Tages- und Nachtzeit erfolgen

Eine Betreuung durch einen Service der die Apomorphin-Präparate herstellenden Firmen ist gewährleistet und in Notfällen erreichbar. Auch eine häusliche Einweisung für einen Pflegedienst oder Angehörige wird von dieser Serviceeinheit übernommen.

Levodopa-Carbidopa-Gel (LCIG)

Das Levodopa-Carbidopa-Gel (LCIG) wird mit einer perkutanen (durch die Haut geführten) Sonde, die über eine Magenspiegelung eingeführt wird, und einer jejunalen-Rohrverlängerung (PEG-J) in den oberen Dünndarm eingeführt. Unter Verwendung einer externen Pumpe wird dann das Gel kontinuierlich in den oberen Dünndarm abgegeben. Diese Behandlung sollte bei Patient*innen, die mit Tabletten unzureichend behandelt sind und schwere Fluktuationen haben, eingesetzt werden. Sie kann die On-Time-Perioden ohne Dyskinesien deutlich erhöhen und die Off-Time-Perioden reduzieren. LCIG kann auch nicht-motorische Symptome wie Schlafstörungen, Apathie, gastrointestinale Dysfunktion, kardiovaskuläre Symptome, Aufmerksamkeit/Gedächtnis und urologische Symptome verbessern. Diese Wirkungen können als mögliche Entscheidungshilfen bei der Auswahl von Patient*innen für eine LCIG-Behandlung herangezogen werden.

Vor Beginn der Behandlung sollte ein elektrophysiologisches Neuropathie-Screening (Messen der Nervenleitgeschwindigkeiten) und die Bestimmung der Vitamine B_6, B_{12} und Folsäure sowie des Körpergewichts durchgeführt und während der Behandlung überwacht werden. Die kontinuierliche Aufnahme von Levodopa im Gel über die Pumpe führt zu Störungen der Aufnahme von lebensnotwendigen B-Vitaminen, die dann von außen ersetzt werden müssen, am besten durch eine subkutane Injektion. Falls dies nicht in ausreichendem Maße stattfindet, können Polyneuropathien (Störungen der peripheren Nerven mit verminderten Nervenleitgeschwindigkeiten) auftreten.

Bei der LCIG-Behandlung treten die häufigsten Komplikationen in Zusammenhang mit der PEJ-Sonde auf. Aufgrund der Komplexität des Verfahrens und der häufigen Komplikationen sollten Parkinson-Patient*innen während der LCIG-Pumpentherapie engmaschig überwacht werden. Auch diese Methode sollte nur von erfahrenen Parkinson-Spezialisten durchgeführt und eingestellt werden. Die Einführung der Sonde wird von gastroenterologischen Abteilungen durchgeführt.

Eine Betreuung durch einen Service der das L-Dopa-Gel herstellenden Firma ist gewährleistet und in Notfällen erreichbar. Auch eine häusliche Einweisung für einen Pflegedienst oder Angehörige wird von dieser Serviceeinheit übernommen.

Levodopa-Entacapon-Carbidopa-Gel (LECIG)

Intestinales Levodopa-Entacapon-Carbidopa-Gel (LECIG) ist ein weiteres PEG-J-gestütztes Pumpensystem zur Behandlung motorischer Fluktuationen bei Parkinson-Patient*innen. Wirksamkeit und Nebenwirkungen sind ähnlich wie bei LCIG. Auch hier gilt die Überwachung der Neuropathie. Durch die Gabe von Entacapon können Nebenwirkungen wie Durchfälle auftreten. Aufgrund der Komplexität des Verfahrens müssen Parkinson-Patient*innen wie auch bei den anderen Pumpenverfahren zunächst von Spezialisten eingestellt und überwacht werden, bis eine ambulante Weiterbehandlung möglich ist. Diese Behandlung sollte nur von Ärzt*innen eingeleitet und fortgesetzt werden, die in dieser Methode erfahren sind.

Eine Betreuung durch einen Service der das Levodopa-Entacapon-Carbidopa-Gel herstellenden Firma ist gewährleistet und in Notfällen erreichbar. Auch eine häusliche Einweisung für einen Pflegedienst oder Angehörige wird von dieser Serviceeinheit übernommen.

Foslevodopa-Foscarbidopa-Infusion (CSFLI)

Die Foslevodopa-Foscarbidopa-Infusion (CSFLI) wurde in Europa Ende 2023 zugelassen. Foslevodopa und Foscarbidopa sind beides Prodrugs (Vorstufen von Medikamenten), die dann im Körper erst in das benötigte Dopamin umgewandelt werden und somit eine etwas andere Wirkung und Schnelligkeit der Wirkung aufweisen als die anderen Substanzen, die mittels Pumpentherapie verabreicht werden. Die Pumpe muss über eine subkutane Gabe über 24 Stunden verwendet werden. Da die Methode noch relativ neu in der klinischen Praxis ist, sind die verfügbaren Daten, insbesondere für die Langzeittherapie, außerhalb der klinischen Studien noch begrenzt.

Hautreaktionen an der Einstichstelle der subkutanen Nadel scheinen ähnlich wie bei der Apomorphin-Pumpen-Therapie die häufigste Nebenwirkung zu sein und können mit Infektionen verbunden sein. Dadurch, dass relativ viel Natrium (Salz) im Medikament enthalten ist, kann es bei einigen Patient*innen zu Ödemen kommen. Die Aufdosierung sollte langsam vorgenommen werden und kann länger, also Tage bis Wochen dauern. Nebenwirkungen können auch nächtliche Halluzinationen sein. Die Pumpe kann manuell auf unterschiedliche Pumpgeschwindigkeiten eingestellt werden, und somit kann eine Feinjustierung unterschiedlicher Dosen zu Tages- und Nachtzeit erfolgen.

Wann sollte auf eine gerätegestützte Therapie gewechselt werden?

Insgesamt gibt es klare Empfehlungen, wann und für welche Patientengruppe eine Behandlung mit einer der Medikamenten-Pumpen oder eine Tiefe Hirnstimulation oder weiterhin eine Therapie mit Tabletten oder Pflaster infrage kommt. In den Therapie-Leitlinien wird dies in tabellarischer Form beschrieben, sodass für jeden Patienten und jede Patientin die individuell beste Wahl getroffen werden kann

Verständlicherweise wird von Seiten der Patient*innen, aber auch der Angehörigen oder Pflegenden gewünscht, so lange wie möglich, eine Tabletten-Einnahme oder vielleicht auch ein Pflaster für die Behandlung einzusetzen. Den Gedanken, ein Gerät in Form einer Pumpe bei sich zu tragen oder gar eine Operation mit einem Hirnschrittmacher durchführen zu lassen, empfinden viele zunächst als belastend. Die ablehnende Haltung hindert viele Betroffene daran, eine wirksame Methode der Therapie zu beginnen oder – zumindest bei einigen Pumpen-Therapien – auszuprobieren.

Es kann nur immer wieder darauf hingewiesen werden, dass hier wirksame Behandlungen möglich sind, die einen gewissen technischen Aufwand erfordern, jedoch die ständigen Wirkungsschwankungen und die Langzeitnebenwirkungen einer hohen Dosis von dopaminergen oder anderen Parkinson-Medikamenten wirksam bekämpfen. Gerade die unvorhergesehenen Off-Phasen, schmerzhafte Dystonien oder plötzliches Freezing im Off beeinträchtigen die Lebensqualität enorm. Hier wäre es schon hilfreich, wenn wenigstens ein Versuch über einige Tage mit einer der Medikamenten-Pumpen unternommen wird, um die Wirkung auszutesten. Wichtig ist, dass Sie sich in einem geeigneten Zentrum beraten lassen, in dem man mit allen gerätegestützten Therapien, den Medikamenten-Pumpen, aber auch dem Hirnschrittmacher vertraut ist und diese Methoden auch anwenden oder Sie dann ggf. in weiterführende Zentren überweisen kann.

Viele Patient*innen erleben erst nach erfolgreicher Implantation eines Hirnschrittmachers oder einer Medikamenten-Pumpe, wie groß der

> **WISSEN**
>
> ### Die 5-2-1-Regel hilft zu entscheiden, ob eine Therapieumstellung ansteht
>
> Generell kann es sinnvoll sein, die Therapie umzustellen, wenn die 5-2-1-Regel zutrifft. Das bedeutet, dass bei 5 oder mehr Dosierungen von Levodopa pro Tag, dem Auftreten von mindestens 2 Stunden Off-Zeit und von ca. 1 Stunde Überbewegungen eine gerätegestützte Therapie (Pumpentherapie, Hirnschrittmacher) begonnen werden soll, weil dann Levodopa in Tablettenform nicht mehr ausreicht.

Unterschied in der Lebensqualität, der Beweglichkeit und insbesondere des eigenen Freiraums ist, wenn die ständigen Off-Phasen aufhören oder zumindest deutlich gebessert sind. Weiterhin ist das Essen durch die Abhängigkeit der Tabletteneinnahme vor jeder Mahlzeit bei immer kleiner werdenden Abständen zwischen den Einnahmezeitpunkten ein großes Problem, das bis zur Gewichtsabnahme führen kann. In einer Studie in den Niederlanden konnte auch gezeigt werden, dass insbesondere eine schlechte Erfahrung einer betroffenen Person mit einer bestimmten Therapieform, von der ganzen Patienten-Gruppe übernommen wurde, ohne die genaueren Umstände der »schlechten Erfahrung« erfragt zu haben. Damit kam die Methode für viele Patient*innen nicht mehr infrage.

Warum im Verlauf Wirkfluktuationen auftreten können

Es gibt unterschiedliche Arten von Unbeweglichkeitszuständen (auch Off-Zustände genannt), die zudem mit Schmerzen und Verkrampfungen, meistens im Zehen- oder allgemein im Fußbereich, verbunden sein können. Off-Dystonien im Zehenbereich sind häufig das erste Anzeichen, dass eine betroffene Person unter Wirkfluktuationen leidet. Als Ursache für Wirkfluktuationen werden zweierlei Phänomene angenommen:

Die Speicherfähigkeit der Gehirnzellen für L-Dopa nimmt im Laufe der Erkrankung ab. Dies wird nach einigen Jahren spürbar, wenn Schwankungen der Wirkung von L-Dopa und damit der Beweglichkeit oder auch der Stimmung innerhalb eines Tages auftreten. Es wird weiterhin vermutet, dass die Bindungsstellen im Gehirn, die Dopaminrezeptoren, an denen L-Dopa seine Wirkung entfaltet, durch eine langjährige Einnahme von L-Dopa überempfindlich werden und damit auch geringe Konzentrationsänderungen von L-Dopa im Blut und letztendlich auch in den Basalganglien im Gehirn zu Änderungen der Beweglichkeit führen. Bei einer zu geringen Konzentration von L-Dopa tritt eine Verminderung der Beweglichkeit auf, eine Steifigkeit oder auch psychisch eine depressive Verstimmung, bei zu hoher Konzentration am Dopaminrezeptor kann es zu Überbewegungen (Dyskinesien) kommen.

Um dennoch eine möglichst optimale und gleichmäßige Wirksamkeit der Medikamente zu erreichen, werden verschiedene Strategien in der Therapie der Parkinson-Krankheit angewandt:

— Verteilung von L-Dopa auf mehrere Einnahmezeitpunkte, von 3 auf 4, 5 oder mehr
— Mahlzeiten regelmäßig einnehmen und mit der L-Dopa-Einnahme abstimmen
— Reduktion der Einzeldosis von L-Dopa
— Zugabe eines COMT-Hemmers zu L-Dopa
— Zugabe eines Dopaminagonisten
— Zugabe eines MAO-B-Hemmers

Wie lassen sich Wirkfluktuationen vermindern?

Sobald sich erste Schwankungen in der Wirksamkeit der L-Dopa-Therapie zeigen, wird meist eine Anpassung der Behandlung erforderlich. Die Betroffenen bemerken meist, dass die Wirkung einer Tablette eines L-Dopa-Präparates nach ca. 3–4 Stunden nachlässt und sie das Bedürfnis haben, eine weitere Tablette einzunehmen, um entweder den aufkommenden Tremor oder die zunehmende Unbeweglichkeit, manchmal auch ein Schwächegefühl oder eine plötzliche depressive Verstimmung wieder auszugleichen.

Als erste Maßnahme sollte eine Verteilung der Dosierungen über den Tag erfolgen, auf entweder 3, 4 oder auch 5 Dosierungen tagsüber, abhängig davon, wie lange die Wirkung einer L-Dopa-Dosis anhält. Der Abstand sollte regelmäßig sein, z. B. alle 3 oder 4 Stunden, kann aber vormittags dichter sein und gegen Abend, wenn nicht mehr so viel L-Dopa gebraucht wird, größere Abstände aufweisen. Die Einzeldosis sollte dabei so gering wie möglich sein, morgens zum Starten jedoch meist höher, oder es wird ein schnell lösliches L-Dopa-Präparat eingenommen. Dies ist eine sehr wirksame Möglichkeit, um morgens schneller beweglich zu werden und wird auch – wie die Verteilung der Dosierungen – von der DGN-Leitlinie empfohlen.

Die Behandlung mit löslichem L-Dopa ist auch für unerwartete Off-Phasen mit eingeschränkter Beweglichkeit oder in der Nacht geeignet. Mit möglichst viel Flüssigkeit kann das lösliche L-Dopa zusätzlich zu der regelmäßigen Tagesdosierung eingenommen werden. Seit einiger Zeit kann auch das wasserlösliche L-Dopa durch ein inhalatives L-Dopa ersetzt werden. Eine genaue Anwendungsanleitung dieses Inhalers findet sich in der Packungsbeilage. Es erfordert jedoch eine vorherige Übung und Anleitung und darf nur inhaliert werden, wenn auch sonst tagsüber L-Dopa mit dem üblichen Dopadecarboxylasehemmer Benserazid oder Carbidopa eingenommen wird. Dieser ist nämlich nicht in der Inhalationssubstanz enthalten, aber für die ausreichende Wirkung von L-Dopa im Gehirn erforderlich.

Kombinationstherapien

Spätestens zum Zeitpunkt der Wirkfluktuationen sollte neben L-Dopa eine zusätzliche Substanz eingeführt werden, wenn es prinzipiell möglich ist. Ausnahmen sind, wenn bereits psychische Nebenwirkungen wie Halluzinationen aufgetreten sind, viele Begleiterkrankungen existieren oder viele andere Medikamente eingenommen werden.

Dopaminagonisten (S. 77) können mit L-Dopa kombiniert werden, um eine längere Wirkungsdauer der Beweglichkeit oder das Verbessern des Tremors zu erreichen. Dabei müssen aber immer auch die möglichen Nebenwirkungen der Substanzen beachtet werden.

Hierbei sind Retardpräparate möglicherweise, wenn auch nicht im direkten Vergleich nachgewiesen, günstiger, weil sie nochmals gleichmäßiger auf die Fluktuationen wirken. Alternativ können gemäß DGN-Leitlinie auch MAO-B-Hemmer oder COMT-Hemmer mit L-Dopa kombiniert werden.

Welche Substanz für Sie am besten geeignet ist, muss individuell entschieden werden. Hier gibt es keine eindeutigen Studien. Aus der klinischen Erfahrung kann man sagen, dass für jüngere Patient*innen mit überwiegend motorischen Schwankungen oder Tremor eine Kombination mit einem Dopaminagonisten in einer entsprechend ausreichenden Dosis effizient und verträglich ist. Auch Patient*innen mit depressiven Symptomen profitieren von Dopaminagonisten, insbesondere von Pramipexol oder Rotigotin-Pflaster. Hierbei sollte Ihre individuelle Verträglichkeit beachtet werden. Manchmal kann es hilfreich sein, einen Dopaminagonisten durch ein anderes Präparat derselben Gruppe auszutauschen.

Bei Patient*innen mit Fluktuationen, die aber auch Blutdruckregulationsstörungen aufweisen, beginnende Halluzinationen oder Herzerkrankungen haben, die keinerlei Ödeme zulassen, sollte nur bedingt mit einem Dopaminagonisten behandelt werden, und man kann alternativ MAO-B-Hemmer anwenden. Da hier die Wirkung bei Fluktuationen oft nicht ausreichend ist, kann man L-Dopa durch einen COMT-Hemmer (S. 80) verstärken. Hier stehen mehrere Präparate zur Verfügung, die auch individuell ausgewählt werden sollten.

Bei ausgeprägten Wirkfluktuationen und im Laufe der Jahre kann auch eine Kombination aller drei Substanzklassen hilfreich sein, obwohl diese Therapiekombinationen zwar in der Praxis angewandt werden, aber nicht in Studien untersucht sind.

Zu der L-Dopa-Therapie kann ein Dopaminagonist, ein MAO-B-Hemmer und/oder ein COMT-Hemmer gegeben werden. Dies muss jedoch sorgfältig geplant und ein entsprechendes Medikamentenschema ausgearbeitet werden. Dann sollte der Arzt bzw. die Ärztin mit der betroffenen Person und den Angehörigen besprechen, ob es realistisch ist, dass das Schema exakt eingehalten werden kann. Werden die häufigen Einnahmezeiten nicht eingehalten und die verschiedenen Medikamente nicht regelmäßig und korrekt genommen, kann es zu riskanten Situationen kommen.

Außerdem besteht die Gefahr von Wechselwirkungen mit internistischen Medikamenten wie Beta-Rezeptoren-Blocker, Bluthochdruckmitteln (Antihypertensiva), Antidepressiva oder Antibiotika.

Behandlung von Überbewegungen (Dyskinesien)

Im weiteren Verlauf von Wirkfluktuationen treten neben den unangenehmen Off-Phasen (Unbeweglichkeitsphasen) die Phasen mit guter Beweglichkeit auf. In diesen Phasen befindet sich eine hohe Dopaminkonzentration im Blut und damit auch im Gehirn, was zu Überbewegungen (Dyskinesien) führen kann. Diese Überbewegungen treten meist bei besonders guter Wirksamkeit von L-Dopa auf. Sie können sich als kurze Bewegungen der Hände, der Arme, aber auch im Rumpfbereich äußern und können auch beim Gehen zu Unsicherheiten führen, bis zur vermehrten Sturzneigung. Oft empfinden die Angehörigen die Dyskinesien als störender als die betroffene Person selbst. Dabei unterscheidet man leichte Dyskinesien von beeinträchtigenden Dyskinesien, die meist auch von der betroffenen Person als störend empfunden werden.

Zur Behandlung der Dyskinesien empfiehlt die DGN-Leitlinie nur Amantadin (S. 80) und Safinamid (S. 79), wobei die Studien für Amantadin eine gute Wirkung zeigen, jedoch einige Nebenwirkungen, die beachtet werden müssen. Safinamid bewirkt auch eine Verbesserung der Beweglichkeit, ist aber nicht bei allen Patient*innen gleich gut wirksam und soll je nach Dosis mehr auf die Überbewegungen oder mehr auf die Unbeweglichkeit wirken. Bei Amantadin gibt es ein gut untersuchtes Retardpräparat, das aber nur in den USA zugelassen und in Europa nicht erhältlich ist.

— 6 —
WAS SIE ÜBER DIE TIEFE HIRNSTIMULATION WISSEN SOLLTEN

Friederike Sixel-Döring

Bereits in den 1980er-Jahren hat man erkannt, dass sich die Kernsymptome der Parkinson-Krankheit – Rigor, Tremor und Akinese – sowie die Dyskinesien als Komplikation der Pharmakotherapie durch eine chronische Applikation von elektrischem Strom in bestimmten Gehirnbereichen lindern lassen. Es handelt sich um den sogenannten Nucleus subthalamicus (STN) oder den Globus pallidus internus (GPi). Die Industrie hat entsprechend voll implantierbare Elektroden, Generatoren und Steuerungsmodule entwickelt, um das Verfahren als »Tiefe Hirnstimulation« (THS) therapeutisch nutzbar zu machen.

Seit 1998 ist diese Methode zur Behandlung von Menschen in fortgeschrittenen Parkinson-Stadien zugelassen. Da vor allem die chronische Stimulation im STN zu einer eindrucksvollen Besserung von Rigor, Ruhetremor und Akinese führt und somit eine Reduktion der Parkinson-Medikamente ermöglicht, ohne Verschlechterung der Beweglichkeit, wird zumeist dieser Kern als Zielpunkt für die THS gewählt. Zahlreiche wissenschaftliche Studien belegen die Sicherheit und Wirksamkeit des Hirnschrittmachers. Darüber hinaus konnte gezeigt werden, dass es auch zu einer Verbesserung der Lebensqualität kommt. Zweifellos ist die THS der größte Behandlungsfortschritt seit der Entwicklung der L-Dopa-Präparate.

Andererseits handelt es sich im Vergleich zu anderen gerätegestützten Behandlungsmethoden um die Therapie mit dem höchsten Invasivitätsgrad. Denn es muss ja ein operativer Eingriff am Gehirn vorgenommen werden. Es gilt also, sich vor einer Entscheidung zu dieser Therapieform eingehend über das eigene Nutzen-/Risikoprofil zu informieren, wozu wir mit diesem Buchkapitel einen kleinen Beitrag leisten möchten. Ihr Arzt bzw. Ihre Ärztin wird sorgfältig prüfen, ob eine THS für Sie geeignet sein könnte.

In den folgenden Abschnitten lernen Sie die Grundzüge der Methode, Wissenswertes zu den Stimulationssystemen, Leitlinien der Eignungsprüfung und Patientenberatung, zur Operation selbst sowie zur Einstellung und Nachsorge kennen.

Wie funktioniert die THS?

Nach unserem derzeitigen Verständnis kommt es durch den Dopaminmangel im Gehirn von Parkinson-Betroffenen zu einem Ungleichgewicht in den neuronalen Netzwerken, die unsere Bewegungen steuern und harmonisch ablaufen lassen. Durch die chronische Anwendung eines hochfrequenten Stroms werden Nervenzellen in »überaktiven Kerngebieten« des Gehirns funktionell inaktiviert, d. h., ihre Tätigkeit wird unterdrückt und somit das neuronale Netzwerk verändert (moduliert). Der genaue Wirkmechanismus ist nicht bekannt. Die Unterdrückung bestimmter, z. B. mit Akinese assoziierter Schwingungen der Nervenzellen (neuronalen Oszillationen) durch die Einwirkung der Hochfrequenzstimulation lässt sich jedoch elektrophysiologisch nachweisen. Der große Trumpf dieser Methode ist ihre Reversibilität: Es muss kein Hirngewebe zerstört werden; wird die Stimulation von außen, d. h. mit dem Patientenkontrollgerät oder der Arztprogrammierkonsole, ausgeschaltet, verschwindet der Effekt.

Was gehört zum Hirnschrittmacher dazu?

Ein System zur Tiefen Hirnstimulation besteht aus den Elektroden sowie den voll implantierbaren Verbindungskabeln und dem Impulsgenerator. Der Impulsgenerator beinhaltet die Batterie bzw. den Akku und den »Steuer-Chip«, d. h. die elektronische Steuereinheit, mit der die Programmiergeräte kommunizieren und die einzelnen Elektrodenkontakte angesteuert werden können.

Die Programmierung des Systems erfolgt mit einer Arzt-Programmierkonsole, die nur der Arzt bzw. die Ärztin bedient, der bzw. die mit dem System vertraut ist. Darüber hinaus erhalten Sie ein Kontrollgerät, mit dem Sie den Funktions- und Batteriestatus des Systems abfragen, das System selbst ein- und ausschalten und unter Umständen bestimmte Einstellungen Ihres Schrittmachers in vorher ärztlich festgelegten Grenzen verändern können.

Inzwischen sind konkurrierende Firmen mit verschiedenen Systemen auf dem Markt. Diese Auswahl macht die Situation eher unübersichtlich. Auch für nachbetreuende Zentren wirft diese Produktfülle das Problem auf, dass entweder die Programmierplattformen von den verschiedenen Herstellern sowie das nötige Spezialwissen für die Bedienung dieser Systeme vorgehalten werden müssen oder Patient*innen mit »Fremd-Systemen« nicht behandelt werden können. Letztlich werden Sie sich danach richten, welches System von der Klinik verwendet wird, in der Sie sich operieren lassen möchten. Es gibt jedoch einige Gesichtspunkte und Merkmale, die vorab zu klären bzw. sicherzustellen sind:

DIE ELEKTRODEN: Inzwischen gibt es von allen Herstellern segmentierte oder direktionale Elektroden, bei denen die beiden mittleren der 4 ringförmigen Stimulationspole in 3 Segmente von je 120 Grad unterteilt sind. Jedes dieser Segmente kann separat angesteuert und mit unterschiedlicher Intensität hinsichtlich Amplitude, Impulsbreite und Frequenz belegt werden. Dadurch lässt sich die Ausbreitung des elektrischen Stroms im Gewebe nicht nur in der vertikalen Achse verlagern, sondern auch horizontal modulieren, sodass auch exzentrische Stimulationsfelder angelegt werden können. So lassen sich Nebenwirkungen der Stimulation, die durch Reizung benachbarter Strukturen entstehen können, vermeiden bzw. besser kontrollieren als früher. Dadurch lässt sich die Stimulation wesentlich besser individuell anpassen. Für Sie ist es wichtig sicherzustellen, dass eine solche, moderne Elektrode implantiert wird.

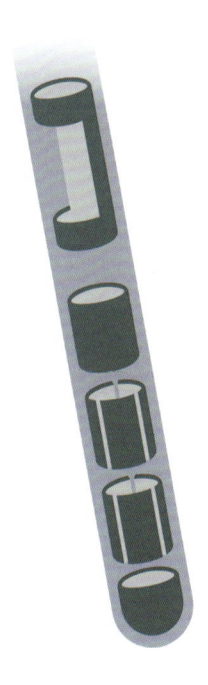

▲ Schematische Darstellung einer segmentierten Elektrode.

DIE BATTERIE: Die meisten Hersteller bieten inzwischen auch wiederaufladbare Impulsgeneratoren an. Hierbei wird der Akku meist einmal pro Woche mittels einer auf die Haut über dem Impulsgenerator aufgelegten Ladespule wieder gefüllt. Somit entfallen Folgeoperationen zur Erneuerung der Batterie, die sonst ca. alle 3–6 Jahre nötig wären. Vor einer THS-Implantation ist also zu klären, ob Sie so ein wiederaufladbares System wünschen oder nicht.

MRT-TAUGLICHKEIT: Bei den modernen THS-Systemen ist die grundsätzliche Möglichkeit einer MRT-Untersuchung eigentlich selbstverständlich, sollte jedoch zur Sicherheit ebenfalls vorher erfragt werden. Diese umfasst sowohl den Kopf als auch den ganzen Körper.

Wann kommt eine THS infrage? Und wann (eher) nicht?

Reißerische Schlagzeilen wie »Vom Rollstuhl auf die Tanzfläche« sowie bunte Fotos von fröhlichen, z. T. noch recht jungen und sehr agil aussehenden Menschen in den Informationsbroschüren der Firmen mögen unrealistische Erwartungen und nicht erfüllbare Hoffnungen wecken. Denn die THS kann weder die Erkrankung heilen noch ihr weiteres Fortschreiten verhindern, wenngleich es zweifellos zu einer deutlichen Besserung der Lebensqualität kommt. Der Erfolg der operativen Behandlung hängt maßgeblich von einer sorgfältigen Eignungsprüfung und Beratung ab: Im Rahmen des Entscheidungsprozesses müssen die Indikation wie auch mögliche Kontraindikationen individuell überprüft werden.

ZU DEN EINSCHLUSSKRITERIEN FÜR DIE THS ZÄHLEN FOLGENDE PUNKTE:
— Es wurde die »echte« Parkinson-Krankheit diagnostiziert.
— Die motorischen Symptome bessern/normalisieren sich durch L-Dopa (positiver L-Dopa-Test).
— Die Bewegungsfähigkeit ist nicht mehr zuverlässig gegeben, sondern schwankt zwischen »on« und »off«. Es sind also Wirkfluktuationen, eventuell mit Überbewegungen (Dyskinesien) vorhanden.
— Es treten Beeinträchtigungen bei den Aktivitäten des täglichen Lebens auf.

AUSSCHLUSSKRITERIEN FÜR EINE THS SIND:
— Es liegt eine Demenz vor.
— Es besteht eine Psychose unabhängig von der Gabe von Anti-Parkinson-Medikamenten.
— Es liegt eine schwere Depression mit Suizidalität vor.

— Ein Alter von > 75 Jahren.
— Es besteht eine lebensbegrenzende Begleiterkrankung (Komorbidität) wie z.B. eine schwere chronische Erkrankung.
— Es ist eine relevante Veränderung des Hirngewebes vorhanden, z.B. durch frühere Schlaganfälle, vergrößerte Nervenwasserkammern oder eine starke Abnahme des Gehirnvolumens.
— Die Krankheitsdauer beträgt weniger als 5 Jahre. Die Ausnahme stellt ein therapieresistenter Ruhetremor dar (also ein Ruhezittern, das nicht ausreichend auf Medikamente reagiert), dann kommt die THS schon eher infrage.

RELATIVE AUSSCHLUSSKRITERIEN:
— Ein Alter von >70 Jahren.
— Es liegen leichte Denk- und Gedächtnisstörungen (kognitive Störungen) vor.
— Es bestehen Symptome, die nicht ausreichend gut auf eine Behandlung mit Levodopa reagieren (Dopa-resistente Symptome), z.B. plötzliches »Einfrieren« beim Gehen in einer guten Phase der Beweglichkeit (On-Freezing), Gleichgewichtsstörungen, schwer nach vorn gebeugte Körperhaltung (Kamptokormie).
— Es fehlt ein sozial unterstützendes Umfeld.

ERFORDERLICHE VORUNTERSUCHUNGEN:
Neben der Kenntnis der individuellen Krankheitsvorgeschichte und Lebenssituation sind somit eine psychologische Testuntersuchung zu Denken und Gedächtnis (neuropsychologische Untersuchung), eine MRT-Untersuchung des Kopfes, ein standardisierter L-Dopa-Test sowie gegebenenfalls auch eine psychiatrische Untersuchung nötig, um Sie zu Ihrer OP-Eignung beraten zu können.

WICHTIG: Mit Ausnahme des Ruhetremors werden sich durch die THS nur die Symptome bessern, die auch auf L-Dopa ansprechen. Geistige Leistungsstörungen, Start- und Engpassstörungen, Freezing, Haltungsstörungen im »On-Zustand« werden nicht positiv beeinflusst.

Wachsende Kenntnisse über die Vererbung der Parkinson-Krankheit (genetischer Hintergrund) lassen natürlich die Frage aufkommen, inwieweit die genetische Konstellation Einfluss auf die Wirksamkeit und den Erfolg der THS hat. Bisher veröffentlichte Fallserien und Verlaufsbeobachtungen bei Patient*innen mit THS und bekannter monogenetischer Parkinson-Form (S. 55) zeigen ein Ansprechen auf die Hirnschrittmachertherapie in Anlehnung an die L-Dopa-Antwort wie beim »Wildtyp-Parkinson«. Träger*innen einer (heterozygoten) GBA-Mutation haben nach einer THS-OP möglicherweise ein höheres Risiko für die Entwicklung einer Denk- und Gedächtnisstörung. Allerdings fehlen derzeit systematische Daten, sodass sich die Entscheidungsfindung entsprechend Ihres Leidensdruck allein nach den oben genannten Ein- und Ausschlusskriterien richten wird.

Wie verläuft die THS-Operation?

Ist die Entscheidung zur THS-Implantation einvernehmlich zwischen Ihnen und den beteiligten Ärzt*innen gefallen, kann ein OP-Termin in der Neurochirurgie vereinbart werden. Meist wird im Vorfeld des Eingriffs die Parkinson-Medikation umgestellt auf eine schnell steuerbare Behandlung nur mit einem Levodopa-Präparat (L-Dopa-Monotherapie). Die eigentliche Operation gliedert sich in 2 Teile: Zunächst erfolgt die Implantation der Stimulationselektroden, danach wird der Impulsgenerator eingesetzt und über Verbindungskabel an die Elektroden angeschlossen.

Für die Elektrodenimplantation wird zunächst der Zielpunkt anatomisch im MRT definiert und ein sicherer Weg dorthin dargestellt, der einen ausreichenden Sicherheitsabstand zu Blutgefäßen und Nervenwasserkammern (Ventrikel) gewährleistet. Am OP-Tag wird dann nach Rasur der Haare der sogenannte stereotaktische Rahmen – die operationstechnische Zielvorrichtung am Kopf – angebracht. Dies bedeutet, dass ein Stahlring am Kopf verschraubt wird. Anschließend erfolgt eine CT-Aufnahme mit diesem Rahmen. Die CT-Bilder werden punktgenau mit dem Planungs-MRT übereinandergelegt, sodass der stereotaktische Rahmen mit seinem einstellbaren Koordinatensystem nunmehr mit Ihrer individuellen Kopfanatomie übereinstimmt. Nachdem so die Rahmeneinstellung ermittelt wurde, kann die eigentliche Operation beginnen.

Nach lokaler Betäubung, Hautschnitt und Eröffnen des Schädels über ein etwa Daumennagel-großes Bohrloch wird eine Testelektrode eingeführt, von der Signale aus dem Gehirn abgeleitet werden können. Anhand bestimmter, für das Zielgebiet des subthalamischen Kerns typischer Signale, quasi einer elektrophysiologischen Signatur des STNs, wird der Zielpunkt bestätigt und die Grenzen des Kerns werden bestimmt. Dann erfolgt eine Teststimulation, um anhand der Wirkung auf Rigor, Tremor und Akinese sowie eventuell möglicher Nebenwirkungen die optimale Elektrodenposition festzulegen. Dann wird die Testelektrode entfernt, und durch denselben Kanal wird dann im nächsten Schritt die endgültige Stimulationselektrode platziert, das Bohrloch und die Haut wieder verschlossen. Anschließend wird die Prozedur für die zweite Kopfhälfte wiederholt.

Sobald dieser erste Abschnitt der OP abgeschlossen ist, kann der stereotaktische Rahmen abgenommen werden. In Vollnarkose erfolgt jetzt der zweite Teil der OP mit Einsatz des Impulsgenerators und Anschluss an die Elektroden über die Verbindungskabel. Zumeist wird der Impulsgenerator in die linke Brustseite auf dem großen Brustmuskel platziert, wahlweise kann er auch im Unterhautgewebe der linken Bauchseite fixiert werden.

Dank moderner, KI-gestützter (KI: Künstliche Intelligenz) Planungsprogramme kann inzwischen der STN sehr genau in der individuellen Anatomie des Patienten sichtbar gemacht werden. Die anatomische Zielpunktdefinition und damit anzustrebende Elektrodenposition lassen sich somit in der Planung individualisiert mit einer Präzision festlegen, die eine Überprüfung von klinischer Wirkung und möglichen Nebenwirkungen während der Operation verzichtbar erscheinen lässt. Somit kann Ihnen der Eingriff komplett – also auch während des ersten Teils mit der Elektrodenplatzierung – in Narkose angeboten werden. Dadurch entfällt auch die Notwendigkeit der mehrstündigen Medikamentenpause vor der OP und das z. T. qualvolle Erleben des Off-Zustands. Auch wenn es noch keine direkten Vergleichsuntersuchungen zwischen dem Erfolg der Operation mit und ohne Narkose gibt, die gemäß den Evidenzkriterien der medizinischen Fachgesellschaften die sogenannte »gleiche Wirksamkeit« (Non-Inferiorität) der Implantation in Narkose belegen, zeigt die eigene Erfahrung, dass unter Verwendung der beschriebenen segmentierten Elektroden der Erfolg der OP in Narkose mit der früher praktizierten Wach-OP gleichzusetzen ist. Manchem Patienten mag diese Möglichkeit die Entscheidung zur OP deutlich erleichtern.

Die Einstellung des Hirnschrittmachers nach der OP

Patient*innen erleben postoperativ oft eine deutliche Besserung ihrer Parkinson-Symptome, obwohl der Hirnschrittmacher noch gar nicht aktiviert ist. Dieses Phänomen wird als »Setzeffekt« bezeichnet. Man geht davon aus, dass es allein durch das Vorhandensein des Fremdkörpers »Elektrode« in dem kleinen Kern zu einer Hemmung der neuronalen Aktivität kommt. Dieser Effekt schwindet in den folgenden Tagen, kann in Einzelfällen aber auch einige Wochen anhalten. Spätestens mit dem Nachlassen des Setzeffekts sollte der Hirnschrittmacher jedoch eingeschaltet werden und seine Aufgabe übernehmen.

Dafür wird der Stimulationspol (oder mehrere Pole) identifiziert, an dem/denen bei geringstem Energieaufwand die beste Symptomlinderung ohne Nebenwirkungen erzielt wird. Dabei wird im Medikamenten-Off jeder einzelne Elektrodenkontakt mit steigender Stromstärke angesteuert und es werden die Schwelle der klinischen Wirkung sowie das eventuelle Nebenwirkungsprofil notiert. Nebenwirkungen entstehen durch die Reizung von Gebieten außerhalb der Bereiche, die durch die liegende Elektrode im Gehirn direkt angesteuert werden sollen. Wir unterscheiden Nebenwirkungen wie Kribbeln, Verkrampfungen, Doppelbilder, Sprechstörungen, Schwitzen, Verschlechterung der Beweglichkeit, die ziemlich unmittelbar mit der elektrischen Reizung auftreten und nach deren Abschaltung sofort wieder verschwinden. Andere Nebenwirkungen wie Überbewegungen, Koordinationsstörungen oder affektive Störungen machen sich manchmal erst mit einer »Verspätung« von einigen Stunden bemerkbar. Auch hier gilt, dass sich diese unerwünschten Wirkungen mit Ausschalten des Schrittmacher-Systems rasch zurückbilden und durch eine Korrektur der Programmierung kontrollieren lassen. Diese »monopolare Austestung« stellt die Grundlage auch für spätere Einstellungsanpassungen dar und sollte sorgfältig dokumentiert und archiviert werden.

Inzwischen bieten die Hersteller bildgebungsgestützte oder elektrophysiologisch abgeleitete Programmierhilfen an, die diese monopolare Austestung verkürzen, eventuell in Zukunft sogar überflüssig machen sollen.

Nach der Erstprogrammierung des Schrittmachers wird die Parkinson-Medikation reduziert und bedarfsgerecht angepasst. Hierbei ist Vorsicht geboten, da ein zu rasches und starkes Abdosieren der Dopaminergika zu Depressivität und Freudlosigkeit führen kann. Stimulation und Medikation müssen in den folgenden Wochen miteinander in Einklang gebracht werden, damit Sie eine bestmögliche Symptomkontrolle bei auch psychischem Wohlbefinden und gestärkter Alltagskompetenz erleben. Dieser Einstellprozess kann je nach Ausgangslage, insbesondere wenn Sie vor der OP sehr hohe dopaminerge Dosierungen einnahmen, durchaus auch mal 4–6 Monate dauern. In dieser Zeit müssen Sie selbstverständlich nicht mehr in stationärer Behandlung sein, sollten jedoch einen raschen Zugang zum Behandlerteam haben.

Bevor Sie aus der Klinik in die ambulante Betreuung entlassen werden, erhalten Sie auch eine Schulung im Umgang mit dem Herstellerspezifischen Patientenkontrollgerät und ggf. dem Ladesystem. Ein Implantatausweis sollte vorhanden sein. Des Weiteren sind folgende Warn- und Sicherheitshinweise zu besprechen:

— Bedingungen, unter denen eine Kernspintomografie (MRT) durchgeführt werden kann (»MRT-Modus«)
— keine Flugreisen in den ersten 8 Wochen postoperativ
— keine Fahrtauglichkeit in den ersten 3 Monaten postoperativ
— kein direkter Kontakt zu offenen Stromkreisen (z. B. bei Reparatur, Verwendung von TENS-Geräten) oder Magnetfeldern (transkranielle Magnetstimulation, Sicherheitsschleusen/Metalldetektoren, an Flughäfen, Sicherheitsabstand des Impulsgenerators

von 50 cm zu Magnetbremsen, z. B. an Heimtrainern oder Kochfeld am Induktionsherd). Im Zweifelsfall sollte bei der Herstellerfirma des THS-Systems nachgefragt werden.
— Antibiotika-Prophylaxe bei Allgemeininfektionen und beim Zahnarzt (dentale und chirurgische Eingriffe)

Inwieweit Vertrauens- oder Pflegepersonen in diese Informationen einbezogen werden, bestimmen Sie letztlich natürlich selbst. Grundsätzlich ist es jedoch sinnvoll, dass noch jemand aus dem sozialen Umfeld mit dem Kontrollgerät und ggf. der Ladespule (mit der der wiederaufladbare Hirnschrittmacher regelmäßig aufgeladen werden muss) umgehen kann. Medikamentenplan, Ansprechpartner für Notfälle und Verhalten bei Geräteausfall sollten ebenfalls besprochen werden, bevor Sie aus der Klinik entlassen werden.

Nachsorge

Etwa 12 Monate postoperativ schließt eine Überprüfung der Stimulationseffektivität im Medikamenten-Off die Einstell- und Konsolidierungsphase der THS ab: Die auf der standardisierten Skala für die motorischen Symptome der Parkinson-Krankheit (MDS-UPDRS III oder UPDRS III) erzielte prozentuale Besserung durch die Stimulation sollte in etwa mit der Besserung übereinstimmen, die vor der Operation durch den L-Dopa-Test erreicht wurde (präoperative überschwellige L-Dopa-Testdosis). Diese Evaluation des bisherigen Behandlungsergebnisses bietet die Gelegenheit, den aktuellen Stand kritisch zu reflektieren und ggf. zu optimieren, sich über Zufriedenheit, weitere Therapieziele und Perspektiven zu verständigen, um gewonnene Lebensqualität möglichst langfristig zu sichern.

Wünschenswert ist die Einbindung in ein Langzeitbetreuungsprogramm, welches neben technischen Kontrollen und bedarfsorientierter Patientenschulung auch die motorische und psychosoziale Verlaufsbeobachtung, Therapieanpassungen, Indikation und Veranlassung rehabilitativer Maßnahmen sowie die Vorsorge bzw. Erfassung von Begleiterkrankungen beinhaltet. Die Frage, wer die Nachsorge übernimmt, sollte möglichst bereits vor der OP-Entscheidung geklärt werden. Die meisten Implantationszentren bieten eine spezielle ambulante Sprechstunde an. Insbesondere bei nicht wiederaufladbaren Impulsgeneratoren muss die Kapazitätsabnahme der Batterie beobachtet werden, um bei niedrigem Batteriestatus einen geplanten Wechsel des Aggregats durchzuführen und Sie vor der völligen Batterieerschöpfung mit Stimulationsverlust zu schützen.

Während ein Therapieversagen der THS als Folge einer technischen Störung des Schrittmachers oder einer unbemerkten Batterieerschöpfung recht rasch identifiziert werden kann, ist die Unterscheidung zwischen der natürlichen Krankheitsprogression, der Entwicklung von Komorbiditäten und dem uns alle betreffenden Alterungsprozess manchmal nicht so einfach. Zwar führt die THS zu einer oft sehr eindrucksvollen Besserung der Motorik, der Lebensqualität, der Fähigkeit zur Selbstversorgung und aktiven Teilhabe. Geheilt wird die Krankheit jedoch nicht. Die Beeinträchtigung des Gleichgewichtes beim Stehen und Gehen (posturale Stabilität), der Flüssigkeit des Gehens mit u. U. Entwicklung des gefürchteten »Freezings«, Artikulations- und Schluckstörungen sowie geistige Leistungseinbußen mit Gedächtnisstörungen und evtl. Verkennungen signalisieren das Fortschreiten der Erkrankung und lassen sich durch Anpassungen der Stimulation manchmal eher nur »verschlimmbessern«.

Wann ist der richtige Zeitpunkt?

Anders als bei den anderen gerätegestützten Therapien für die fortgeschrittene Krankheitsphase – der intestinalen Instillation von L-Dopa oder der subkutanen Infusion von Apomorphin über entsprechende Pumpen – gibt es für die THS eine Altersbegrenzung. Auch folgende Umstände sprechen gegen eine THS: Bei alltagshinderlichen Gang- und Gleichgewichtsstörungen in der Phase der optimalen L-Dopa-Wirkung (im »On«), bei Schluckstörungen und wenn geistige Leistungsstörungen und Depressivität eigentlich das klinische Bild dominieren. Diese Störungen werden sich durch die THS nicht bessern, möglicherweise sogar verschlechtern. Das heißt konkret, dass es ab einem bestimmten Punkt in der individuellen Krankheitsentwicklung für die OP zu spät ist und eher die Pumpentherapien in Betracht kommen.

Wissenschaftliche Studien haben gezeigt, dass die THS im STN bereits bei beginnenden Wirkungsschwankungen in der Beweglichkeit (frühe Fluktuationen) sehr gut wirkt, insbesondere wenn die Patient*innen in ihren guten Phasen noch einen annähernd unauffälligen, normalen Bewegungsablauf zeigen. Bei Patient*innen mit einem störenden Ruhetremor, der sich pharmakologisch nicht gut kontrollieren lässt, kann sogar ohne Nachweis von Fluktuationen eine sehr frühe OP erwogen werden. Vor allem für diejenigen, die die Parkinson-Medikamente schlecht vertragen, die vielleicht sogar aufgrund psychischer Nebenwirkungen nur sehr eingeschränkte medikamentöse Therapiemöglichkeiten haben, ist die THS im STN eine Chance, um die Bewegungsfähigkeit im Tagesverlauf zu stabilisieren. Wenn Sie sich also in Ihrer Lebensqualität und Alltagsgestaltung durch unzureichend kontrollierte motorische Symptome der Erkrankung deutlich eingeschränkt fühlen, sollten Sie rechtzeitig das Gespräch mit Ihrem Arzt suchen und sich durch ein erfahrenes Implantationszentrum beraten lassen. Auf der Basis von Information von Experten und Expertinnen und dem individuellen Nutzen-Risiko-Profil können Sie dann gemeinsam mit Ihrer behandelnden Neurologin bzw. Ihrem behandelnden Neurologen zu einer tragfähigen Entscheidung kommen.

—7—
UNVERZICHTBAR: BEWEGUNGS-, SPRECH- UND ENTSPANNUNGSTHERAPIEN

Christian Jung

»Drei Mal täglich sportliche Aktivitäten«, steht da zu lesen, oder: »Morgens, mittags, abends Übungen zur Oberkörpermobilisation«. Noch ist solch eine ärztliche Bewegungs-Verordnung Fiktion. Aber für viele Ärzt*innen wäre es sicher eine Hilfe, wenn sie der Bedeutung sportlicher Aktivität oder bestimmter Bewegungstherapien bei Parkinson auf diese Weise Nachdruck verleihen könnten. Obschon für jeden Menschen wichtig, so ist es für an Parkinson Erkrankte unerlässlich, in Bewegung zu bleiben bzw. wieder zu kommen.

Sport zu treiben und sich zu bewegen, fördert den Genesungsprozess bei fast jeder Erkrankung. Jüngst haben es erst wieder die Ergebnisse von einigen Studien und Metaanalysen bestätigt: Bewegung wirkt sich grundsätzlich positiv auf die Lebenserwartung aus – wenngleich es natürlich Ausnahmen gibt hinsichtlich bestimmter Sportarten und der körperlichen Verfassung Einzelner. Dabei galt lange Zeit aus medizinischer Sicht nur für den gesunden Körper, dass man fordernd trainieren sollte, um ihn in einem robusten Zustand zu erhalten. Dann begann die Medizin umzudenken, und man hielt beispielsweise auch Tumor-Erkrankte an, zügig nach der Chemotherapie oder dem chirurgischen Eingriff körperlich aktiv zu sein, um schnell wieder »gesund« zu werden. Inzwischen gelten sportliche Aktivität und bewusste Bewegung als wesentliche Bausteine in der Therapie nahezu jeder Erkrankung und auch bei der Krankheitsprävention.

US-amerikanische Forschende interessierte, welche sportlichen Aktivitäten – ab dem 65. Geburtstag regelmäßig betrieben – in welchem Umfang und mit welcher Frequenz am ehesten garantierten, dass jemand länger lebt. Die Vergleichsgröße war die durchschnittliche Lebenserwartung der »Normalbevölkerung«. An der auf 8 Jahre angelegten Studie, deren Ergebnisse im Oktober 2022 publiziert wurden, beteiligten sich anfangs 115.500 Personen im Alter von 65 bis 74 Jahren – unter ihnen deutlich mehr Frauen. 44.800 Teilnehmende, nahezu 40 % der Gesamtkohorte, starben in diesem Zeitraum. Im

Ergebnis zeigt sich: Ein durchschnittliches Alter erreicht meist, wer sich überhaupt hinreichend bewegt. Überdurchschnittlich alt wird, wer Kraft und Ausdauer, angereichert um ein paar Übungen zur Stärkung des Gleichgewichtssinns, regelmäßig trainiert. Dabei stellte sich zum einen ein muskelstärkendes Training von wöchentlich 2–3 Stunden als sinnvoll heraus. Die zweite Erkenntnis kann aber als noch bedeutender gelten. Danach muss das Ausdauertraining weitaus mehr beachtet werden als bisher.

DASS DER AUSDAUERSPORT EINE AUFWERTUNG ERFAHREN MUSS, zieht sich wie ein rotes Band durch die jüngsten Veröffentlichungen. In den Ergebnissen sind sich die Studien – da reiht sich auch die vorgenannte gut ein – im Großen und Ganzen recht einig. Die Essenz: Wer die Wahrscheinlichkeit erhöhen will, länger zu leben als die meisten Mitmenschen, der sollte je nach Typ (und Studie) insgesamt 4½–8 Stunden Ausdauer und Kraft pro Woche trainieren, verteilt auf 3 oder 4 Tage. Dies stellt für viele Erkrankte ein wohl nur schwer erreichbares, wenn nicht unrealistisches Ziel dar.

Erstaunlich sind solche Empfehlungen allemal: Denn noch zu Beginn des Jahrtausends wurde vor allem Parkinson-Patient*innen mancherorts vermittelt: Sie mögen sich schonen, Bewegung und sportliche Aktivitäten allenfalls in Maßen vornehmen, den Organismus nicht überfordern. Schließlich verlange ihnen die Krankheit genügend Kraft ab. Das gilt inzwischen als überholt. So formulierten jüngst Forschende aus Portugal und Italien als Ergebnis eines gemeinsamen Projekts: »Parkinson's Disease: Treat Patients like Athletes«. Mehr und mehr sind Stimmen wie diese zu vernehmen, denen zufolge sich Parkinson-Patient*innen immer (mal) wieder wie Athleten bis an die Grenze ihrer Möglichkeiten (und im Einzelfall punktuell darüber hinaus) sportlich betätigen und fordern sollten. Bei geeigneten Aktivitäten spräche demzufolge nach heutigen Erkenntnissen nichts dagegen, sich sogar ab und an richtig zu verausgaben, die Grenzen der Belastbarkeit zu spüren und punktuell zu versuchen, diese – natürlich vor- und umsichtig, vor allem als eher Untrainierter – zu verschieben.

Die Motivationsbremse überwinden

Die Aufforderung scheint in der Tat vonnöten: Nach wie vor wird kritisiert, dass gerade an Parkinson Erkrankte sich zu wenig bewegten, kaum Sport trieben, körperlicher Anstrengung desinteressiert bis ablehnend gegenüberstünden. Dies wird gestützt von etlichen Studien und auch zahllosen Erfahrungsberichten von Medizinern, Therapeuten, vom Pflegepersonal. Ein Grund hierfür wird jedoch oft vergessen: Sinkt der Dopaminspiegel, schwindet die Motivation – ein Prozess, den man rein biochemisch, physiologisch betrachten kann.

Wer sich jedoch den Wirkungen dieses Mangels hingibt, dessen körperliche Belastbarkeit und Fitness lassen nach. Infolgedessen wird der funktionell stützende Bewegungsapparat immer weniger beansprucht und dadurch schwächer. Viele Effekte treten bei einer (bewegungsreduzierten) Person mit Parkinson verstärkt auf, zumal die Erkrankung, bezogen auf die Körperhälften, meist asymmetrisch verläuft. So ist der Stütz- und Bewegungsapparat aus dem Gleichgewicht gebracht; die innere und äußere Balance zu halten fällt oft schwer. Auch deshalb sollte man aktiv falschen Bewegungsmustern und Fehlhaltungen entgegenarbeiten!

Von Therapeut*innen und Ärzt*innen im Optimalfall motivierend begleitet, sollten an Parkinson Erkrankte sich stets vergegenwärtigen: Trotz manch positiver Effekte, die gerade Anfänger bei sich sehen und erfahren, zeigt sich früher oder später wegen des schwankenden Dopaminspiegels im Körper immer wieder eine Motivationsdelle. Der gute Wille, sich zu bewegen, ist oft da. Doch ihn zu halten fällt eben häufig schwer. Dem steht gegenüber, dass es vorderstes Ziel sein muss, den Organismus – so gut er es zulässt – im laufenden Betrieb zu halten.

ZAHL WISSENSCHAFTLICHER STUDIEN ZU PARKINSON UND SPORT NIMMT ZU: Seit 2020 etwa nehmen die wissenschaftlichen Erhebungen zur Bedeutung und zum Einsatz von Sport, aktivierenden und ähnlichen Therapien bei der Parkinson-Krankheit spürbar zu. Auf der Grundlage von Studien, aber auch von Einzelfallbeschreibungen lässt sich für die Erkrankung sagen, dass generell die Funktionsfähigkeit und Mobilität, insbesondere Gehgeschwindigkeit und Gleichgewichtsgefühl von regelmäßiger Bewegung oder sportlichen Aktivitäten profitieren. Zudem verbessern sich die Belastbarkeit und die Ausdauerleistung, und es gibt positive Effekte im Bereich Muskeltonus und Muskelkraft.

Die Ergebnisse der SPARX-Studie (Study in Parkinson's Disease of Exercise) stehen beispielhaft für die Ergebnisse zahlreicher Untersuchungen zum Thema. Aus vielen in ihren sportlichen Aktivitäten sich deutlich voneinander unterscheidenden Trainingskohorten von ausschließlich frisch diagnostizierten Parkinson-Patient*innen destillierten Physiotherapeut*innen vom Anschutz Medical Camp in Denver, USA, den optimalen Trainingsmix: 4-mal die Woche ein 1-stündiges Programm, das aus 3 Elementen besteht – leichtes Aufwärmen; 30 Minuten Laufband, 30 Minuten Intensivtraining bei hoher Belastung. Von diesem anspruchsvollen, bis an die Grenzen und darüber hinaus gehenden Ausdauertraining profitierten Parkinson-Patient*innen am meisten. Es ließ sich zeigen, dass sich das Fortschreiten der Erkrankung bei dieser Gruppe zunächst verlangsamt hat.

Wichtig ist zudem, eine zweite Ebene stets einzubeziehen – den Verstand. Denn der »turnt« (oder was auch immer) stets mit. Es gilt, Übungen auszuwählen, bei denen nicht nur eine stupide, immer gleiche Abfolge von Körperbewegungen gefordert ist, sondern der Verstand mitmachen muss. Dass sich ein entsprechend konzipiertes Ausdauertraining doppelt auszahlt, deuten die Ergebnisse an einer Studie des Max-Planck-Instituts für Bildungsforschung in Berlin an, an der 52 Menschen mit einem Durchschnittsalter von 66 Jahren teilnahmen.

Die halbe Hundertschaft radelte ein halbes Jahr lang drei Stunden wöchentlich auf dem Ergometer, manche lasen dabei, einige spielten, andere hatten Aufgaben zu lösen – wieder andere taten nichts weiter. Die Teilnehmenden wurden vor und nach einem Training intensiv getestet: sowohl auf ihre Fitness als auch ihre kognitiven Fähigkeiten. Das Ergebnis: Die Effekte sind weit größer, wenn durch unterschiedliche Reize Körper und Geist gleichzeitig gefordert sind. Inzwischen bestätigen zahlreiche Studien weltweit, dass körperliche und geistige Fitness am besten gemeinsam trainiert werden.

Welche Sportart oder aktivierende Therapie nun ansonsten welche Vorzüge bietet oder worüber mit Blick auf die Parkinson-Krankheit geforscht wurde und anderes mehr: Darüber informiert dieses Kapitel. Die knapp 70 identifizierten Bewegungs- und Behandlungsformate sind gegliedert innerhalb eines Tableaus therapeutischer Optionen, das für diese Publikation entwickelt wurde. Diese 7 Therapiefelder reichen von evidenzbasierten, krankheitsspezifischen Therapien über alltagsnahe Ausdauer- und Bewegungsformate und klassische Sportarten mit Transferansatz bis hin zu neuromuskulären und aktivierenden Ganzkörpertrainings. Gestaltende Therapien sowie sanfte und passive Formate, um den Körper einfach mal zu verwöhnen, komplettieren das Angebot.

Ausdauertraining und alltagsnahe Aktivitäten

Die Körperkraft bewahren, den Alltag bestehen, gefährliche Situationen abfangen können: Diese drei Argumente sind die am häufigsten genannten, fragt man Sport- wie Neurowissenschaftler*innen nach der Bedeutung von Sport und Bewegung für an Parkinson Erkrankte. Zu den Sport- und Bewegungstherapien, in die leicht Freunde und Familie zu integrieren sind, zählen ganz wesentlich die Ausdaueraktivitäten und alltagsnahen Trainingsmöglichkeiten mit dem Ziel, Kondition zu bewahren, gestörte körperliche Funktionen zu kompensieren, zu verbessern und gesundheitlich orientiertes Verhalten zu fördern. Eine auf den Einzelnen abgestimmte Trainingstherapie und ein Aufbautraining bewirken, dass jeder und jede passgenau in die Behandlung hineinfindet und Muskelkräfte ebenso gesteigert werden wie Körperwahrnehmung, Koordination, Gleichgewicht – oder eben die Ausdauer.

Auffällig viele Studien zur Bedeutung von Sport bei neuronalen/neurodegenerativen Erkrankungen fokussieren aktuell das Thema »Ausdauer«. Mit etwas Zurückhaltung formuliert, lässt sich auch aus der Vielzahl vorliegender Studien als etwas »unscharfe«, grobe Einschätzung übermitteln, dass 2–3 Trainingseinheiten von je gut einer Stunde in der Woche das Minimum an Bewegungsaktivität darstellt, das man nicht unterschreiten sollte.

Das Ausdauertraining bedeutet eine Begegnung mit den Klassikern des Alltagssports bzw. der Bewegungsformen: Laufen, Radfahren, Schwimmen, Wandern, Nordic Walking. Es sind jene, für die man »alles zu Hause hat« oder die man von daheim gut betreiben kann, deren sportartspezifische Bewegungsmuster und -abfolgen gut zu erlernen sind und für die kein oder kaum ein Gerätebestand vorzuhalten ist. Sie zeichnen sich zudem aus durch gut begreifbare Übungen bei überschaubarem Zeitaufwand. Wer mehr leisten möchte, der kann seinen Aktionsradius »indoor« erweitern durch ein forderndes Ausdauertraining mit Laufband, Stepper, Rudergerät und Ergometer sowie Sportarten, die wie Aqua-Jogging oder -Jumping etwas oder wie Rudern und Skilanglauf etwas mehr Equipment erfordern und von denen einzelne ebenfalls weit in den Alltag eingesickert sind.

Sicheres Radfahren

Eine der niedrigsten Hürden, einfach mit Bewegung am Ball zu bleiben, bietet das Radfahren. Auffällig ist, dass selbst etliche derjenigen noch recht sicher auf dem Rad unterwegs sind, die zu Fuß kaum noch einen Schritt vor den anderen setzen können. Nicht zuletzt deshalb war das Radfahren – auch im Vergleich betrachtet zur Fortbewegung durch »Gehen« – in den vergangenen Jahren immer wieder Ausgangspunkt für besonders spannende Forschung mit weiterführenden Ideen für den Alltag.

> **WISSEN**
>
> ### Beispiele für Ausdauertrainings und alltagsnahe Aktivitäten
>
> — Joggen
> — Radfahren
> — Spazierengehen
> — Wandern
> — Nordic Walking
> — Skilanglauf
> — Rudern/Kanufahren
>   (nur Profis; Gefahr der punktuellen muskulären Überlastung)
> — Schwimmen
> — Aqua-Jogging, Aqua-Zumba, Aqua-Dancing, Aqua-Jumping
>   (mit Mini-Trampolin)

Es ist jedoch zu beachten, dass bei aller Liebe zum Fahrradfahren und zum Ausdauersport auch ein sicheres Auf- und Absteigen gewährleistet sein muss. Zahlreiche Fahrradunfälle bei Parkinson-Patient*innen erfolgen aufgrund fehleingeschätzter Schnelligkeit und ihrer Wirkungen (E-Bikes!), oder weil das Auf- und Absteigen nicht mehr problemlos klappt. Weiterhin muss auch das Gleichgewicht gehalten werden. Räder mit einem tieferen Einstieg, individuell anpassbare Falt- sowie die stetig ausdifferenzierenden Dreiräder bieten Optionen umzusteigen.

Parkinson-Ausdauertraining

Auch Reha-Einrichtungen sowie Fach- und Spezialkliniken zur Behandlung von Parkinson und anderen Bewegungsstörungen haben inzwischen die Relevanz des Themas »Ausdauer« für die Therapie der Parkinson-Krankheit erkannt. In einigen Einrichtungen werden die Patient*innen aufgefordert, jeden Tag ihre Ausdauer zu trainieren. Das geht sogar verpflichtend. Meist dauert das streng normierte Kraft-Konditions-Training eine Stunde. Sensoren an der Hautoberfläche messen dabei, was sich im Körper der Freiwilligen tut – spezifisch, individualisiert. Benötigt werden in der Regel nur vier Geräte, den meisten aus den Fitnessstudios gut bekannt. Vier 13-Minuten-Einheiten liegen vor den Trainierenden, dazwischen heißt es 3-mal 2–3 Minuten Pause. Also rauf aufs Laufband, das Fahrrad-Ergometer, den Stepper und ran an die Rudermaschine. Nach 60 Minuten ist Schluss. So hat man eine Basis, Verbesserungen und Potenzial zu erkennen. Ein Ende der Entwicklung muss gar nicht so schnell in Sicht sein. Für solche Trainings gilt: Je regelmäßiger, intensiver, vielfältiger und fordernder, umso besser. Nicht zuletzt deshalb, da sportliche Betätigung jenseits eines Zuwachses an Stabilität und Bewegungsfähigkeit auch zu mehr Ausgeglichenheit und Zufriedenheit führt.

Ausdauersport wirkt dem Abbau motorischer und kognitiver Funktionen entgegen

Derzeit suchen Forschende und Patient*innen weltweit nach Wegen, die körperliche Fitness zu bewahren und Geschwindigkeit und Sicherheit beim Gehen zu erhalten. Dabei fällt mit Blick auf die neuesten, zwischen 2020 und 2022 publizierten Studien zur Parkinson-Krankheit und mit Fokus auf Details zu Sport und Bewegung auf: Gleich welchen Sport man wählt, ein gutes Ausdauertraining gehört dazu! Begründung meist: Eine gute Kondition verbessere die funktionelle und strukturelle Plastizität der für die Planung, Ausführung und Kontrolle von Bewegungen zuständigen Hirnregionen und wirke so dem Abbau motorischer und kognitiver Funktionen bei der Erkrankung entgegen.

PARK-IN-SHAPE-STUDIE: Zu eben diesem Ergebnis kommt die Anfang 2020 veröffentlichte »Park-in-Shape-Studie« niederländischer Forschender. Es zeigte sich, dass bei einem regelmäßig auf dem Fahrradergometer praktizierten aeroben Training vor allem im Frühstadium der Erkrankung eine Zeit lang die sonst zu beobachtende Parkinson-typische Verschlechterung der Motorik ausbleibt. Über viele Jahre lässt sich so nach Aussagen der Forscher das Fortschreiten der Erkrankung häufig verzögern. MRT-Untersuchungen zeigten, dass das Ausdauertraining zu einer stärkeren funktionellen Vernetzung zwischen verschiedenen Kernarealen des Gehirns führt, die an der Kontrolle von Bewegungsabläufen beteiligt sind.

Weitere Detail- und Folgeexperimente hinzugenommen, steht für das »Park-in-Shape-Team« fest, dass Ausdauersport dem Abbau motorischer und kognitiver Funktionen entgegenwirkt. Augenscheinlich kann sich die funktionelle und strukturelle Plastizität der für die Planung, Ausführung und Kontrolle von Bewegungen zuständigen Hirnregionen sogar wieder verbessern. Inzwischen wurde der positive Effekt, den das regelmäßige Ausdauertraining auf die motorischen Parkinson-Symptome hat, mehrfach bestätigt.

Auch tierexperimentelle Studien liefern Hinweise darauf, dass Ausdauersport den Erhalt von Nervenzellen in den Basalganglien begünstigt oder dazu anregt, neue Neuronen zu bilden. Physiotherapeut*innen am Anschutz Medical Campus in Denver, USA, haben auf der Basis entsprechender Vorstudien ein anspruchsvolles Trainingsprogramm mit vier Stunden Sport pro Woche für frisch diagnostizierte Parkinson-Patient*innen entwickelt. Nach dem Aufwärmen geht es zunächst für 30 Minuten aufs Laufband. Anschließend folgt ein halbstündiges Intensivtraining unter hoher Belastung. Ebenso wie bei den Teilnehmenden der SPARX-Studie (S. 99) zeigte sich auch hier ein durchweg langsameres Fortschreiten der Erkrankung.

▼ Regelmäßiges Ausdauertraining hat positive Effekte auf motorische Symptome.

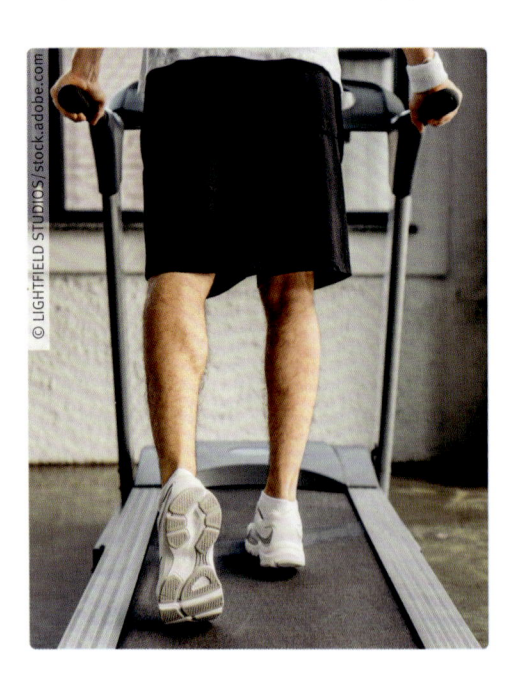

Besondere Sporttherapien

In der jüngeren Vergangenheit wurden von einigen teils nicht so verbreiteten Sportarten »therapeutische Ableger« geschaffen und (oftmals nach dem Vorbild anderer Erkrankungen wie etwa der Multiplen Sklerose) als Sporttherapien für Parkinson-Kranke deklariert. Auch hier knüpft noch vieles an Gewohntem meist aus dem Alltag an. Dabei ist es zunächst einmal egal, ob es sich um alltagsnähere Bewegungsabläufe handelt wie beim Paddeln und Reiten oder um therapeutische Angebote, die wie Boxen, Bogenschießen oder Karate weniger vertraut sind. Vieles an den »neuen« und komplexen Bewegungsmustern lässt sich auch mit einer schwerwiegenden Beeinträchtigung wie der Parkinson-Krankheit noch erlernen. Hauptsache, man bewegt sich.

Ein Hinweis noch: So sehr einige der folgenden Angebote inzwischen hierzulande fast flächendeckend Verbreitung gefunden haben, stößt man auf andere nur vereinzelt.

> **WISSEN**
>
> ### Aus Sportarten abgeleitete Bewegungsformate bei Parkinson
>
> — therapeutisches Reiten
> — therapeutisches Boxen
> — therapeutisches Kickboxen
> — therapeutisches Karate
> — therapeutisches Bogenschießen
> — therapeutisches Paddling
> — therapeutisch begleitetes Klettern für Personen mit neurodegenerativen Erkrankungen
> — PingPongParkinson (PPP): Tischtennis

Therapeutisches Reiten

Wie kein anderes lebt das folgende Angebot vor allem von seinem körperlich-sinnlichen Erleben. Für die »Bewegungstherapie auf dem Pferd« benötigt man ein Ross, eine erfahrene Therapeutin und einen bestimmten Sitzgurt, der inzwischen patentiert und verfügbar ist und Parkinson-Kranken ein gefahrloses Training sogar im Trab ermöglichen soll. Hier mischen sich aktive und passive Behandlungselemente in einer Weise, wie man das sonst nirgends hat. So überträgt sich die mehrdimensionale Bewegung des Pferderückens auf das Becken des Reiters und stärkt dessen Rumpfmuskulatur, aber auch Atmung und Stimme profitieren, ist einer 2019 publizierten Begleitstudie zu entnehmen. Das leichte Schaukeln beim Trab oder Galopp wirkt dauerhaft unterschwellig bis hinein in die feine, tief liegende Muskulatur im Rücken und Rumpfbereich und »arbeitet« den typischen Rückenproblemen und Schmerzen im Lendenwirbelsäulenbereich entgegen. Festzuhalten bleibt jedoch auch, dass Art und Umfang der Effekte nicht kalkulierbar sind.

Boxen

Das Boxen ist in seiner Variante als therapeutische Option durchaus nicht unumstritten. Denn die Grundelemente solch eines Trainings entsprechen jenen, die auch andere Faustkämpfer absolvieren. Doch im Detail richten sich die Workshops speziell an den Bedürfnissen der Erkrankten aus. Beim Boxen ist die ganze Muskulatur des Körpers gefordert. Darüber hinaus ist neben fliegenden Fäusten die richtige Bein- und Fußarbeit entscheidend. Und natürlich arbeitet parallel der Kopf. Die Konzentration muss sich vielfach splitten. Sie gilt dem Gegner, der Raumwahrnehmung, allseitigen Orientierung ebenso wie der sich ständig ändernden dreidimensionalen Positionierung des Kämpfers im Raum – sowie nicht zuletzt der eigenen körperlichen und seelischen Verfassung im Moment des Kampfes. Viele Sinnesorgane laufen hochtourig und sind permanent alert. In solch einer Stresssituation befindet sich der Organismus im Alarmzustand. Körper und Geist sind zeitgleich hochgradig gefordert – für Parkinson-Kranke eine Extremsituation, mit der es umzugehen gilt. Gelingt das, lernt der Organismus nicht nur physisch dazu, sondern auch mental für das Leben mit einer chronischen Erkrankung.

Kickboxen

Anders als in den USA kommt hierzulande aus therapeutischer Sicht dem Kickboxen immer größere Bedeutung zu. Vor allem fitte und junge Patient*innen bevorzugen diesen Sport, bei dem auch mit den Füßen »geboxt« wird. Ende 2024 ging bei einem Wettbewerb einer deutschen Parkinson-Stiftung das Kickboxen unter zahlreichen Wettbewerbern als Sieger durchs Ziel, da nach Therapeutenmeinung ein enorm hoher Nutzen in der Ausübung dieses Sports liege. So sei permanent Körperarbeit gefordert, der Gleichgewichtssinn und die Orientierung im Raum seien dauerhaft angesprochen, zeitgleich würden Gelenkigkeit und Beweglichkeit trainiert, und überhaupt leiste der Körper auf spielerisch-kämpferische Art Aufbauarbeit in Sachen Kraft und Schnelligkeit – und das nicht zu knapp.

Karate

Auch die Kampfkunstsportart Karate hat spezifische Anpassungen an die Erfordernisse der Parkinson-Krankheit erfahren. Den ersten Kursus für Betroffene hierzulande initiierten Sportler vom TV Ludweiler im Saarland und setzen dabei Ergebnisse einer Studie der Universität Regensburg um. Und so stehen auf dem Programm zunächst das Erlernen gezielter Bewegungen und Abwehrreaktionen. Ein besonderes Augenmerk gilt Übungen zu Stärkung von Gleichgewicht, Konzentrations- und Koordinationsfähigkeit. Ein Training einmal pro Woche verbessere spürbar die Mobilität und Bewegungsabläufe in ihren Details, sagen die Forscher. Gleichzeitig regt der Karatesport das Gehirn noch auf einer anderen Ebene an, denn die Bereiche für Wahrnehmung und Denken sind die ganze Zeit über aktiv. Der Körper ist permanent in Aktion, und so stehen letztlich beide Hirnhälften während der gesamten Dauer der Ausübung im wechselseitigen Austausch.

Therapeutisches Bogenschießen

Spannende Erlebnisse bietet das therapeutische Bogenschießen. Zum Einsatz kommt meist zwar modernes Hightech-Gerät, aber ohne Visier. Man zielt also frei. Denn es geht zuvorderst nicht um Perfektion in der Ausübung; vielmehr stehen im Zentrum des therapeutischen Grundgedankens Selbsterfahrung und das Wahrnehmen des eigenen körperlichen Ausdrucks, das Erleben individueller Entfaltung und vor allem: das bewusste und reflektierte Agieren.

Das körperlich-sinnliche Erleben der Vereinigung von Körper und Geist, von Bewegung und totaler Ruhe soll bei der Bewältigung der Erkrankung helfen, aber auch konkret zur Verbesserung der motorischen Störungen beitragen. Denn der Schütze erlebt gegensätzliche Zustände des Körpers wie Spannung und Entspannung, Stille und Aktivität, Festhalten und Loslassen.

Das Bogenschießen schult die Haltung, erfordert Kraft und Konzentration auf den Punkt. Und das gelingt, wie man an Patient*innen mit Parkinson-typischen zitternden Händen sieht: Trotz hoher, beim Spannen des Bogens von den Fingern zu haltender Zuglast stoppt der (Ruhe-)Tremor, wenn die Schützen plötzlich anvisieren, fixieren und schießen. So als gäbe das Gehirn auf irgendeine Art und Weise erfolgreich den Befehl dazu.

Tischtennis: sehr positiv bei Parkinson

Tischtennis ist ein facettenreicher Sport: Er erfordert neben besonderen kognitiven Leistungen schnelle Reaktionen und Bewegungen im Wechsel mit plötzlichen Stopps und Sprints, bei denen zudem permanent Gewichtsverlagerungen stattfinden. Bereits wenn der Gegner ausholt, bleiben nur Tausendstelsekunden, um auf dessen Schlag zu reagieren. Kann jedoch eine der schnellsten Ballsportarten zu den typischen Parkinson-Symptomen passen? In den Jahren 2023 und 2024 legten Forschende vom Karolinska-Institut in Stockholm, von der Fukuoka-Universität in Japan und von der Deutschen Sporthochschule in Köln 3 Studien vor zu den Wirkungen von Tischtennis bei der Parkinson-Krankheit.

Allesamt ähnlich angelegt mit vergleichbaren Teilnehmerpanels in soziodemografischen Merkmalen und Gesundheitsstatus, zeigten die an Parkinson Erkrankten in den drei Erhebungen (nahezu) durchweg Verbesserungen bei den Geh- und Balancetests ebenso wie bei weiteren Bewegungs- und Beweglichkeitsübungen; auch profitierte das Körperempfinden. Zudem gaben alle Involvierten positive Wirkungen auf Psyche und Wohlbefinden zu Protokoll. Dies sei ebenso wie die positiven Effekte auf die Motorik insgesamt nicht zu unterschätzen, sagt auch die National Parkinson's Foundation der USA.

In einer aktuellen Erklärung kommt die Organisation zu dem Schluss: »Tischtennis wirkt positiv auf Parkinson-Patient*innen, weil es so viele Teile des Körpers und des Gehirns trainiert und gleichzeitig das Timing, den Rhythmus, das Gleichgewicht und die Psyche stärkt.« Im Besonderen – das ist unabhängig von der Parkinson-Forschung für die Sportart belegt – wird die Auge-Hand-Koordination ebenso trainiert wie das Konzentrations-, Reaktions- und Gleichgewichtsvermögen; zudem fördert Tischtennis die Schnelligkeit.

Nerven- und muskelstimulierendes (sanftes) Ganzkörpertraining

Für Yoga ebenso wie für Qi Gong oder Tai-Chi gilt als bewiesen: Die meist aus dem Fernen Osten stammenden Formen unterschiedlicher Bewegungsabfolgen verbessern nicht nur den Gleichgewichtssinn, sondern auch die motorischen Fähigkeiten und die muskuläre Ausdauer – und das zumeist gleichmäßig über den ganzen Körper hinweg. Je nach Stil stehen meditative, gesundheitspflegende, energetische oder kraftbetonte Ausführungen im Fokus, die den Körper unterschiedlich fordern und damit eigene Reize setzen; insbesondere Yoga zeigt sich globalisiert in unzähligen Formen, Varianten und Variationen samt eigener Philosophie und Ausführungspraxis. Mittlerweile gilt auch als gesichert, dass sich mit sanftem Qi Gong, Yoga und Meditation sehr gut den bei Parkinson häufig auftretenden Depressionen begegnen lässt. Ebenso positiv sollen Yogaübungen und Meditation auf Leistungen des Gehirns wirken und womöglich sogar den Ausbruch einer Demenz verzögern. Ob die »Asanas«, die einzelnen yogischen Stellungen, oder »Die Übungen zur Lebenspflege«, wie sich Qi Gong als Bogenschlag aus Geistes-, Atem- und Körpertechniken gemeinhin versteht: Beinahe jeder kann die immer wiederkehrenden Elemente erlernen und mitmachen.

Gleiches gilt für andere muskelstimulierende Ganzkörpertrainings wie Feldenkrais: ein Lern- und Übungssystem für Körperwahrnehmung und Beweglichkeit. Des Öfteren hört oder liest man auch von der Petö-Behandlung, die Pädagogik und Therapie als untrennbare Einheit zusammenbringt und so einen individuellen Zugang bietet, trotz einer Bewegungsstörung den Alltag allein meistern zu können. Andere versuchen es nach dem Vorbild der Hora-Methode: eine besondere Form von Gymnastik- und Dehnübungen einschließlich Trampolin-Springen und begleitet von einem modernen Gerätetraining.

Lange Zeit wurde unterschätzt, dass etliche dieser Bewegungsformen nicht nur ausgesprochen guttun und für Wohlbefinden sorgen, weil sie sanftes körperliches Training sind; sie sprechen zugleich in perfekter Harmonie die Seele an und erreichen so »geistiges Terrain«. Der Kopf ist durchweg stark involviert, denn er muss die für viele Patient*innen fremden Bewegungsabläufe wie etwa beim Tai-Chi erst mal verstehen, aufnehmen, übertragen und umsetzen.

> **WISSEN**
>
> ## (Sanftes) Ganzkörpertraining bei Parkinson
>
> — Wassergymnastik
> — Gyrokinesis
> — Yoga
> — Tai-Chi
> — Qi Gong
> — Pilates
> — Feldenkrais
> — propriozeptive neuromuskuläre Fazilitation (PNF)
> — Bobath
> — Progressive Muskelentspannung nach Jacobsen
> — Hora-Methode
> — Petö-Methode

Thai-Chi und Krafttraining: eine gute Kombination

US-Mediziner um Fuzhong Li vom Oregon Research Institute interessierte, ob an Parkinson Erkrankte von Tai-Chi profitieren, und ob die Kombination mit anderen Formaten sich besonders günstig auswirkt. Inwieweit also vermögen Betroffene durch Training ihre Körperhaltung, die gesamte Aufrichtung des Muskel-Skelett-

Apparates und ihr Gleichgewichtsvermögen wieder zu verbessern? Nach Abschluss der Trainingsphase kamen die Forschenden zu dem Ergebnis, dass Tai-Chi und Krafttraining die beste Kombination ist in ihrer Wirkung auf die Stabilität, Körperbalance und Körperhaltung bei Parkinson-Patient*innen. Tai-Chi-Training könnte es somit Betroffenen ermöglichen, Herausforderungen im Alltag länger zu bewältigen – etwa sich zu bücken, um etwas aufzuheben, etwas aus dem Schrank zu nehmen, sich allein hinzusetzen, aufzustehen, zu gehen, ohne zu stürzen.

Wiederholt haben klinische Studien gezeigt, dass das regelmäßige Praktizieren von Tai-Chi-Bewegungsabfolgen sich positiv auf Physis und Psyche des menschlichen Körpers auswirkt. Entsprechend unterstützen und fördern Kostenträger im Gesundheitswesen die Teilnahme an Tai-Chi-(Chuan)- oder Taiji-Kursen vergleichbar dem Qi Gong.

»KEEP MOVING« – TAI-CHI BEI PARKINSON: Darüber hinaus hat sich mit »Keep Moving« eine aus dem Tai-Chi abgeleitete und anerkannte Taiji-Therapie für Menschen mit Parkinson oder einer Bewegungsstörung entwickelt und am Markt platziert. Hier werden etwa die beim Tai-Chi häufig sehr komplexen, hintereinandergehängten und ineinander übergehenden Abfolgen in vereinfachter Weise vermittelt. Regelmäßig finden Kurse in Großstädten und Klöstern statt.

Mit Gyrokinesis die Körpermitte stärken

Bei dem beeindruckenden Bewegungs- und Therapiekonzept »Gyrokinesis« geht es um Stärkung der Kraft der Körpermitte, um Freude an der Bewegung und an der Arbeit mit dem Rhythmus des eigenen Körpers – und vor allem um dessen Mobilisation. Typisch ist – obwohl etliche Übungen im Sitzen stattfinden – das leicht Tänzerische, das immer wieder aufscheint. Der Körper, die Wirbelsäule sind permanent in Aktion: mal sanft gedreht, gebeugt, gestreckt. Ohne Unterbrechung reihen sich Übungen in raumgreifenden Abfolgen aneinander. Das Auffälligste an Gyrokinesis sind wohl die teils komplexen Bewegungsabfolgen, bei denen die Arme gern mal eine andere, gegenläufige oder um 90° versetzte Richtung einschlagen als die Beine. Das ist typisch für das Konzept, und es erfordert Geduld, die teils komplexen Vorgaben zu verinnerlichen und abzurufen.

Damit ist Gyrokinesis ein wie passgenau auf die Parkinson-Krankheit zugeschnittenes Bewegungskonzept. Ganz unterschiedliche dynamische Übungen kräftigen und stabilisieren in langen, fordernden Einheiten isoliert und interagierend die Wirbelsäule, Gelenke und die Skelettmuskulatur. Sie stützen damit jene Problembereiche, die bei Parkinson an allererster Stelle genannt werden, geht es um Beeinträchtigungen oder Schmerzen.

Hat die Behandlung Erfolg, lassen Stress und Verspannungen nach, und die Muskulatur kräftigt sich. Beweglichkeit und Koordinationsvermögen nehmen zu, ein positives Körperbewusstsein stellt sich ein. In Summe ist Gyrokinesis ein ungemein klug durchdachtes und entsprechend komplexes Konzept, das die Kräfte des Körpers fordert und mobilisiert, Blockaden und Verspannungen löst und Energien freisetzt – und das trotz all der Anstrengungen bewirkt, dass man sich gut fühlt.

PNF

In jüngster Zeit gibt es erste Belege auch für den Erfolg eines therapeutischen Konzepts, das an Gyrokinesis erinnert: die Propriozeptive Neuromuskuläre Fazilitation (PNF). Eine PNF-Behandlung hat zum Ziel, krankhaft veränderte Bewegungsabläufe wieder zu physiologisch funktionierenden zurückzuführen. Dabei

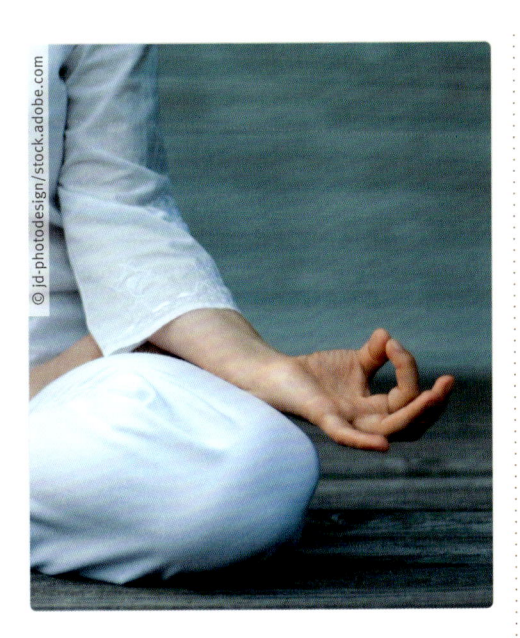

▲ Meditation wirkt sich positiv auf Leistungen des Gehirns aus.

kommt ihr zu Hilfe, dass die allesamt dreidimensional ablaufenden Bewegungsmuster der Arme und Beine im Zentralnervensystem abgespeichert sind. Die Therapeut*innen nutzen für ihre Arbeit, dass Bestandteil eines komplexen Bewegungsmusters immer eine beugende oder streckende Komponente des Ellbogens bzw. des Kniegelenks ist. Sie lassen die übende Person mit genau festgelegten Reizen eine Bewegung immer und immer wieder ausführen oder sie gegen Widerstände arbeiten. Während der Durchführung werden Berührungs-, Muskeldehnungs-, Sehnenspannungs- sowie Druck- und Lagesinnrezeptoren gezielt gereizt. Viele Übungen laufen dabei zur Stärkung des Gleichgewichts diagonal über die Körperachsen ab – das erinnert an Gyrokinesis. Mehrfach ist beschrieben, dass es mithilfe von PNF offenbar gelingen kann, erfolgreich die – bei Parkinson-Patienten oft deutlich erhöhte – Muskelspannung zu senken, schwache Muskeln stellenweise zu reaktivieren und die motorische Kontrolle darüber zu verbessern.

Pilates bei Parkinson

Und sogar zur therapeutischen Relevanz von Pilates laufen bzw. liefen erste Studien. So wurden zuletzt Ergebnisse eines 2022 an der Dokuz Eylul Universität in Izmir, Türkei, durchgeführten Projekts diskutiert. Forschende hatten dabei untersucht, inwieweit Pilatesübungen die Bauchmuskelfunktion stärken und muskuloskelettale Schmerzen bessern helfen sowie die Kernstabilität des Organismus zu festigen vermögen. Des Weiteren interessierte sie die Wirkung bei einer Parkinson-begleitenden Depression und bei Angstzuständen Betroffener. 15 Parkinson-Patient*innen trainierten 6 Wochen lang 2-mal wöchentlich 60 Minuten Pilates. Im Ergebnis zeigten sich deutliche Unterschiede zwischen der aktiven und der Kontrollgruppe über alle Faktoren hinweg. Auch die empfundene Lebensqualität war bei den Pilatesakteuren klar besser.

Zunächst waren es einzelne Krankenkassen, die solche Ganzkörpertrainings unterstützten. Vor Jahresfrist sprachen sich dann auch deren Dachverbände dafür aus, dass die einzelnen Kassen künftig die Kosten für Pilates-, Yogakurse und ähnliche Angebote übernehmen sollen, selbst wenn diese nicht von ihnen direkt ausgerichtet würden. Das heißt, auch ein solcher Kursus, der von einem entsprechend zertifizierten Trainer in einem Fitnessstudio angeboten wird, kann unter bestimmten Voraussetzungen genehmigt und bezahlt werden (die Teilnahme an jeder einzelnen Einheit – mindestens zehn sollten es insgesamt sein – muss vom Trainer abgezeichnet sein). In der Regel übernehmen die gesetzlichen Krankenkassen bei Yoga- und Pilateskursen zwischen 75 und in Einzelfällen sogar 100 Prozent der Kursgebühren. Selbst eine Onlineteilnahme ist unter Umständen erstattungsfähig. Dies alles zeigt, wie stark doch der Präventionsgedanke inzwischen in den Vordergrund rückt.

Aktivierende Therapien

Viele der nachfolgend genannten Angebote wie die Osteopathie, kraniosakrale Therapie, Rolfing, strukturelle Integration oder Trager-Methode sind hierzulande nur bedingt anerkannt und werden daher nur vereinzelt erstattet. Dem stehen Einzelfallstudien und Berichte gegenüber, die einen großen Nutzen für zumindest einige Parkinson-Erkrankte erkennen lassen. Aktuell wird diskutiert, ob nicht insbesondere bei neurodegenerativen Erkrankungen Angebote wie die manuelle Therapie, die Osteopathie mit der jungen Ausdifferenzierung der »neuromuskulären Osteopathie« und vor allem die Trager-Methode und Rolfing womöglich einen zumindest vergleichbaren Nutzen versprechen wie die meist von Ärzt*innen verordneten einfacheren bzw. weniger spezifischen Physiotherapieübungen.

Der entscheidende Unterschied zu den teils sehr ähnlich erscheinenden Therapieangeboten aus der Gruppe der nerven- und muskelstimulierenden Ganzkörpertrainings besteht darin, dass dort der Klient eigenständig aktiv ist, während bei den folgenden Angeboten Therapeutin oder Therapeut zumindest mit Hand anlegen.

BIG-Training wirkt der Bewegungsverkleinerung entgegen

Das BIG-Trainingsprogramm für physio- und ergotherapeutische Interventionen hat die LSVT-LOUD-Therapie (S. 111) zum Vorbild. Laut entspricht hier großräumig, und ansonsten geht's auch bei BIG ums Neukalibrieren. Bei der spezifisch auf die Behandlung der Parkinson-Krankheit ausgerichteten Physiotherapie-Methode steht ein intensives, stetig wiederholtes Einüben von Bewegungen, die mit großer Amplitude auszuführen sind, im Vordergrund. Ziel ist es, der bei Parkinson zumeist typischen Verlangsamung oder Verkleinerung von Bewegun-

> **WISSEN**
>
> ### Aktivierende Therapien bei Parkinson
>
> — BIG-Training
> — Ergotherapie
> — Physiotherapie
> — manuelle Therapie
> — Osteopathie, neuromuskuläre Osteopathie
> — Faszientraining
> — kraniosakrale Therapie
> — Rolfing, strukturelle Integration
> — Trager-Methode

gen entgegenzuwirken. Fortan nimmt man also eine Tasse mit raumgreifendem Gestus aus dem Schrank oder man geht mit großen Schritten und ausgebreiteten Armen. Die Stellgrößen sind Bewegungsamplitude, Rhythmik und Tempo. Jede BIG-Übung wird 10-mal wiederholt, und es sind etliche. Wer BIG – das gilt natürlich auch für die LSVT-LOUD-Therapie – ernsthaft praktizieren möchte, der sollte dafür 45 bis 60 Minuten pro Tag (oder Durchgang) einplanen.

»Animiert« durch stets fordernde Zurufe und Rückmeldungen des Therapeuten oder der Therapeutin, verbessern sich die womöglich verlernten Bewegungsabläufe durch BIG-Übungen wieder, da im Gehirn die entsprechenden Vorgänge neu »kalibriert« werden. »Neu kalibrieren« bedeutet im Prinzip auch: nicht lockerlassen, bis jedes Detail einer Übung sitzt, bis das Gehirn begriffen hat, was anders ist – und das anders eben bedeutet: »wie früher«. Das Ziel: sicher werden in den Alltagsbewegungen, im Stand, beim Gehen; natürlich auch: größer werden und schneller, ohne dabei die Bewegungen unsauber auszuführen. In manchen Momenten fühlt es sich an, als lerne man die Abläufe des Gehens und Sichbewegens noch einmal neu.

Zahlreiche Übungen im Bereich der aktivierenden Angebote zielen auf eine bessere Körperhaltung und darauf, Störungen beim Gehen und Halten des Gleichgewichts entgegenzuwirken. Ein weiteres Bestreben ist es, die Selbstständigkeit bei den Aktivitäten des Alltags und damit die Autonomie über das eigene Leben möglichst zu erhalten oder gegebenenfalls auch wiederzuerlangen.

Aktivierende Therapien bieten sich bei der Parkinson-Krankheit nicht nur, aber insbesondere dann als gewinnbringende Option an, wenn die Krankheit weit(er) fortgeschritten ist. Ab einem gewissen Punkt lassen sich die Auswirkungen nicht mehr vollständig mit Bewegung auffangen. Hier helfen dann vor allem passive Ansätze. So können Kompensationsstrategien nützen, den Alltag dennoch zu bewältigen und Lebensqualität zu erhalten. Ein erprobtes Prinzip sieht zum Beispiel vor, Handlungen in kleine Schritte aufzuteilen. So lassen sich Alltagsabläufe neu einüben und die individuell gewünschte und häusliche Selbstständigkeit so gut es geht bewahren.

Ergotherapie

Der Klassiker im Feld der aktivierenden Therapien sind in der Tat die Krankengymnastik und ergotherapeutische Angebote. Gerade die Ergotherapie kommt bei Parkinson in ihrer Breite als individueller Mix aktiver und passiver Handhabungen zum Einsatz. Sie steht damit beispielhaft für die aktivierenden Therapien und deren Möglichkeiten. Hier wird deutlich, wie sehr es bei dieser Erkrankung des geschulten und sensiblen Blicks des Behandlers bedarf, um die gesundheitliche, aber auch die Alltagssituation des Gegenübers zu erfassen. Generell gilt bei der Parkinson-Krankheit das Augenmerk der Ergotherapeuten oft der schwindenden Feinmotorik und explizit den Fingern und deren Beweglichkeit.

Krankengymnastik »ZNS«

Bei der »KG ZNS« handelt es sich um ein besonderes physiotherapeutisches Angebot für Menschen mit neurologischen Beeinträchtigungen, insbesondere neurodegenerativen Erkrankungen. Die Übungen und Abläufe erinnern dabei weniger an klassische Krankengymnastik, vielmehr sind es Elemente von Bobath und PNF (S. 106), die zum Einsatz kommen. Mit diesen Hebeln unter Ausnutzung der vorhandenen Anregungs- und Hemmungsmechanismen des Nervensystems versuchen die Therapeut*innen, die dringend benötigten sogenannten funktionellen Alltagsbewegungen zu erhalten, zumindest weitgehend. Denn eine Verbesserung oder Stagnation der Beschwerden zu erreichen, ist bei diesen grundsätzlich in Richtung Abbau orientierten Erkrankungen nicht immer möglich. Aber es lässt sich doch so weit therapieren, dass die Lebensqualität profitiert. Eine KG-ZNS-Einheit dauert mindestens 25, meist 30 Minuten – und damit länger als eine KG-Einheit.

Rolfing – ganzheitliche Faszientherapie

Ein besonderer Stellenwert kommt innerhalb der aktivierenden Parkinson-Therapien dem Rolfing zu, einer ganzheitlichen Faszientherapie. Sie zielt darauf, den Körper wieder auszurichten, ihn ins Gleichgewicht zu bringen, Schmerzen zu lindern und ein positives Körpergefühl zu vermitteln. Dazu werden gleichförmige Belastungen, Fehlhaltungen oder fixierte Bewegungsmuster identifiziert. So ist es den Körpersegmenten möglich, in ihre natürliche Position zurückzukehren. Der Körper richtet sich auf, wird wieder ein Stück weit beweglicher und elastischer. Gleichzeitig lernen die Betroffenen, ihre Körperhaltung und Bewegungen besser wahrzunehmen. Rolfing ist mittlerweile so weit anerkannt, dass einige Krankenkassen Anwendungen testweise in Einzelfällen erstatten – maximal 4–6 Einheiten.

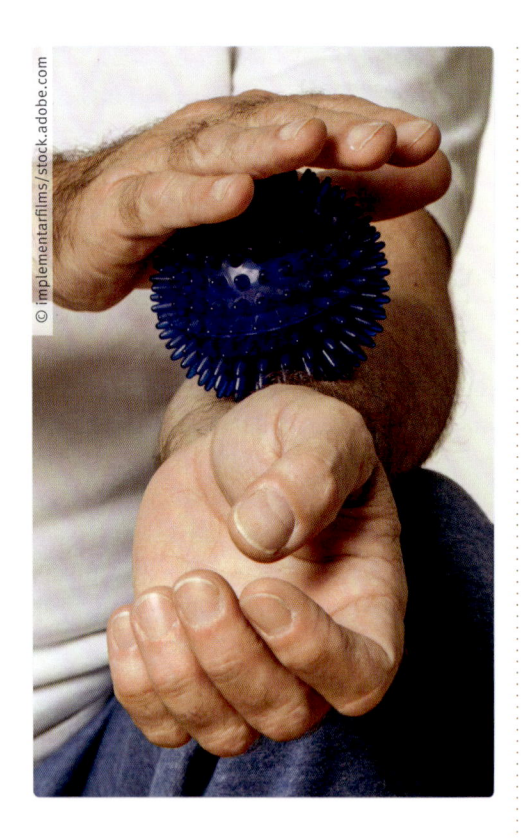

▲ **Faszientraining hilft,** die Beweglichkeit zu verbessern.

Kraniosakrale Therapie

Die kraniosakrale Therapie wurde aus der Osteopathie entwickelt. Die Handgriffe des betont manuellen Verfahrens setzen vorwiegend im Bereich von Schädel, Nacken, Zungenbein, Thorax, Wirbelsäule, Becken, Kreuzbein, Zwerchfell und Füßen an. Dabei erspürt der Behandelnde feinste Flüssigkeitsströme im Körper vom Schädel (Cranium) bis zum Kreuzbein (Os Sacrum) und versucht, über sie zu wirken. Im Optimalfall lösen sich Verspannungen, Schmerzen oder es bessern sich Bewegungseinschränkungen. Charakteristisch für diese Behandlungsform ist, dass der Körper mit seinen inneren Regulationsmechanismen wieder in Einklang kommen soll. Dies soll auch die Selbstheilungskräfte stärken.

Dass diese Wirkungen unmittelbar auf die Therapie zurückzuführen sind, ist nicht belegt; auch gilt die Wahrscheinlichkeit als gering, dass oberflächliche Bewegungen den Flüssigkeitenfluss verändern. Womöglich beruhen die Effekte einfach auf der Erwartungshaltung und Entspannung der Betroffenen. Darüber hinaus ist bis heute die Annahme nicht belegt, dass Erkrankungen des Bewegungsapparates mit einer gestörten Flüssigkeitenzirkulation einhergehen. Es gibt einige exzellente Therapeut*innen hierzulande dafür (wie auch für die beiden angrenzenden Angebote), dennoch sollte man – da die Behandlungen oft sehr teuer sind – lieber ein Mal mehr genau und kritisch hinschauen, worauf und auf wen man sich einlässt.

Trager-Methode: sanftes Schütteln

Auch die Trager-Methode als drittes, weniger bekanntes Verfahren bietet wirksame Hilfe – insbesondere bei Rücken- und Gelenkschmerzen. Dazu werden nicht wie sonst meist üblich schmerzende Körperpartien gedehnt, beklopft oder geknetet. Hingegen setzt die Trager-Behandelnde sanfte Berührungen ein: Sie rollt, schwingt und schüttelt etwa an Hals, Armen und Beinen. Sie versucht Bewegungen zu finden, die die Spannungen oder Schmerzen bei der betroffenen Person verringern, die zu diesem Zweck permanent rhythmisch ganz sanft geschüttelt wird. So wird eine maximal mögliche Flexibilität beim Bewegen der einzelnen Glieder erreicht. Durch unzählige leichte und rhythmische Kontakte lösen sich tiefsitzende Blockaden. Das Körpergedächtnis speichert die angenehmen Empfindungen unbewusst ab.

Rolfing, kraniosakrale Therapie und Trager-Methode sind passiver Natur und gehen nicht mit aktiven Bewegungen betroffener Personen einher. Da Berichte über Effekte bislang weitgehend anekdotischen Charakter haben, sind Erfolge nicht wirklich abschätzbar.

Parkinson-spezifische Sprech- und Atemtherapien

Veränderungen der Stimme und des Sprechens, etwa in Klang, Modulation und vor allem Lautstärke, sind häufige Symptome der Parkinson-Krankheit. Hier therapeutisch zu wirken ist partiell möglich – und sogar evidenzbasiert wissenschaftlich abgesichert. Im Zentrum steht das »Neukalibrieren« von Funktionen des Organismus mithilfe des LSVT-Konzepts.

Ferner gibt es weitere Therapieansätze aus dem Bereich der Stimm-, Sprech- und Sprachtherapien sowie der Atemtherapien. Sie beginnt mit dem LSVT-Angebot, das bei Integration in den Alltag Motivation und Eigenverantwortung des Erkrankten erfordert, wobei Durchhaltevermögen notwendig ist. Dies umso mehr, als zum Teil Elemente verschiedener Therapien zusammenfließen wie bei dem »Schlaffhorst-Andersen-Konzept«.

Evidenzbasiert: das LSVT-Konzept LOUD

Wer von Parkinson betroffen ist, hat vielleicht häufiger schon die Rückmeldung bekommen, zu leise, zu monoton, zu schnell, zu gleichförmig oder zu unartikuliert zu sprechen. Solche Aussagen können sehr belastend sein, klingen sie doch wie ein Vorwurf. Diese Veränderungen treten bei vielen Erkrankten im Verlauf auf und sind sowohl für sie selbst als auch das Umfeld herausfordernd und können die Lebensqualität stark mindern. Der LSVT-LOUD-Ansatz soll einer Verschlechterung des Sprechens oder dem Ausfall von Stimmfunktionen entgegenwirken.

Die LSVT-LOUD-Methode ist ein evidenzbasiertes logopädisches Behandlungsformat, das von zwei Sprachtherapeutinnen in den USA als Einzelfallbehandlung entwickelt wurde. Erstmals kam es 1987 zum Einsatz bei einer an Parkinson erkrankten Frau, die bezüglich ihrer logopädischen Probleme als austherapiert galt.

> **WISSEN**
>
> **Stimm-, Sprech-, Sprach- und Atemtherapien (z. T. Parkinson-spezifisch)**
>
> — LSVT-LOUD-Methode
> — Konzept Schlaffhorst Andersen (stellvertretend auch für weitere logopädische Angebote)
> — reflektorische Atemtherapie/Atemtherapie allgemein
> — Zilgrei: Haltungs- und Atemtherapie
> — Musiktherapie

Auf jene Lee Silverman (LS) und das für sie neu konzipierte »Voice Treatment« (VT) verweist das Akronym LSVT. Später wurde die LSVT-Idee in das Feld der Alltagsbewegungen (BIG) transferiert und kam als abgeleitete Form in der Physio- und Ergotherapie zum Einsatz. Vor allem in der logopädischen Therapie der Parkinson-Krankheit gilt das LSVT-Konzept als einzige evidenzbasierte Therapiemethode – als »Goldstandard«. Im Zentrum steht bei LSVT LOUD die Arbeit an der Sprechlautstärke. Der Körper wird daran erinnert, dass er diese Funktionen früher beherrscht hat, wie das ging und wie das klang. Wie es also richtig war! Eben das lernt er wieder neu.

Der Weg führt dabei in erster Linie über die Kräftigung der Stimme; gefordert ist von der betroffenen Person eine dauerhafte Erhöhung der Sprechlautstärke im Alltag. Während einer konzentrierten Auftaktphase wechselwirken die beiden Therapiepartner*innen zunächst 4 Wochen lang täglich eine Stunde in direktem Austausch anhand zahlreicher Übungen, die nach diesem intensiven monatlichen Kompaktstart allein fortzusetzen und möglichst häufig zu wiederholen sind. Gemäß dem LSVT-Motto »All you need is loud« bauen sich die Unterrichtseinheiten immer wieder neu um den zentralen Fokus herum auf. Der Erfolg des Konzepts spricht für sich: Studien zeigen immer wieder, dass sich bereits kurz nach Therapiebeginn bei etwa 4 von 5 Patient*innen deutliche Verbesserungen feststellen lassen hinsichtlich Lautstärke, Stimmlippenschluss oder Atmung – vor allem beim täglichen Sprechen. Ein wiederholter Ausweis auch der Evidenz.

Stimme und Stimmvolumen kommt unzweifelhaft die Schlüsselrolle im Sprechsystem zu. Will man schnell und wahrnehmbar die Stimmfähigkeit und damit die Verständlichkeit verbessern, hat es sich als wirksamer und nachhaltiger Ansatz erwiesen, sich bei der Therapie von Sprechstörungen auf einen Faktor – eben die Lautstärke – zu konzentrieren. Über die Sprechlautstärke werden dann mittelbar andere Funktionen wie die Artikulation, die Modulation der Stimme oder die Lippenmotorik erreicht. Denn auch das ist inzwischen belegt: Ein intensives Stimmtraining bewirkt meist, dass andere Funktionsbereiche des Sprechens ebenfalls profitieren. Das umfasst alle sprechmotorischen Abläufe wie Atmung, Aussprache und Satzmelodie und sogar das Schlucken und den mimischen Ausdruck.

Atemtherapie als zusätzliche Hilfe

Einige logopädische Therapien sind vielschichtiger als LSVT: Sie setzen bei der Behandlung von Stimme und Sprechfähigkeit anders an, nutzen zum Beispiel (zusätzlich) die Atmung als Hebel oder eigenständiges Werkzeug. So vermittelt die »reflektorische Atemtherapie«, wie sich der Rhythmus des Atmens im Körper erspüren und lenken lässt und Atemräume entstehen. Dabei wird durch die Nase geatmet und das Ausatmen betont. Der Atem fließt die meiste Zeit und soll so Leichtigkeit in die Bewegungen, Klarheit in die Gedanken und Ruhe in den Alltag bringen. Mittels gezielter Übungen lernt der Körper zu entspannen, sodass auch die Parkinson-typischen Schmerzen in den Hintergrund treten können und der Blutdruck sinkt. Der Atem bleibt weitgehend sich selbst überlassen. Auf diesem Weg kehren Kraft und Stimme zurück und treten wieder in den Vordergrund.

Zilgrei-Methode

Die Zilgrei-Methode betrachtet die Atmung und Haltungszustände des Körpers eng verwoben. Therapeutisches Ziel sind die oft heftigen Kopf-, Nacken-, Rücken- und Gelenkbeschwerden, an denen Parkinson-Kranke teils über Jahrzehnte leiden. Einmal erlernt, ist die »Methode Zilgrei« primär zur Selbstbehandlung gedacht. Dabei wird bestimmten Körperzuständen mit einer wechselwirkenden, spezifischen Atemtechnik entsprochen. So kontrastieren sich Körperhaltungen und Bewegungen des Kopfes, des Rumpfes oder der Extremitäten mit einer speziellen Atemtechnik: der »Zilgrei-Atmung«. Diese Technik fördert über das Atmen die Entspannung des Körpers, vor allem der Muskeln, und lindert oder beseitigt dadurch sogar Schmerzzustände. Wie bei anderen alternativen Verfahren – etwa Qi Gong, Tai-Chi, Shiatsu – auch, stehen der Stressabbau und die sanfte Korrektur von Fehlbelastungen des Skeletts im Vordergrund der Übungen.

Sprech- und Atemtherapie kombinieren: das Beispiel Schlaffhorst-Andersen

Es gibt weitere Optionen, wenn einem das starre Gerüst des LSVT-LOUD-Konzepts nicht zusagt oder die Atemtherapie wichtiger Teil der Therapie der Sprach- oder Sprechstörung sein soll. Denn viele Betroffene haben nicht nur Schwierigkeiten mit der Lautstärke beim Sprechen, sondern auch mit der Modulation, der Artikulation und insbesondere mit dem Luftholen zwischendrin. Die Bedeutung und die Rolle des Atmens für das Sprechen berücksichtigen aber klassische Sprach-, Sprech- und Stimm-Sprech-Heiltherapien allenfalls beiläufig, meist gar nicht.

Die Schlaffhorst-Andersen-Therapie kann in diesem Zusammenhang sehr wirkungsvoll sein. Sie verknüpft die Arbeit an den Sprach- und Stimmstörungen mit Übungen zum richtigen Atmen beim Sprechen und zeichnet sich durch einen experimentell-individualistischen Umgang mit Sprache und Sprechen aus. Das Atmen mit den drei Säulen Einatmen, Ausatmen und Atempause ist Bindeglied zwischen psychovegetativer Ebene und körperlichem Ausdruck. Dem Therapieverständnis zufolge ist das Atmen von zentraler, eigenständiger Bedeutung für Sprechgestaltung, Sprache und den Gebrauch des Stimmapparates.

Die Therapiestunde beginnt damit, dass der Therapeut oder die Therapeutin sich anhand eines kurzen Gesprächs ein Bild vom Status quo des Sprechens macht. Körperliche Verfassung, Atem- und Stimmeinsatz entscheiden in Teilen über den weiteren Verlauf der Stunde. Der Behandelnde nimmt sich Zeit zu beobachten und zuzuhören und erhält so ein Gefühl dafür, wie nächste Schritte in der Therapie aussehen könnten. Auch die Übungen sind meist so angelegt: Sie informieren über Körper, Atmung, Stimme und Verfasstheit. Es geht um die Person als Ganzes und darum, ihr diese Außenwahrnehmung zu spiegeln und sie für die Nuancen und die Vielschichtigkeit ihrer Stimme und ihres Sprechens zu sensibilisieren.

Eines der Hauptziele der auf mehreren Ebenen greifenden Schlaffhorst-Andersen-Therapie ist es, die Bedeutung der Atempause für das Sprechen zu erleben und zu erkennen. Verschiedene Techniken helfen dabei, die Wahrnehmung auf sich und seinen Körper zu richten und zu erspüren, was dabei geschieht: Das wird wiederholt reflektiert. Auf diese Weise wird daran gearbeitet, dass sich der dreiteilige physiologische Rhythmus einstellt: Einatmen, Ausatmen, Pause. Bewegung und Atmung sind nun im Einklang. Dieses intensive bilaterale, sehr persönliche und gerade auch intuitive Arbeiten und Miteinanderumgehen unterscheidet das Schlaffhorst-Andersen- deutlich vom LSVT-Konzept. Die Krankenkassen finanzieren das Angebot in seiner ganzen Breite: gleich welche Variante und ob als 30-, 45- oder sogar als 60-minütige Einheit.

Bei den Übungen werden einzelne Körperpartien oder der Korpus als Ganzes animiert, intensiv mit Atmung und Stimmgebung zu interagieren. Es fühlt sich manchmal auch so an, als absolvierte man eine komplexe Sprech- und Yogaübung in einem. Durch regelmäßiges Training, bei dem man sich auf beides konzentrieren muss, entwickelt der Körper mit der Zeit abrufbare Ressourcen und Automatismen im Sprechapparat. Dies hilft, Sprache wieder verständlicher zu machen.

Parkinson-Patienten empfinden das als Wohltat und Balsam für die Psyche, denn viele erinnern ihre Stimme noch als sicher beherrsch- und belastbar, kräftig, nuanciert und variantenreich – und erleben dies nun ansatzweise wieder. Wie die Stimme, so schwindet vieles oder wird oft verschüttet, wenn die Parkinson-Erkrankung fortschreitet. Die Schlaffhorst-Andersen-Therapie vermag es, einen Kontrapunkt zu setzen und mithilfe von Körper und Atmung die Stimme und das Sprechen teilweise in den natürlichen Rhythmus zurückzuführen. Der Patient lernt, mit verschiedenen »Spannungszuständen« des Körpers zu arbeiten und Kräfte zu entwickeln, mit deren Hilfe sich Sprache und Ausdruck ein Stück weit zurückgewinnen lassen.

Gestaltende Therapien: Freude am eigenen Ausdruck haben

Die Aktivitäten in diesem Feld binden nahe an am Alltag, am persönlichen Ausdruck und an den Gefühlen: Inzwischen gelten insbesondere Tanz, aber auch gemeinsames Singen mehr und mehr als optimale therapeutische »Begleitmusik« bei Parkinson und anderen neurodegenerativen Erkrankungen. Über künstlerische Qualitäten und eigene Ausdrucksfähigkeit verfügt jeder Mensch, sie müssen nur wachgerufen werden. Die wichtigste Voraussetzung ist dabei, Freude am eigenen Ausdruck zu empfinden.

Die hier subsumierten Therapieformen eint, dass die Hemmschwelle zur Teilnahme meist niedrig ist und entsprechende Anreize einfach zu geben sind. Und wer einmal mitgemacht hat, dem bereitet es Freude und der fordert Wiederholung. Viele Betroffene entdecken durch das gemeinsame Singen, Tanzen, Theaterspielen oder anderes (gemeinsames) künstlerisches Gestalten, dass Mobilität und Lebensfreude noch da sind. Und so macht es die Menschen wieder gelassener im Umgang mit der Krankheit; stärkt Seele und Körper – für die Hürden, die da noch kommen. Egal was es ist, was ihnen Freude bereitet: Sie erleben, dass es unzweifelhaft auch schöne »Heilmittel« gibt im Kampf gegen die Beeinträchtigungen des Alltags. Und so ist es gut, dass ganz allmählich die Zahl solcher Angebote wächst für Menschen mit Parkinson – oder anderen Erkrankungen.

Tanzen – vielfältige Angebote speziell für Parkinson

Tanz hält allmählich als eigenständige »Therapie« bei Bewegungsstörungen Einzug in den Reigen möglicher Begleitoptionen. Durch tänzerische Bewegung lösen sich Spannungen von Körper und Seele. Studien kanadischer Hochschulen deuten nun an, dass sich aufgrund der Komplexität des Tanzens der Ausbruch manch neurodegenerativer Erkrankung deutlich verzögern lassen könnte. Schließlich braucht man sowohl Logik als auch Kreativität, Geist und Körperkraft im Zusammenspiel, um Schrittfolgen sicher aufs Parkett zu bringen. Gleichgewichthalten, Orientierungssinn und Improvisationsfähigkeit werden nebenbei mit geschult.

Darüber hinaus gilt das Erlernen von Schrittfolgen und Kombinationen als Ansporn für Körper und Geist; und schließlich ist es eine weitere Herausforderung, in dem Gedränge von Tanzpaaren die räumliche und musikalische Orientierung zu behalten. Die Musik, der Raum, die Bewegung und Koordination mit dem Partner bilden eine sehr komplexe Mischung aus Informationen, die das Gehirn in Echtzeit konzentriert zu verarbeiten hat.

Tanzen wirkt vielschichtig auf unseren Körper. So verbessert sich durch die Bewegung die Funktion der Muskelzellen; des Weiteren kräftigen sich Sehnen und Bänder, die Flexibilität der Wirbelsäule ist gefordert und wird trainiert. Die Fettverbrennung läuft verstärkt an; die Stoffwechselraten erhöhen sich; viele Organe sind in Aktion – und das Immunsystem ebenfalls. So stabilisieren sich gleich nebenbei noch die Abwehrkräfte des Körpers. Tanzen macht vor allem glücklich: eine entscheidende Botschaft. Denn durch die tänzerische Bewegung steigt die Serotoninproduktion, und der Organismus setzt

> **WISSEN**
>
> **Beispiele für gestaltende Therapien bei Parkinson**
>
> — Tanzen
> — Heilsames Singen
> — Theaterspielen
> — künstlerisches Gestalten
> — Lachyoga

Endorphine frei. Darüber hinaus wird das »Kreativitätshormon« ACTH vermehrt produziert. Der Körper entspannt sich und der Geist wird hoch leistungsfähig.

TANZ ALS EXPERIMENTIERFELD IN DER MEDIZIN BEI DER BEHANDLUNG VON ERKRANKUNGEN: Damit beschäftigen sich Mediziner und Künstler seit einigen Jahren auch gemeinsam. So startete vor einigen Jahren der erfahrene Ballettmeister Andrew Greenwood ein später auch wissenschaftlich begleitetes Projekt für Patient*innen mit Multipler Sklerose (MS) oder Parkinson. 2012 hatte sich ein ehemaliger Tänzer mit der Diagnose Parkinson an ihn gewandt, das gab den Anstoß. Durch tänzerische Bewegungen und Abläufe, die es ihnen erlauben, während der Ausführung zu entspannen, und durch eine Choreografie, die ihnen Freiräume gewährt und hilft, ein besseres Verhältnis zu ihrem Körper zu entwickeln, sollen die Erkrankten die eigenen Kräfte spüren. Und sie sollen sie gezielt und koordiniert einzusetzen lernen. Der Mut, den sie sammeln, hilft ihnen zu tanzen. Das Selbstvertrauen wird gestärkt, auch im Umgang mit der Erkrankung.

DANCE FOR HEALTH FOUNDATION: Innerhalb kurzer Zeit entstand die »Dance for Health Foundation«, angegliedert an das renommierte »Het Nationale Ballett« der Niederlande in Amsterdam. Seitdem finden – europaweit inzwischen und vereinzelt darüber hinaus – zum einen regelmäßig Kurse für neurodegenerativ Erkrankte statt, ab und an auch in Berlin. Zweites zentrales Element sind Schulungen für Tänzer, Tanztrainer und Tanzpädagogen. Sie wiederum wirkten mit an Studien, die zum Ziel hatten, die Effekte solcher Tanztrainings zu erforschen. Solche Preziosen werden außerhalb der kleinen Szene wahrgenommen. Und so finden sie Eingang in traditionellere Behandlungskonzepte.

TANZGYMNASTIK: Das Konzept einer Tanzgymnastik für Parkinson-Kranke etwa, das immer mal wieder in Hamburger Einrichtungen angeboten wird, verbindet Elemente aus Ballett, zeitgenössischem Tanz, Stepp- und Standardtanz, wobei die Kombination von Bewegung und Musik im Vordergrund steht.

TANZEN AUF REZEPT: Die Studien zum Effekt von Tanz auf die Parkinson-Krankheit haben zudem dazu geführt, dass eine Klinikgruppe in Deutschland, zu deren Verbund Parkinson-Fachkliniken gehören, in ihren Häusern Betroffenen »Tanzen auf Rezept« anbietet. In diesen und weiteren spezialisierten Einrichtungen helfen allerdings nicht Ballett oder freier Tanz, sondern Tango, Walzer oder Foxtrott den Patient*innen, ihre Schrittlänge, Balance und Gehgeschwindigkeit wieder zu steigern. Der Erfolg spricht für sich.

Tango ist besonders fordernd und fördernd bei Parkinson

Wissenschaftlich untermauert wurden solche Effekte vor allem für den Tango Argentino. Die innere Struktur des Tanzes mit komplexem Aufbau samt Spannungswechseln fordert den Tangotänzer und dessen reizverarbeitendes Gehirn erheblich – ebenso die vielen zwar charakteristischen, aber eben schwierigen Elemente wie Geschwindigkeitsänderungen, Betonung und die sowohl vorgegebene als auch mehrfach wechselnde Weite der Schritte.

US-amerikanische Neurowissenschaftler*innen haben nun beim Vergleich verschiedener Bewegungsformen einschließlich diverser Tänze herausgefunden, dass gerade der Tango Körperhaltung, Balance und Gehvermögen bei Parkinson signifikant verbessert. Es zeigte sich, dass es den Tangotänzern unter den Erkrankten am leichtesten fiel, nach einiger Zeit des Trainings das Gleichgewicht zu halten und bestimmte Bewegungsfolgen zu absolvieren.

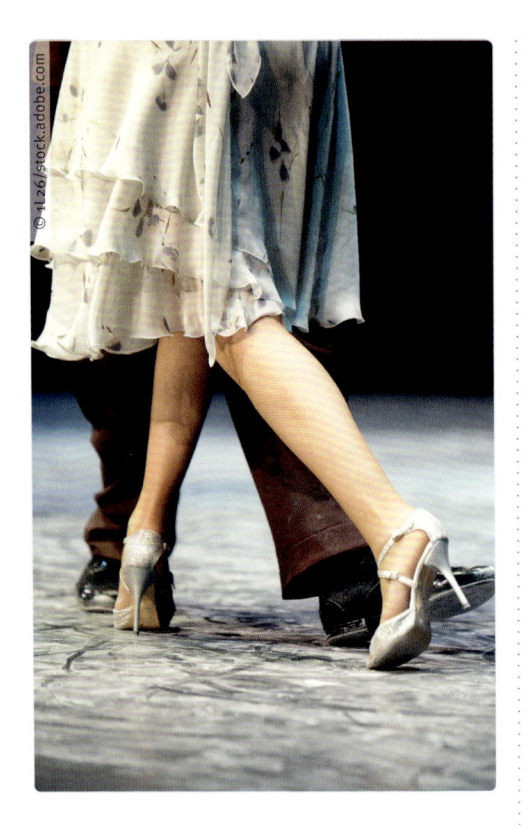

▲ Der Tango Argentino ist herausfordernd, aber besonders wirksam.

Gerade beim argentinischen Tango gibt es in den Rhythmen immer wieder Brüche; die Patient*innen müssten lernen, Bewegungen wiederholt neu anzusetzen, haben Tanz- und Bewegungstherapeut*innen an der Hochschule Heidelberg formuliert. Dass dies etwa der Muskelstarre bei Parkinson entgegenwirkt, liegt auf der Hand: Ob es sich um lange Schritte, Rückwärtsgehen oder gar Drehungen und abruptes Ausweichen handelt: Beim Tango übt man das immer wieder – und dadurch lernt das Gehirn. Inzwischen gibt es einen eigens entwickelten Neurotango, bei dem Bausteine des Tanzes vielfach und in schwieriger Kombination zusammengesetzt sind: etwa gegengleiche Bewegungen; Elemente, die die Fähigkeiten trainieren, sich im Raum zu orientieren oder das Gleichgewicht zu halten; Taktimpulse für schwieriges Gehen samt Pausen oder auch unterschiedliche Dynamiken in Schrittlänge, Geschwindigkeit und Betonung, die das Gehirn verarbeiten muss. Daraus abgeleitet ist ein Tool, das Übungen zur Fußkoordination mit der Fußsensormotorik und einem Gedächtnistraining verbindet.

Es hat einen entscheidenden Vorteil, Tanz explizit und separat für Menschen mit MS oder Parkinson anzubieten: Der Unterrichtsablauf muss eigens für sie angepasst werden. Und damit fällt meist die entscheidende Hürde. Sind sie einmal dabei, kommen die Bewegungen irgendwann wieder wie von allein, der Rhythmus der Musik erzwingt es. Und so geht es vielen besser – etwas zumindest. Einige stehen stabiler, nehmen sich als geerdeter wahr, empfinden mehr Sicherheit bei Bewegungen im Alltag. Viele Parkinson-Patient*innen schildern, dass sich etwas in ihnen zu lösen scheine – als umklammere der steife Muskelpanzer sie weniger fest.

Heilsames Singen

Ein zweites Format aus dem kulturellen Segment ist das »heilsame Singen«. Singen hat einen einfachen, unschlagbaren Vorteil: Es funktioniert überall, ist ressourcenstärkend bei jeder Art von Beeinträchtigung und von enormer Resilienzkraft. Und so überrascht es nicht, dass sich in Einrichtungen des Gesundheitswesens immer mehr Chöre gründen; jeglicher Couleur. Vorreiter mit diesem Ansatz zur Krankheitsbewältigung und Gesundheitsfürsorge waren die »singenden Krankenhäuser«. Inzwischen dringen weitere wie die »singenden Pflegeeinrichtungen« mit Nachdruck heilsam trällernd ins bestehende Gesundheitssystem ein. Um kulturelle und künstlerische Schwellen möglichst niedrig zu halten, stammen die Lieder in der Regel aus allen Kulturen und Traditionen. Sie sind eingängig, melodiös, stets einfach zu singen und lassen sich ohne Text oder Notenblatt einüben.

Entspannung und innere Balance

Es gibt eine Reihe von Begleittherapien, bei denen vielfach der Wohlfühlcharakter im Vordergrund steht. Wenngleich wissenschaftlich allenfalls vereinzelt, ansonsten aber meist nicht belegt ist, dass sie Wirkung auf Parkinson-spezifische Symptome entfalten, lassen andererseits Erfolgsmeldungen aufhorchen. Von Erkrankten selbst werden diese Therapieformen häufig als hilfreich empfunden. Oft begibt man sich damit auf die Wege zum Selbst, bei denen es darum geht, Atmung, Körperhaltung und Bewusstsein zu verknüpfen und auf diese Weise letztlich Körper, Geist und Seele auf harmonische Weise zu verbinden. Wichtig ist es, ein belastbares Verhältnis zum eigenen Körper zu entwickeln; eine Verbindung herzustellen zwischen Geist, Seele, Verstand und dem Organismus.

Allein die Hälfte solcher Methoden und Anwendungen (im Kasten die Nummern 1–10) lassen sich – wenn man den Begriff in kultureller Hinsicht und aus der Perspektive des Westens weit fasst – als Massagepraktiken bündeln. Teils unterscheiden sie sich in den eingesetzten Mitteln, Handgriffen oder dem »Milieu«, in dem sie stattfinden. Unterschiedliche Erkrankungen, Verspannungen oder Krämpfe können mit den richtigen Handgriffen beseitigt werden; Schmerzen, wie sie unterschiedlicher Art gerade bei der Parkinson-Krankheit auftreten, lassen sich auf diese Weise lindern.

Dass sich für diese Aktivitäten kein Parkinson-bezogener Therapieeffekt wissenschaftlich valide nachweisen lässt, heißt eben nicht, dass es keinen Anwendungserfolg gibt. Für jede dieser »Behandlungsformen« finden sich Notizen Einzelner – Fallbeschreibungen von Therapeut*innen etwa oder Berichte von Patient*innen selbst –, die teils äußerst detailliert den Nutzen oder die wahrgenommene Wirkung auf Parkinson-spezifische Symptome beschreiben. Vielfach ist es auch der Wohlfühlcharakter eines Formats, der zählt. Und es sich mal gutgehen zu lassen, kann schließlich in einem bestimmten Moment genau die richtige Entscheidung sein und wichtiger als eine Tablette oder herausfordernder Kraftsport. Obwohl gerade diese Angebote, und das gilt nicht nur für die Parkinson-Syndrome, krankheitsunspezifisch sind, übernimmt manche Krankenkasse dennoch in gut begründeten Einzelfällen die Kosten für die eine oder andere Massageverordnung. Nachfragen kann also nie schaden.

> **WISSEN**
>
> ### Beispiele für entspannende Begleittherapien
>
> 1. Rhythmische Massage nach Ita Wegmann
> 2. Körperteil- und Ganzkörpermassage
> 3. Tuina
> 4. Shiatsu
> 5. Watsu (Wassermassage)
> 6. Esalen
> 7. Thai-Massage
> 8. Lomi Lomi Nui
> 9. Abhyanga-Kalari
> 10. Akupressur
> 11. Akupunktur
> 12. Schädelakupunktur nach Yanamoto
> 13. Jun Shi Jyuitsu
> 14. Vegetodynamik
> 15. Reiki
> 16. Klangtherapie
> 17. Meditationstechniken
> 18. Achtsamkeitsübungen
> 19. weitere individuelle Entspannungstechniken
> 20. (Teile von) Ayurveda

Die Parkinson-Komplexbehandlung nutzen

Ein hierzulande recht neues, inzwischen aber gut etabliertes und von den Krankenkassen finanziertes Angebot ist die Parkinson-Komplexbehandlung. Ziel ist es, die Patient*innen dauerhaft zu animieren, Sport zu treiben oder sich mit ähnlichen Aktivitäten auch dann fit zu halten, wenn sie die Klinik oder Reha-Einrichtung verlassen haben und auf sich gestellt sind. Bei der Komplexbehandlung wird die betroffene Person während eines stationären Aufenthalts über einen definierten Zeitraum engmaschig von einem Team aus Ärzt*innen und Therapeut*innen unterschiedlicher Expertise betreut.

So sollte es zumindest sein. Denn würde das Angebot im vorgesehenen Sinne auf die Beine gestellt, sodass es tatsächlich explizit Betroffenen nützt, dann dürften dazu neben einigen Rehabilitations-Einrichtungen wohl nur Fachkliniken für Parkinson und Bewegungsstörungen in der Lage sein. Doch das Angebot wird gern angenommen und von den Krankenkassen finanziert, und Mitnahmeeffekte gibt es ja bekanntlich reichlich im Gesundheitswesen hierzulande.

Das Besondere des Angebots, wenn es denn richtig gehandhabt wird: Neben einer ausdifferenzierten Diagnostik erfolgt – falls erforderlich – eine Analyse samt anschließender schrittweiser Optimierung der medikamentösen Therapie. Diese Neueinstellung wird von Beginn des Aufenthalts an verzahnt mit intensiv und zum Teil individuell begleiteten Maßnahmen aus den Sport- und Bewegungstherapien sowie den Sprach-, Sprech- und Stimmtherapien.

Die bewegungstherapeutische und die medikamentöse Neueinstellung sollten in einer Hand liegen, Expert*innen für beide Bereiche also in der Einrichtung arbeiten. Dies gilt vor allem dann, wenn von der Neueinstellung gleich zahlreiche Medikamente erfasst sind – oder die Neueinstellung beispielsweise nach einer THS oder dem Einsetzen einer Medikamentenpumpe erfolgt. Ein multidisziplinäres Team aus im Optimalfall Ärzt*innen und Neuropsycholog*innen, spezialisiertem Pflegepersonal, Parkinson-Nurses und Sport-, Physio- und Ergotherapeut*innen sowie Sprach- und Musiktherapeut*innen, erarbeitet mit der betroffenen Person individuelle Therapieziele und einen Therapieplan, der die Eigenständigkeit im Alltag möglichst sichern und die Lebensqualität verbessern helfen soll.

So kann es gelingen, den Betreffenden in seiner spezifischen Krankheitssituation abzuholen und aufzufangen und ihm ein breites Spektrum an Optionen aufzuzeigen, wie mit den Beeinträchtigungen im Alltag umzugehen ist. Während des Aufenthalts sollte ein maßgeschneiderter Therapieplan bereitstehen. Dabei bilden Medikamente einen Teil des Gesamtbehandlungsplans, Optionen aus den Bereichen der aktiven und aktivierenden Therapieformate einen anderen. Die Komplexbehandlung mündet somit in eine Kombination verschiedener Therapieformate, die die individuelle Krankheitssymptomatik abbilden und in Summe hochspezifisch sind.

Finden Sie für sich den optimalen Mix

Wie sieht sie nun aus, die beste Parkinson-Behandlung, der optimale Therapiemix? Eine zumindest fundierte Betrachtung auf die Frage nach der richtigen Mischung sportlicher Aktivitäten liefert ein Forschendenteam um Lisa M. Shulman. Die Neurologin an der University of Maryland, USA, begleitete mehrere Monate lang die unterschiedlichen sportlichen Aktivitäten von 80 Parkinson-Patient*innen im Alter von mindestens 40 Jahren. Alle hatten eine leichte bis mittelschwere Gangbeeinträchtigung. In

> **WISSEN**
>
> ## Was konkret empfohlen wird
>
> In der Gesamtschau der Studien (Querschnittsbetrachtung) schält sich ein aus folgenden Aktivitäten zusammengesetztes Bewegungsprofil heraus:
> — Nordic Walking, forscheres Spazierengehen,
> — Gymnastik (auch im Wasser),
> — Schwimmen und Tanzen,
> — Krafttraining an Geräten.
> — Yoga-Übungen, ergänzt um Übungen aus dem Tai-Chi oder Qi Gong; kombiniert mit psychomotorischem Training
> — Übungen (etwa aus dem Kinesis-Bereich), die die tiefliegende und für das Halten des Gleichgewichts benötigte Muskulatur stimulieren.
> — gemächliches Joggen und Radfahren, auch auf dem Fahrradergometer

zahlreiche Gruppen aufgeteilt, absolvierten sie im Zeitraum von 3 Monaten zum Beispiel drei Mal wöchentlich ein je nach Team unterschiedlich intensives Laufbandtraining, teils kombiniert mit Kraft- und Stretchingübungen. Wieder andere kombinierten anders. Einige beschränkten sich auf Letzteres und absolvierten das kleine Bündel an Übungen drei Mal wöchentlich in je zwei Durchgängen à zehn Wiederholungen.

Als Ergebnis zeigte sich, dass moderates Laufbandtraining, ergänzt um rund ein Dutzend Kraft- und Stretching-Übungen, ausreichen, um Gang, Kraft und die Herz-Kreislauf-Funktionen sichtlich positiv zu beeinflussen. Besonders freute die Forschenden, dass bei allen Patient*innen sowohl das Gehvermögen als auch die Gehgeschwindigkeit profitierten: Wobei jene Gruppe, die das moderatere Laufbandtraining absolviert hatte, die besten Resultate zeigte. In der Summe ihrer Beobachtungen schlussfolgern die Forschenden, dass für die meisten Parkinson-Patient*innen eine Kombination aus moderatem Laufbandtraining, regelmäßigen Kraft- und Gleichgewichts- sowie ergänzenden Dehnübungen der Beine ausreichend ist, um Kraft, generelle Fitness und den Gang nachhaltig zu verbessern und zumindest eine gewisse Zeit lang auf einem hinreichenden Niveau zu erhalten.

Bleibt die entscheidende Frage, ob sich aus der Fülle wissenschaftlicher Erkenntnisse der vergangenen Jahre zur Bedeutung von Bewegungsformen und -formaten sowie sportlichen Aktivitäten (einzeln oder im direkten Vergleich) für Parkinson-Kranke eine Empfehlung kristallisieren lässt. Gibt es mithin den optimalen Mix solcher Aktivitäten, mit dem sich am besten das Ziel verfolgen lässt, die Parkinson-Erkrankung ein bisschen mehr in Schach zu halten? Die Frage kann man durchaus mit »Ja« beantworten.

Und nicht nur der Körper, sondern auch die Stimmung profitiert: Sportliche Aktivitäten und Bewegungstherapien sorgen meist für gute Laune – zumindest für bessere. Man ist abgelenkt: von der Arbeit, den Sorgen des Alltags, der Krankheit. Das Gehirn ist beansprucht oder so beschäftigt, dass es sich mal nicht um diese Dinge im Leben kümmert. Körperliche Bewegung schenkt Unterbrechung und Gedankenwechsel. Stimmung und Wohlbefinden bessern sich, und damit steigt letztlich die Lebensqualität. Ab heute heißt es dann also mehrmals die Woche: »Auf die Plätze, fertig – los!« Was auch immer das dann ist, womit auch immer man loslegt, das Wichtigste bitte nicht vergessen: Ab und zu mal lachen, denn Freude bereiten soll das Ganze auch noch.

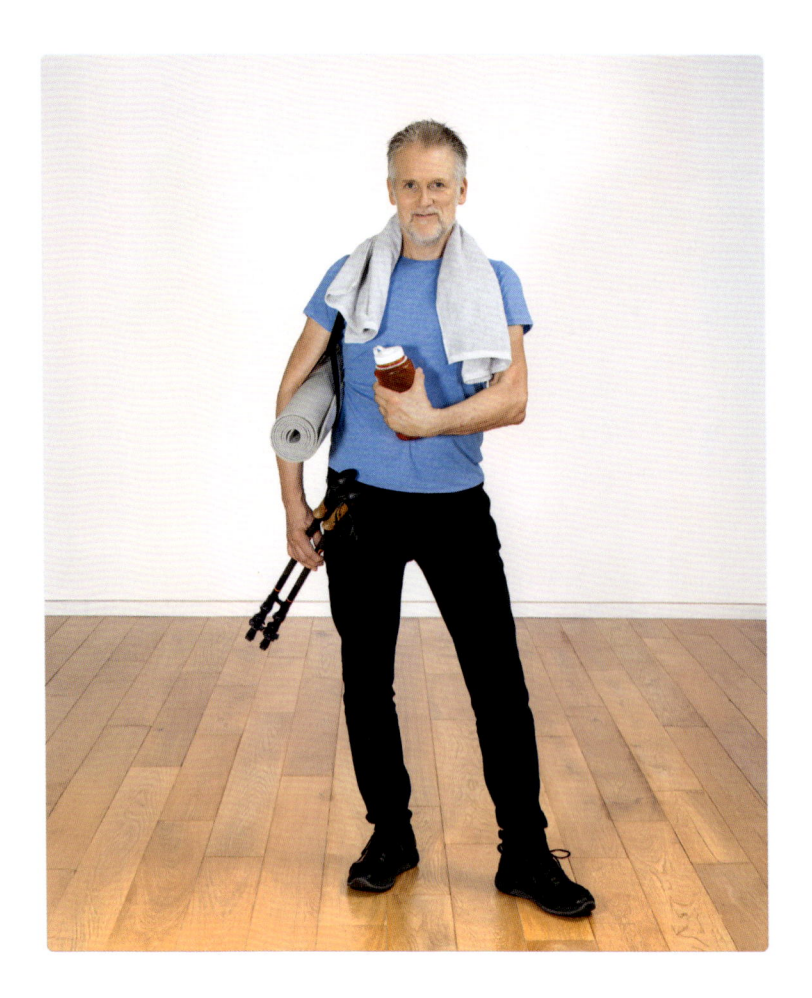

Bewegungsübungen bei Parkinson

Elke Löbring, Physiotherapeutin, Paracelsus-Elena Klinik, Kassel

Im Folgenden finden Sie Übungsbeispiele, die die bei Parkinson oft eingeschränkte Beweglichkeit verbessern sollen. Die Muskeln werden sanft gedehnt und die Gelenke mobilisiert. Zudem gibt es auch Stärkungsübungen. Es gibt Übungen im Liegen, im Sitzen und im Stehen.

Führen Sie die Übungen nur so weit aus, wie es Ihnen zurzeit schmerzfrei möglich ist, etwas ziehen darf es bei den Dehnübungen aber schon. Sorgen Sie für die nötige Sicherheit, z. B. indem Sie sich an einer stabilen Sessellehne festhalten. Wenn Sie zu zweit trainieren (z. B. Betroffener und Angehöriger), macht es mehr Spaß, Sie können sich gegenseitig motivieren oder sich die Anleitungen vorlesen. Sie können natürlich alle Übungen absolvieren oder sich einige aussuchen – wichtig ist, sie täglich zu machen, damit sie einen spürbaren Effekt entfalten können.

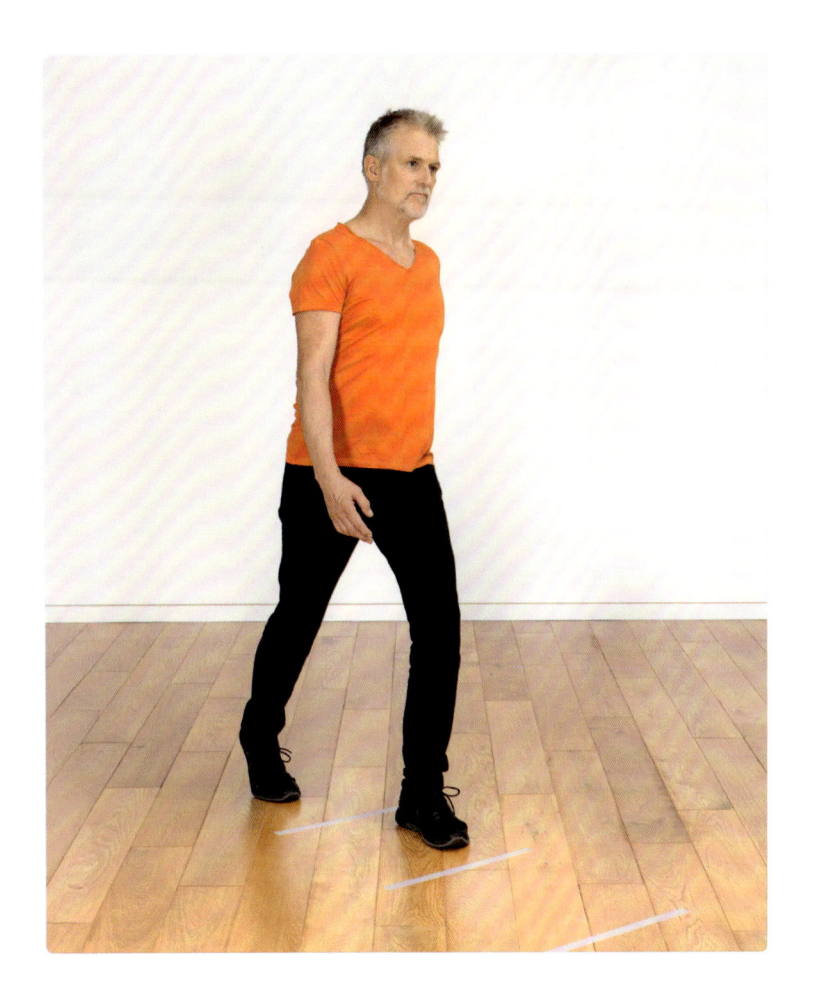

Anti-Freezing-Strategien

AUSFÜHRUNG: Sie können Klebestreifen auf dem Boden aufbringen, die als optisches Signal dienen. Beginnen Sie mit Ihrem individuellen Schwungbein und achten Sie auf die Gewichtsverlagerung, um eine Starthemmung zu überwinden. Trainieren Sie die bewusste Gewichtsübertragung von einem Fuß auf den anderen, um so die Starthemmung zu überwinden (dies wird z. B. im Tai-Chi trainiert).

VARIATIONEN: Weitere mögliche Strategien sind lautes Zählen; Singen; der Einsatz einer Metronom-App; spezielle Antifreezing-Stöcke; zunächst einen kleinen Schritt zur Seite oder nach hinten durchführen.

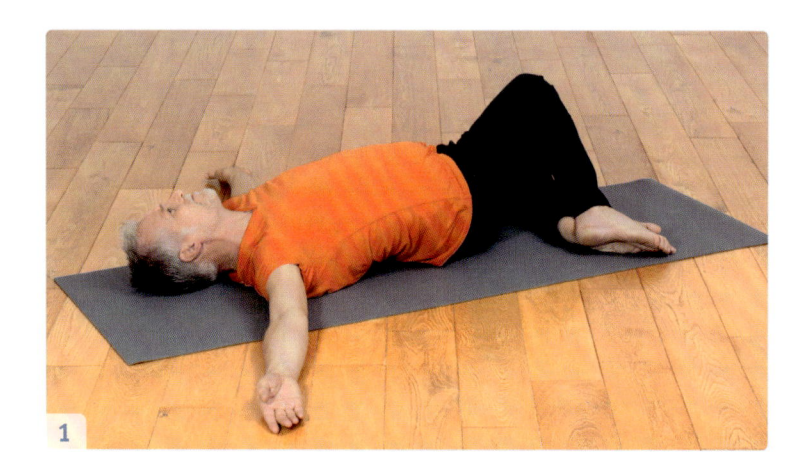

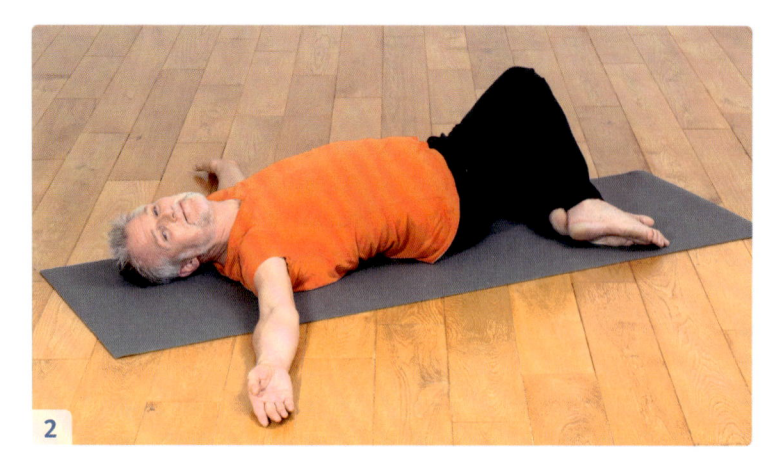

Dreh-Dehnen

AUSFÜHRUNG: Bevor Sie morgens aus dem Bett aufstehen, können Sie zunächst die Bettdecke beiseitelegen und in Rückenlage Ihren Körper langsam dehnen. Oder Sie führen die Übung auf dem Boden liegend auf dem Teppich oder einer Yogamatte, wie hier gezeigt, aus. Dazu beugen Sie die Knie und stellen Sie die Füße etwa hüftbreit auf. Die Arme legen Sie ausgebreitet auf Schulterhöhe ab ❶. Dann lassen Sie die Knie geschlossen zu einer Seite fallen, das Becken darf mitdrehen ❷. (Bitte Vorsicht bei Problemen in der Lendenwirbelsäule.) Versuchen Sie, 10–15 Sekunden in dieser Position liegen zu bleiben und atmen Sie tief in die gedehnte Körperseite ein. Zur Verstärkung der Rotation kann der Kopf noch zur Gegenseite gedreht werden. Dann die Beine (und den Kopf) langsam wieder zur Mitte führen und die Übung zur anderen Richtung wiederholen. Machen Sie ca. 4–5 Wiederholungen zu jeder Seite.

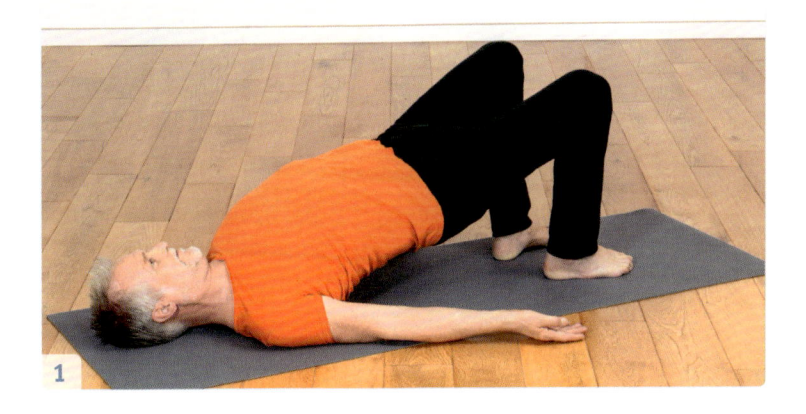

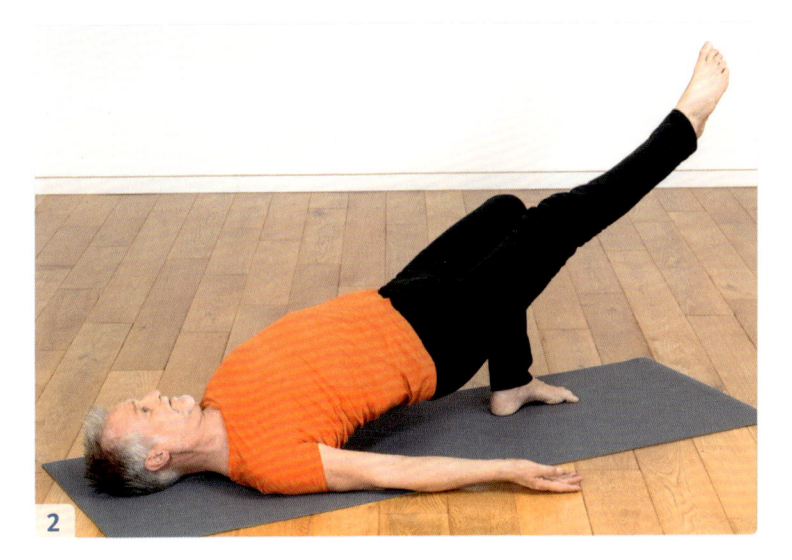

Brückenbauer

AUSFÜHRUNG: Diese Übung können Sie ebenfalls im Bett oder auf dem Boden durchführen. Stellen Sie Ihre Füße hüftbreit auf und drücken mit den Fersen in die Unterlage. Spannen Sie Ihr Gesäß an und heben nun Becken und Rücken so weit an, wie es Ihnen möglich ist. Ihre Arme liegen dabei seitlich neben dem Körper ❶. Senken Sie Rücken und Gesäß dann langsam wieder ab, möglichst Wirbel für Wirbel. Wiederholen Sie diese Übung mindestens 5-mal und machen Sie zwischen den Wiederholungen kurze Pausen. Bei Bedarf legen Sie zwischen den Übungen die Beine lang ausgestreckt ab.

VARIATION: Wenn Sie Ihr Becken angehoben haben, strecken Sie einen Unterschenkel schräg nach vorn in die Luft ❷. Dabei sollten beide Oberschenkel möglichst parallel auf einer Höhe und das Becken stabil in Position bleiben.

Bewegungs-, Sprech- und Entspannungstherapien

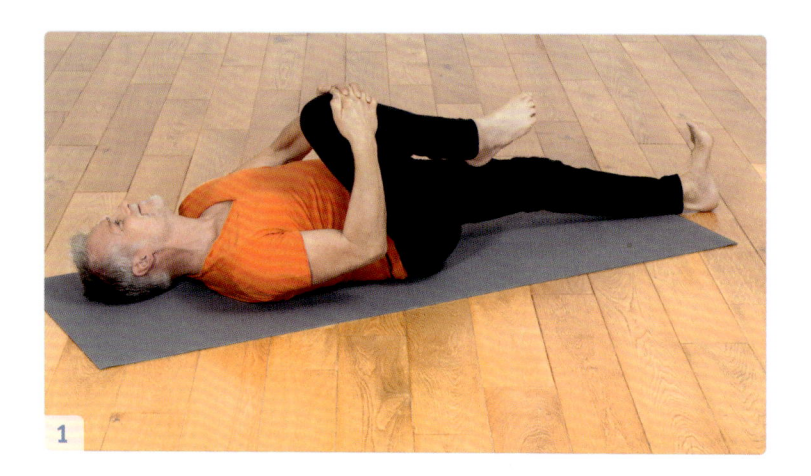

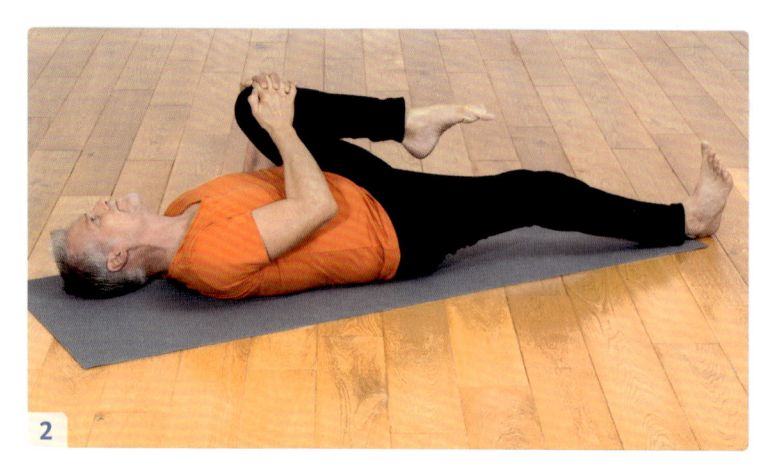

Dehnung der Hüftmuskulatur

AUSFÜHRUNG: Ebenfalls in Rückenlage mit lang gestreckten Beinen, ziehen Sie ein Knie Richtung Bauch, umfassen es mit beiden Händen und ziehen es so weit wie möglich an Ihren Körper heran. Achten Sie darauf, dass das liegende Bein möglichst gestreckt bleibt ❶. Gehen Sie dabei aber bitte nicht über Ihre Schmerzgrenze. Dann legen Sie dieses Bein wieder ab und winkeln das andere Bein an, ziehen es an Ihren Körper heran usw. ❷. Wiederholen Sie diese Übungen pro Seite mindestens 5-mal. Halten Sie die Dehnung für ca. 10–15 Sekunden, und machen Sie kurze Pausen.

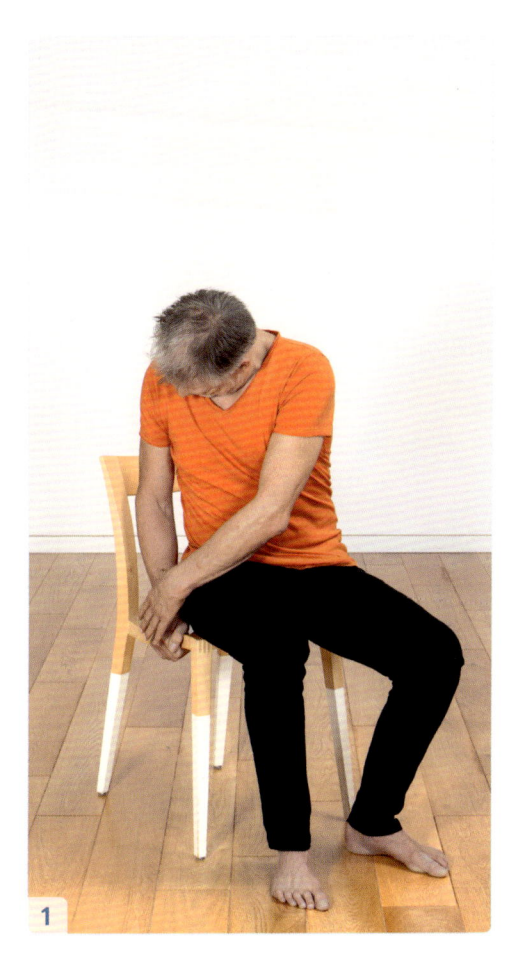

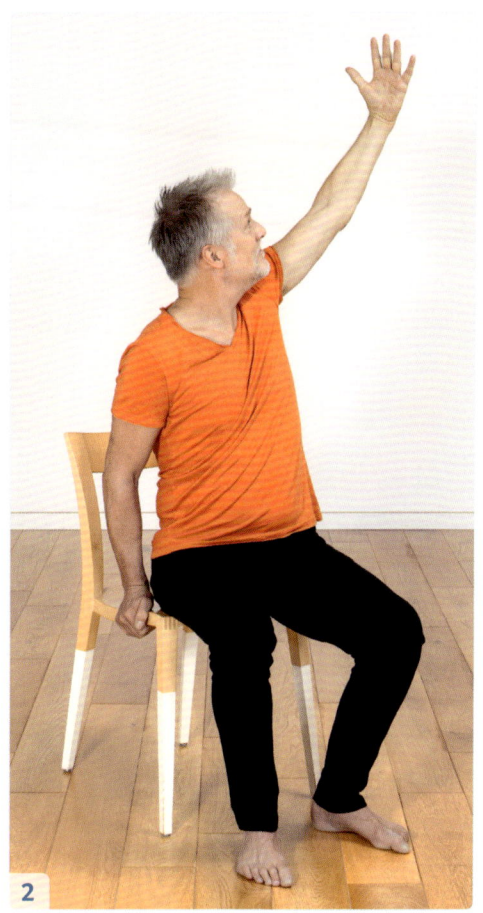

Dreh-Dehnen auf einem Stuhl

AUSFÜHRUNG: Setzen Sie sich aufrecht auf einen Stuhl oder Hocker. Führen Sie nun Ihre linke Hand zu Ihrer rechten Hüfte und drehen und beugen dabei den oberen Brustkorb mit zur rechten Seite. (Die rechte Hand stabilisiert dabei an der Sitzkante.) ❶ Führen Sie nun im großen Bogen die linke Hand mit gestrecktem Arm weit nach links oben und begleiten die Bewegung mit Ihrem Blick ❷. Bleiben Sie für 1–2 Atemzüge in der gestreckten Position. Anschließend die Übung zur anderen Seite hin durchführen. Wiederholen Sie diese Übung zu jeder Seite 5- bis 10-mal. Machen Sie kurze Pausen nach jedem Durchgang und bleiben Sie dabei entspannt auf dem Stuhl sitzen.

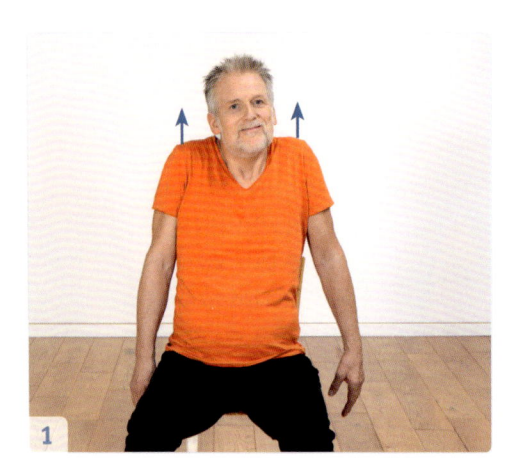

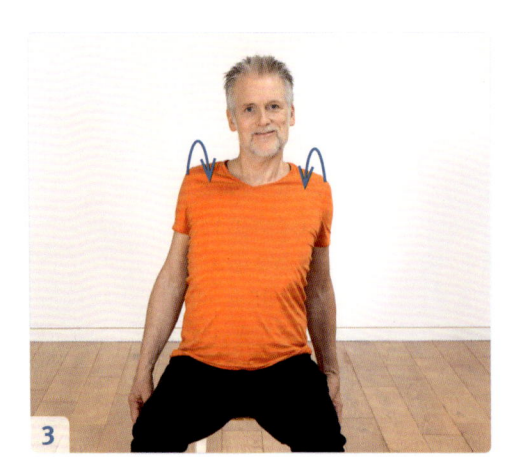

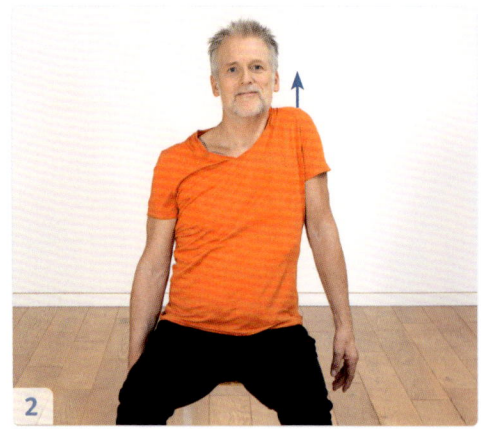

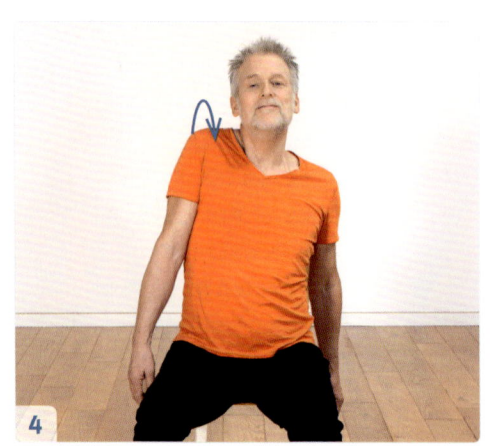

Mobilisation des Schultergürtels

AUSFÜHRUNG: Lockern Sie Ihre Schultern im Sitzen auf einem Stuhl. Dazu können Sie beide Schultern anheben und wieder sinken lassen ❶, die Schultern abwechselnd anheben und fallen lassen ❷, die Schultern in großen Kreisen vorwärts oder rückwärts bewegen ❸. Wechseln Sie ab, mal nur die linke oder rechte Schulter drehen, dann beide usw. ❹. Achten Sie darauf, dass die Arme während der Übungen möglichst locker hängen bleiben. Wiederholen Sie die verschiedenen Variationen der Übung für jede Schulter mindestens 5-mal. Entspannen Sie nach jeder Seite für einige Sekunden und lassen die Arme locker hängen.

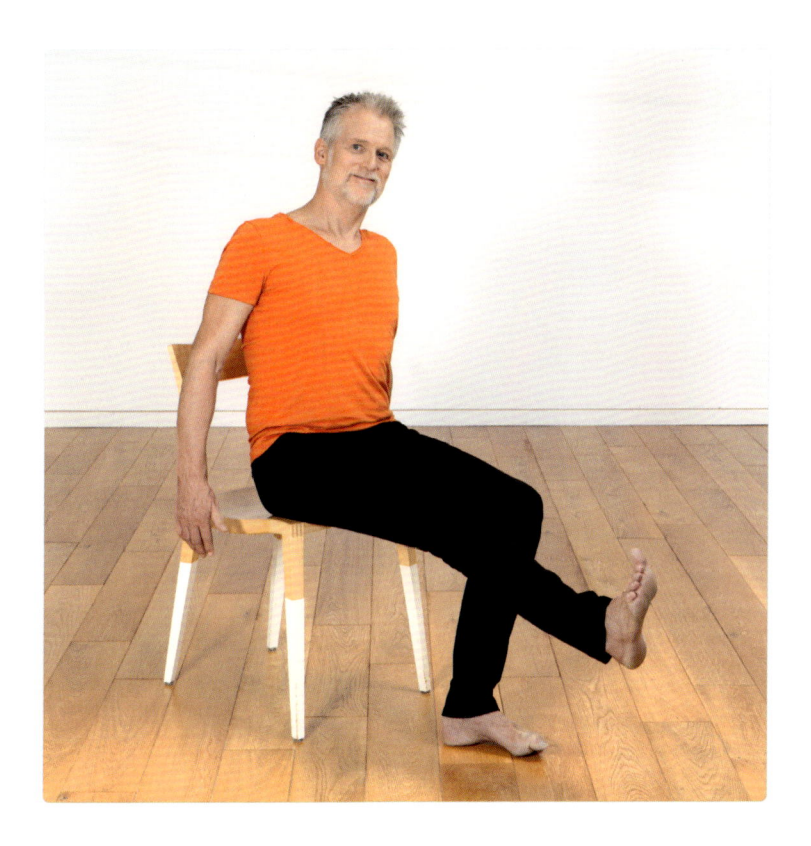

Kräftigung der vorderen Oberschenkelmuskulatur

AUSFÜHRUNG: Strecken Sie im Sitzen ein Bein nach vorn aus. Versuchen Sie die angehobene Position 5–10 Sekunden zu halten, auch wenn es anstrengend ist. Diese Übung 3- bis 5-mal für jede Seite durchführen, und dazwischen entspannt auf dem Stuhl sitzen bleiben. Dann können Sie zusätzlich beim angehobenen Bein die Fußspitze in Richtung Knie ziehen und anschließend nach vorn strecken. Eine weitere Variation ist das Kreisen des angehobenen Fußes.

STEIGERUNG: Den Oberschenkel des gestreckten Beines leicht von der Unterlage abheben, ohne dass der Oberkörper nach hinten ausweicht.

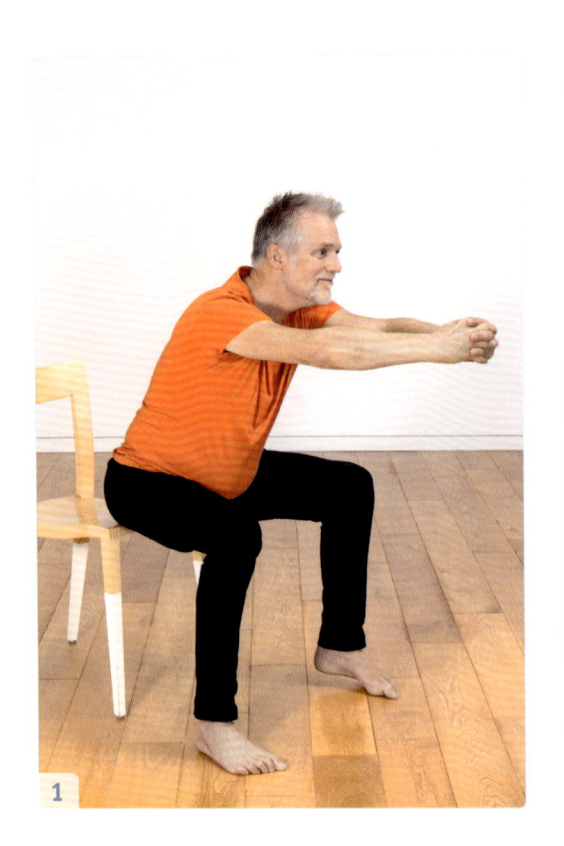

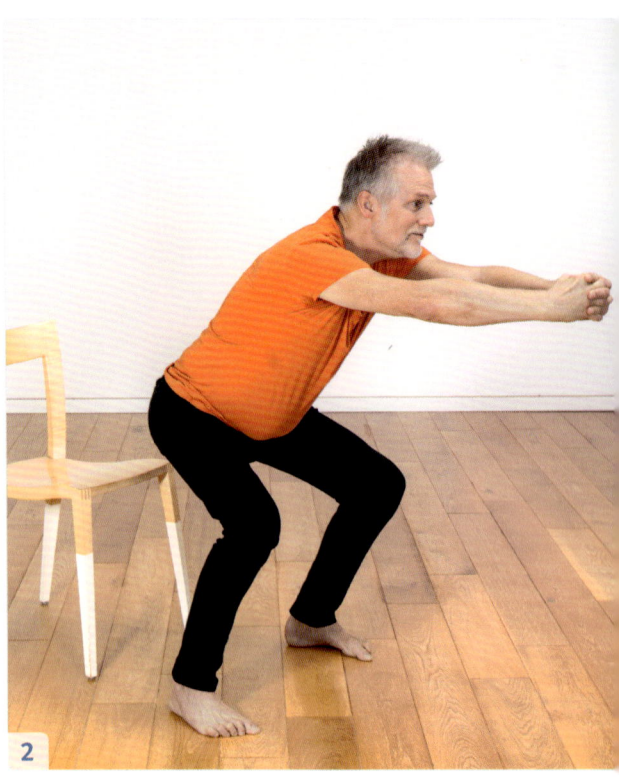

Üben der Gewichtsübernahme in Vorbereitung auf das Aufstehen

AUSFÜHRUNG: Setzen Sie sich aufrecht hin, falten die Hände und schieben diese weit nach vorn, der Oberkörper geht mit und das Körpergewicht wird mehr und mehr nach vorn verlagert und auf die Füße übertragen ❶. Wenn möglich, das Gesäß von der Sitzfläche abheben und einige Sekunden in dieser »Hockstellung« verbleiben ❷.

Wiederholen Sie diese Übung 5- bis 10-mal. Zwischen den Übungen entspannen Sie sich und bleiben auf dem Stuhl sitzen.

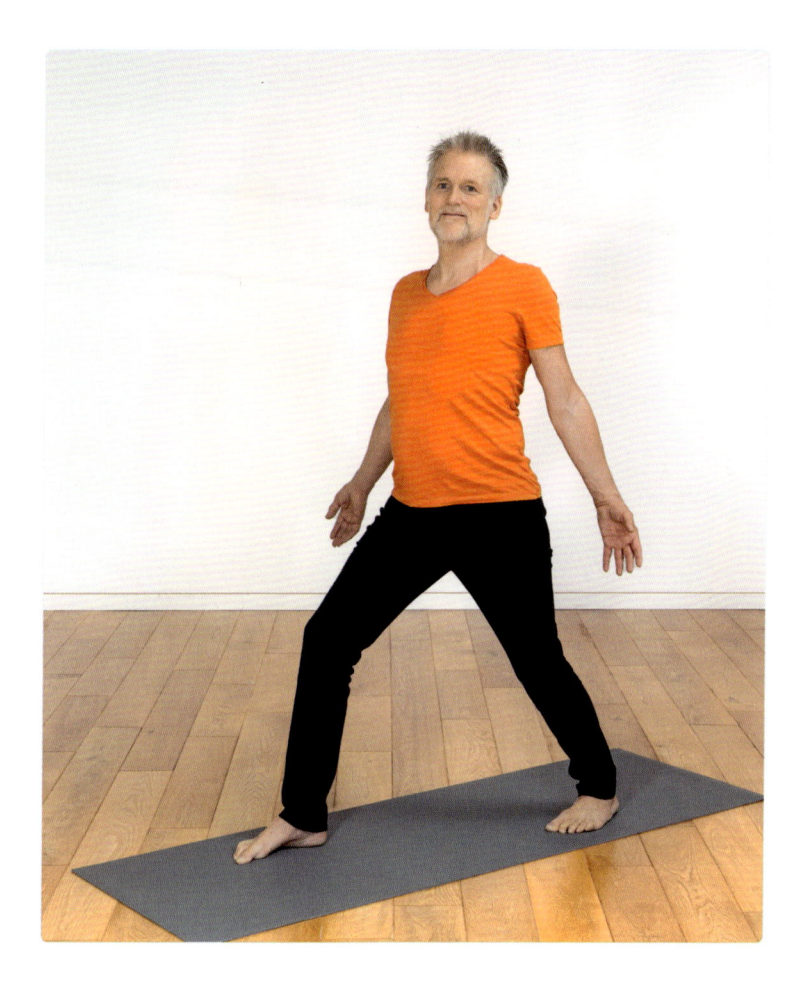

Wadendehnung im Stehen

AUSFÜHRUNG: Machen Sie im Stehen einen großen Ausfallschritt nach vorn, der Oberkörper bleibt aufrecht, die Ferse des hinteren Fußes bleibt am Boden und beide Füße sind gerade ausgerichtet. Bleiben Sie jeweils mindestens 5 Sekunden in dieser Dehnstellung und führen Sie die Übung ca. 5-mal pro Seite aus. Pausen sind nicht erforderlich.

VARIATION: Ausführung dynamischer vollziehen. 8–10 Wiederholungen pro Seite.

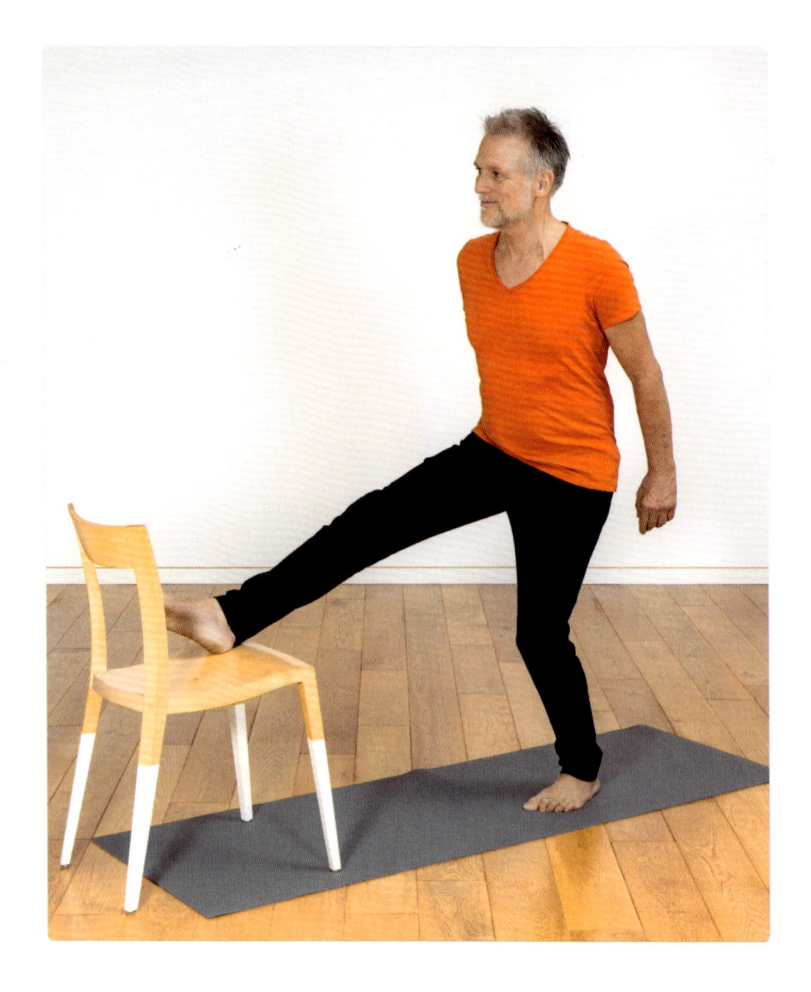

Dehnung der Oberschenkelrückseite

AUSFÜHRUNG: Legen Sie einen Fuß mit der Ferse auf einer Stufe oder einem Hocker ab und ziehen Sie die Fußspitze Richtung Bauch. Die Fußspitze des am Boden befindlichen Fußes weist nach vorn. Neigen Sie sich nun mit geradem Oberkörper nach vorn (der Bauchnabel zieht Richtung Oberschenkel). Bleiben Sie 5–10 Sekunden in der Dehnposition, atmen Sie dabei ruhig und tief weiter und kommen dann langsam zurück in die Ausgangsposition. Diese Übung für jede Seite ungefähr 5-mal ausführen, dabei immer die Seite wechseln. Dazwischen kurze Pausen von wenigen Sekunden einlegen und gerade und entspannt stehen.

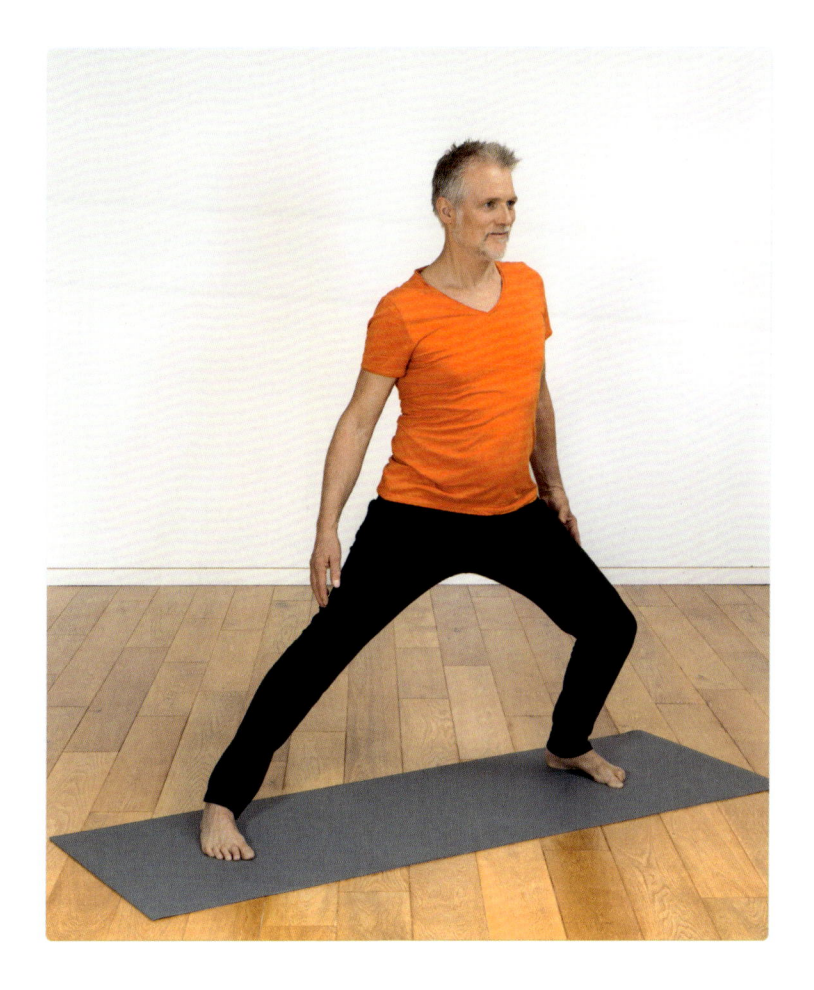

Ausfallschritt zur Seite
zur Kräftigung der Beinmuskulatur

AUSFÜHRUNG: Machen Sie einen großen Schritt zur Seite mit Gewichtsverlagerung. Der Körper bleibt frontal ausgerichtet, beide Fußspitzen zeigen nach vorn, das belastete Bein wird gebeugt, das andere Bein ist gestreckt. Bleiben Sie mindestens 5 Sekunden in dieser Dehnstellung, bevor Sie die Beine wieder schließen. Machen Sie dann einen Ausfallschritt mit dem anderen Bein. Wiederholen Sie diese Übung für jede Seite ungefähr 5-mal. In den Pausen gerade und entspannt stehen bleiben.

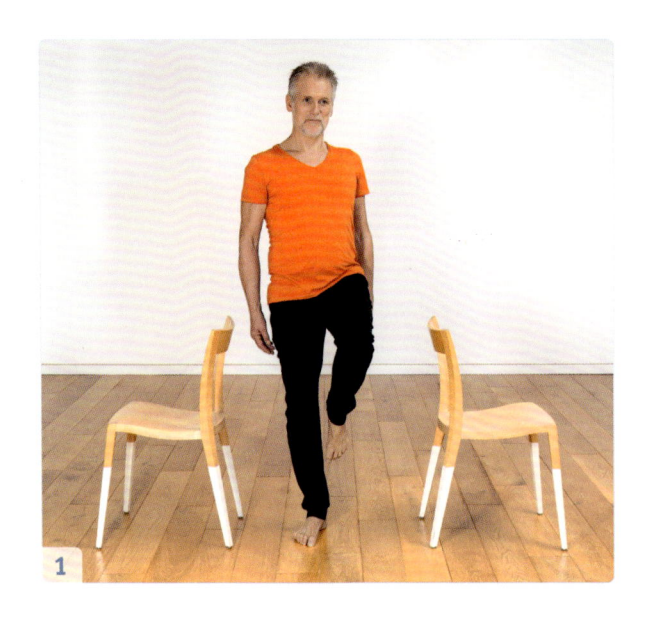

Einbeinstand

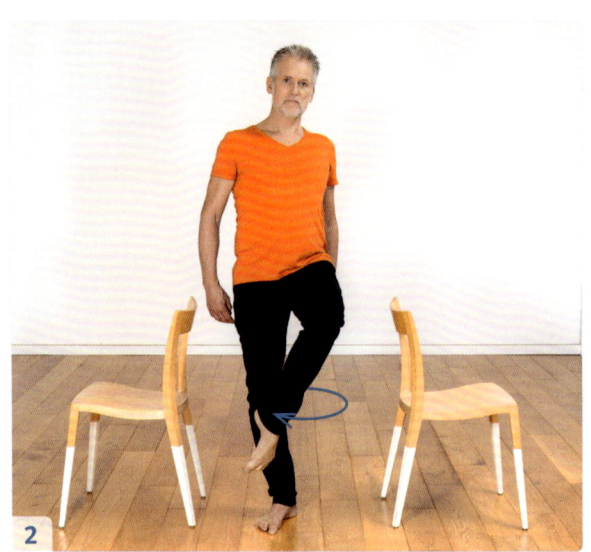

AUSFÜHRUNG: Stellen Sie sich gegebenenfalls zwischen 2 Stühle/Sessel, um sich an den Rückenlehnen festhalten zu können. Stellen Sie sich dann abwechselnd auf das linke oder das rechte Bein ❶.

Halten Sie sich während der Übung gut an der Stuhllehne fest, falls Sie sturzgefährdet sind oder unsicher stehen. Führen Sie diese Übung ungefähr 5-mal für jedes Bein durch. In den Pausen für einige Sekunden entspannt auf beiden Füßen stehen.

VARIANTEN:

— Auf ein Bein stellen und so lange wie möglich (z. B. 1 Minute) stehen bleiben, dann das Bein wechseln.
— Dabei evtl. leicht mit dem Unterschenkel des angehobenen Beines Kreise in die Luft zeichnen ❷.
— Dabei mit dem ganzen angehobenen Bein Kreise oder große Buchstaben in die Luft zeichnen ❸.

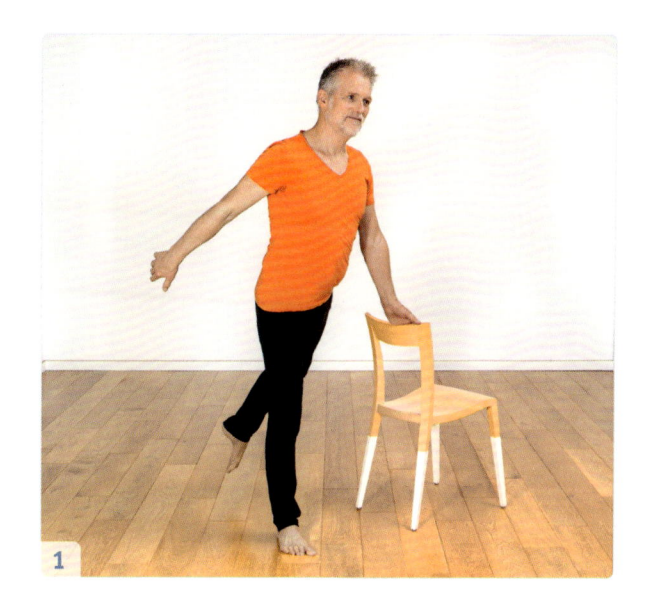

Schwungübungen
(Vorstufe zum Gehen)

AUSFÜHRUNG: Stellen Sie sich zunächst auf das rechte Bein und halten sich – falls notwendig – mit der linken Hand an einer Stuhllehne fest, dabei das linke Bein und den rechten Arm mehrmals gemeinsam in einer flüssigen Bewegung vor- und zurückschwingen ❶. Dann die Seiten wechseln.
Wiederholen Sie diese Übung für jede Seite ungefähr 5-mal. In den Pausen gerade und entspannt stehen bleiben.

VARIANTE: Auf dem linken Bein stehen und mit der linken Hand festhalten. Nun mit dem rechten Bein und dem rechten Arm gegeneinander schwingen ❷. Dann die Seiten wechseln. Als Steigerung das Ganze ohne Festhalten ausführen ❸.

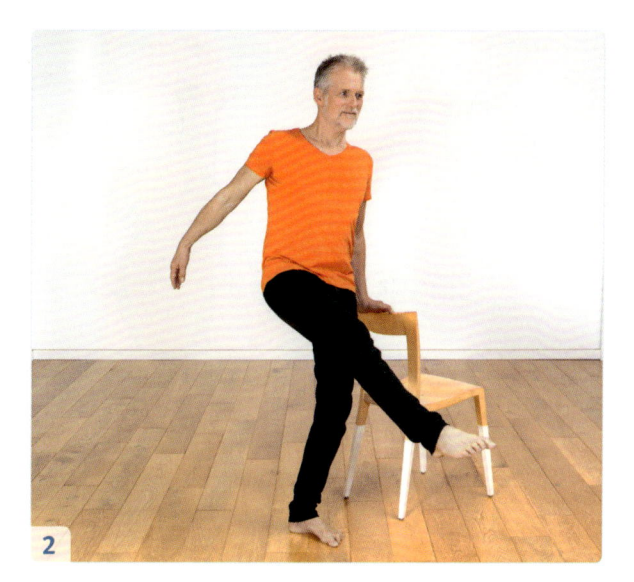

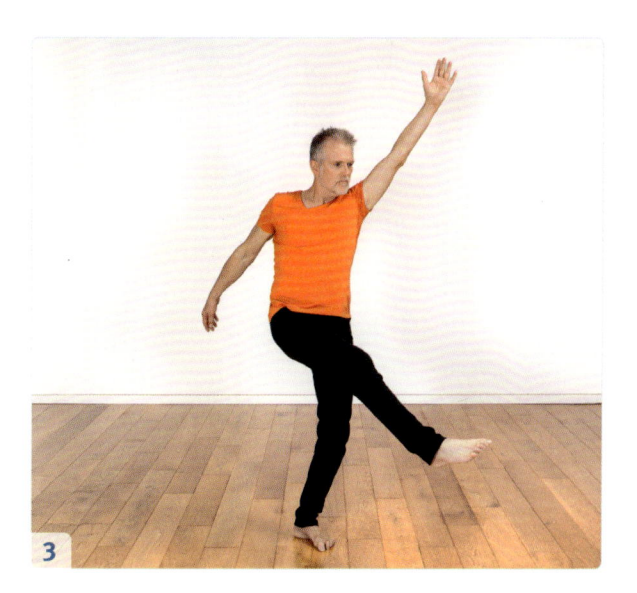

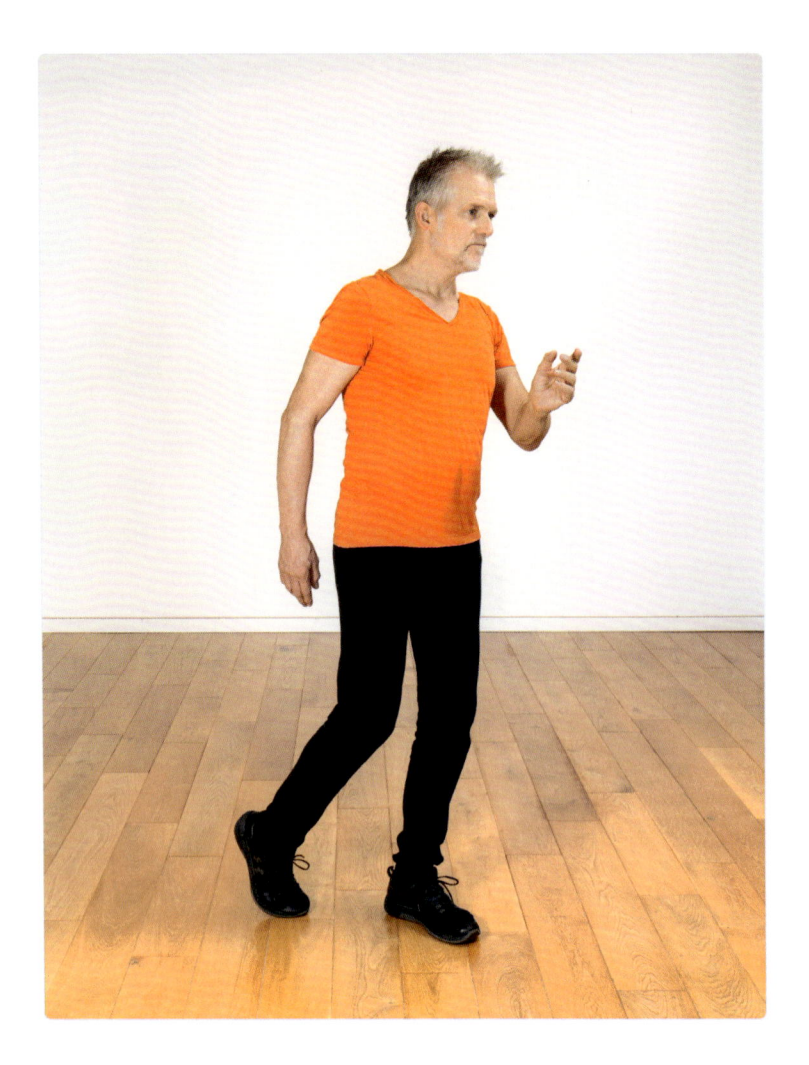

Joggen auf der Stelle

AUSFÜHRUNG: Joggen Sie langsam auf der Stelle, dabei die Füße von den Fußspitzen abrollen und abfedern. Die Arme mitschwingen lassen. Die Übung dient der Gleichgewichtsverbesserung und als moderates Ausdauertraining.

Führen Sie die Bewegung so lange aus, wie Sie sich dabei wohl fühlen. Je länger die Dauer, desto mehr wird die Ausdauer gesteigert. Aber achten Sie darauf, dass Sie die Füße gut abrollen und sich nicht überfordern.

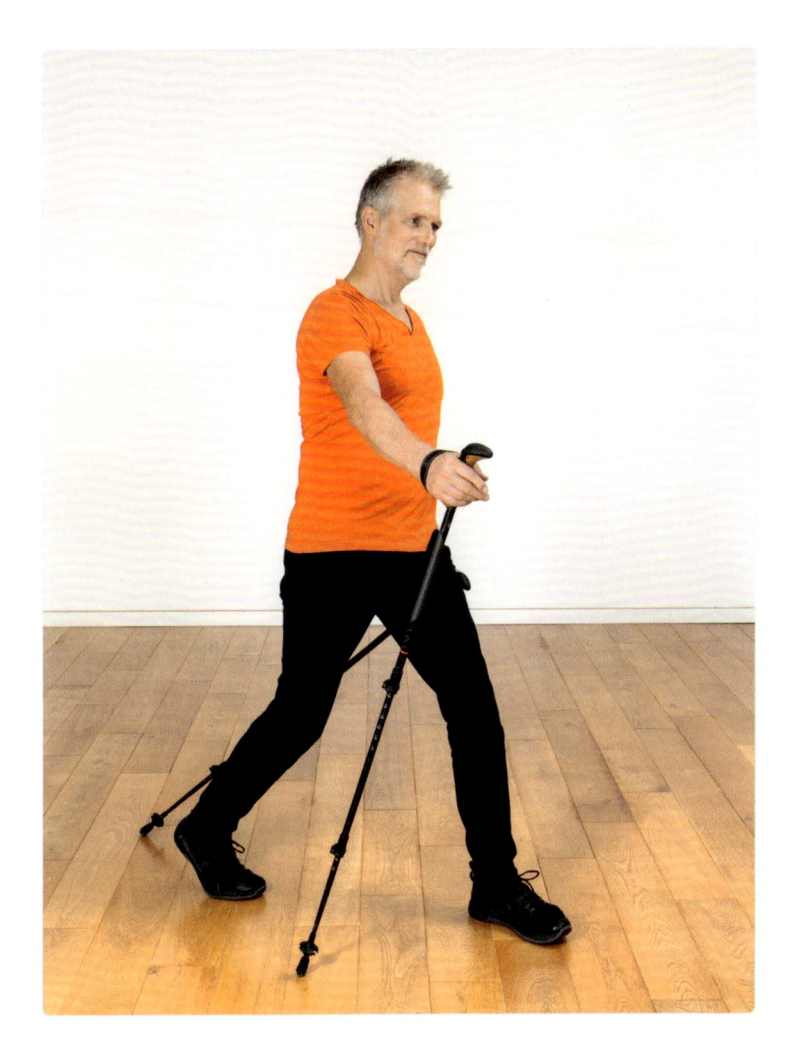

Gehen mit Nordic-Walking-Stöcken

AUSFÜHRUNG: Die Stöcke dienen der Verbesserung der Koordination und der Haltung. Achten Sie beim Gehen mit den Nordic-Walking-Stöcken auch auf die Schrittlänge, auf das exakte Abrollen der Füße, diesmal von der Ferse aus, und auf die Koordination der Arme.

Wenn Sie noch keine Erfahrung mit Nordic Walking haben, bleiben Sie zu Beginn erstmal auf ebener Fläche, um sich besser auf die Koordination der Bewegung konzentrieren zu können.

Bewegungs-, Sprech- und Entspannungstherapien

DIGITALE MEDIZIN BEI PARKINSON

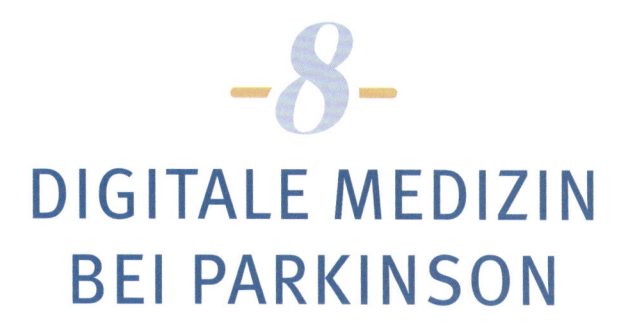

Christian Jung

Seit einigen Jahren erfahren digitale Technologien – wenngleich im Gesundheitssektor verglichen mit anderen gesellschaftlichen Bereichen verzögert – einen regelrechten Boom. Das Gebiet befindet sich derzeit teils noch in einer turbulenten Selbstfindungsphase, in der es nur so wimmelt von neuen Ideen und Werkzeugen (meist »tools« genannt), von resultierenden Betrachtungen und weiterführenden gedanklichen Transferleistungen. Sie adressieren vor allem die Bereiche Gesundheitsprävention und -fürsorge und haben als Voraussetzung und zur Folge den verantwortungsbewussten Umgang mit den Gütern und Ressourcen in diesem Feld. Auf diese Weise, mit all den resultierenden interdisziplinären Verflechtungen und Wechselwirkungen, formt sich so das Feld der digitalen Medizin- und Gesundheitstechnologien – kurz: Digital Health. Ziel ist es, den Sektor Gesundheitsversorgung hinsichtlich der Effizienz und Effektivität genutzter Ressourcen zu verbessern und den Einsatz von Arzneien und Behandlungen individueller und wirkungsvoller zu gestalten.

Der Klassiker: Die Telemedizin in der Patientenversorgung

Telemedizin ist ein Weg, sich – über räumliche Entfernung oder zeitlichen Versatz hinweg – im geschützten Rahmen via Bildschirm auszutauschen über die für einen bestimmten Patienten erforderlichen medizinischen Leistungen und die Möglichkeiten der Diagnostik, Therapie und Rehabilitation. Diese Form der Kommunikation erfolgt meist ausschließlich zwischen Ärzt*innen, selten zwischen Arzt und Patient. Auf diese Weise lassen sich hochspezialisierte Leistungen auch unter weniger günstigen Umständen in Regionen mit geringer oder rapide sinkender fachärztlicher oder therapeutischer Versorgungsdichte verbreiten. Gelänge es, wissenschaftlich valide abgesichert die therapeutische Komplexität in Onlinesitzungen via Bildschirm ohne direkten Arzt-Patienten-Kontakt verlässlich so auf den Behandlungsplan zu übertragen, wäre für die Patientenversorgung in der Fläche viel gewonnen.

Die Parkinson-Krankheit erfordert trotz der Schwere der Verläufe immer häufiger die Notwendigkeit einer angemessenen Versorgung über lange Zeiträume. Nicht zuletzt deshalb diente sie vor einigen Jahren der Politik modellhaft als Pilotprojekt und experimentelle Planungsgrundlage für die Versorgungssituation in der Zukunft – beispielhaft für viele Erkrankungen. Die über den damaligen Pflegebeirat der Bundesregierung kanalisierten Vorschläge blieben allerdings, soweit erkennbar, folgenlos. Dabei könnte die Parkinson-Krankheit in der Tat als Piloterkrankung für langjährige ambulante Versorgung fungieren. Denn bei Verläufen, die inzwischen auch 20 Jahre und mehr erreichen können, ergeben sich zwangsläufig Schnittstellen auch tief in viele gesellschaftliche Bereiche hinein – nicht zuletzt in die Arbeitswelt.

Punktuell gibt es durchaus bereits Veränderungen. So kann es – abhängig natürlich vom Einzelfall, also den jeweiligen Akteuren – in einigen Disziplinen fast schon als etabliert gelten, dass Arzt und Patient optional via Onlinesprechstunde Medikamenten- und Therapieplan erörtern. Am Ende wird ein e-Rezept erstellt. Grundlage sind die Schilderungen der betroffenen Person über ihren Zustand und damit deren Fähigkeit, dies zu leisten. Darauf muss sich der Arzt mehr als bei einer direkten Begegnung verlassen. Inwieweit das funktioniert, wird ebenfalls anhand der Parkinson-Krankheit erforscht. Auch bewähren sich die Möglichkeiten der Digitalisierung, will man hochspezifisch und individuell die Qualität einer Behandlung erfassen. Für diesen Zweck hat sich mancherorts routinemäßig ein Monitoring zur Kontrolle und Beratung vor allem der behandelnden Ärzte untereinander (Telekonsil) sowie zwischen Arzt und Patient (Videosprechstunde) etabliert.

Ein Beispiel: Ärzt*innen und Therapeut*innen interessiert, inwieweit die verschiedenen, von einem Parkinson-Kranken rege genutzten Physio-, Ergo-, Stimm-, Sprech- und Sprachtherapien womöglich anders zu priorisieren sind. Was könnte man mal eine Zeit lang weglassen, was hinzunehmen? Mittels Videosprechstunde tauschen sich die Beteiligten – mit oder ohne den Betroffenen – über Fortschritte aus, oder sie lassen sich zeigen, was der Betreffende auf Basis der jeweiligen therapeutischen Verordnung erlernt hat. Noch handelt es sich hier meist um Pilotprojekte, deren praktische Umsetzung insbesondere aufgrund fehlender Finanzierung unsicher ist. Ob eine solche Online-Sprechstunde sich jemals als fester Bestandteil etablieren wird, ist fraglich.

Letztlich hat die Corona-Pandemie entscheidend dazu beigetragen, die Gesundheitsversorgung über große Distanzen hinweg funktionabel zu machen und neu zu justieren. Vorangetrieben wurde dies zum einen dadurch, dass Probleme in beteiligten Prozessen und Verfahren deutlich zutage traten und Schwachstellen schonungslos offengelegt wurden. Zum anderen gab es viele Verbesserungen in den Digitalisierungsprozessen selbst.

Ein Beispiel liefert die Tiefe Hirnstimulation (THS, S. 89) bei der Parkinson-Krankheit. Hier können Betroffene seit Kurzem bei einigen Stimulatormodellen ihren Gesundheitsstatus – wenn sie ausdrücklich zustimmen – für die erste Phase der engmaschigen OP-Nachbetreuung via Onlinezugriff abklären; ganz im Sinne einer sowohl ganzheitlichen wie auch individuellen Patientenbetreuung. Die externe Überwachung der THS-Schrittmacher gilt als vielversprechende neue Technik. Dabei kommunizieren die Ärztinnen und Ärzte unabhängig vom Standort über eine App mit den Betroffenen und nehmen Einstellungen am Impulsgenerator in Echtzeit vor. Die neue Technik bedeutet für Menschen mit THS einen Gewinn an Selbstständigkeit und

Unabhängigkeit, entfallen doch allein schon die Fahrten zu oft entfernt gelegenen Kliniken zwecks Einstellung der Neuromodulation.

Es ist jedoch zu bedenken, dass es vielen Parkinson-Kranken mit fortgeschrittenem Krankheitsbild schwerfallen wird oder überhaupt nicht möglich ist, digitale Angebote zu nutzen – allein, ohne Hilfe. Somit dürften bei Weitem nicht alle potenziell Teilnehmenden auf digitale Versorgungsangebote zurückgreifen.

Mit Tablet und Tablette

Über die Missstände beim Stand der Digitalisierung dieses Landes wird viel diskutiert. Dabei wäre es so vorteilhaft wie einfach, wenn sich mit entsprechenden Mitteln dauerhaft Kontakt zwischen Klinik und Patient*innen halten ließe. Was spräche dafür? Patient*innen ignorieren häufig die in der Klinik erhaltenen Therapieempfehlungen, wenn sie die Einrichtung nach einigen Wochen Aufenthalt gen Heimat wieder verlassen. Dies ist das Ergebnis eines Forschungsprojekts einer Parkinson-Fachklinik und einer Zweigstelle der AOK sowie dem Fraunhofer-Institut für Offene Kommunikationssysteme in Berlin.

Das Vorhaben zeigte auch: Wer nach dem Klinikaufenthalt am Ball bleibt, bleibt länger stabil. Trotz nachvollziehbarer Motivationsstörungen, die ja auch ein Effekt fehlenden Dopamins sind, ist entscheidend, dass die zumeist älteren Parkinson-Patient*innen nach ihrer Entlassung insbesondere neu Erlerntes weiter trainieren, um den Einschränkungen beim Sprechen, beim Halten des Gleichgewichts oder bei feinmotorischen Bewegungen entgegenzuwirken. Hier hat es sich als vorteilhaft erwiesen, auf beiden Seiten mit einem Tablet zu arbeiten. Einen großen Nutzen und Vorteil versprechen vor allem einprogrammierte Übungen. Sie animieren individuell, die Therapie daheim fortzusetzen. Zu beachten ist, dass angesichts des äußerst sensiblen Charakters der Patientendaten die Verbindung – Basis ist ein über Tablets hergestellter Skype-ähnlicher Kontakt – höchsten Datenschutzanforderungen genügen muss. Noch allerdings fehlen sowohl das Versorgungsnetz als auch die gesicherte Finanzierung durch die Krankenkassen.

Die Therapie via Tablet ist ausdifferenziert und umschließt beispielsweise das Training von Alltagsbewegungen; etwa solche, die man zum Zubereiten der Mahlzeiten benötigt. Dabei kann der Therapeut die via Tablet erfassten Fortschritte beurteilen und kommentieren. Es hilft beiden, den Fortgang der Therapie zu kontrollieren. Ziel ist es, auf den vorhandenen Trainingsergebnissen aufzusetzen, diese auszubauen und zu konsolidieren. Regelmäßig und ohne auszusetzen. Nur dann bringt das Training etwas. Es wird spannend sein zu sehen, ob das Vertrauen in das Selbstmanagement des Erkrankten auf Dauer belastbar trägt.

Jedoch: Wer soll das finanzieren, wenn bereits die Verordnung einer einzelnen Physiotherapie-Einheit in manchen Fällen ein Problem darstellt?

Dass ein regelmäßiger Online-Kontakt mit einem Neurologen bzw. einer Neurologin genauso hilfreich sein kann wie ein Besuch in der Arztpraxis, zeigten Forschende der University of Rochester in Großbritannien. 200 Parkinson-Patient*innen wurden in zwei Gruppen geteilt, von denen eine klassisch in einer bis zu 60 Kilometer entfernt gelegenen, neurologischen Arztpraxis versorgt wurde, während jene der Experimentalgruppe Zugehörigen 4-mal innerhalb eines Jahres von zu Hause aus eine Online-Sprechstunde mit einem ihnen unbekannten Neurologen abhielten. Es zeigte sich, dass nach Einschätzung der Patient*innen die Qualität der Konsultationen über die Distanz und der unmittelbare Kontakt zum Arzt einander entsprachen. Das heißt:

Die oft nicht sehr mobilen älteren Patient*innen konnten auf die teils langen Wege zum Facharzt und den Besuch dort verzichten, ohne hinsichtlich ihres Gesundheitsstatus einen Nachteil zu erleiden. Nach Aussage der Forschenden wurde die Online- oder Video-Sprechstunde nicht nur als gleichwertig eingestuft, sondern – bei einer durchaus gegebenen Skepsis der Proband*innen zu Beginn der Erhebung – vor allem subjektiv als ebenso effektiv beurteilt wie der persönliche Besuch beim Facharzt.

Neue Sensorsysteme zur Symptomerfassung im Alltag

Seit einigen Jahren suchen Forschende nach Wegen, mithilfe der Erkrankten Parkinson-Symptome unmittelbar in deren Alltag und bei den Aktivitäten im häuslichen Umfeld zu messen – und zwar kontinuierlich. Vergleichend betrachtet werden typische Beeinträchtigungen wie Zittern, Steifigkeit, Über- und Unterbewegungen, Geh-, Gang- und Gleichgewichtsstörungen bis hin schließlich zu Tagesmüdigkeit und den charakteristischen Schlafstörungen nebst weiteren Kategorien, die sich sowohl daheim als auch bei verschiedenen Alltagsaktivitäten zuverlässig bestimmen lassen. Zwar sind derzeit einige hoch entwickelte Sensorsysteme und »Uhren« auf dem Markt, die eine kontinuierliche, objektive, quantitative, unaufdringliche Aufzeichnung ermöglichen – vor allem, und das ist wichtig: rund um die Uhr. Allerdings ist bislang kein System unangefochten validiert für die Erfassung der Parkinson-Symptome.

Solche Systeme sind theoretisch eine Alternative zur Verlaufsbeobachtung, also zum Arztbesuch in der Klinik oder einer Praxis. Die Ergebnisse zeigen, dass der Erkrankte dadurch keinen Nachteil in der Gesundheitsversorgung erleidet. Trotzdem möchten Patient*innen den persönlichen oder zumindest Video-Kontakt zu den behandelnden Ärzt*innen erhalten. Der übliche ärztliche Quartals-Check ist ja oft »nur« eine Momentaufnahme, die jedoch zahlreiche erkrankungsrelevante Informationen der vergangenen Monate nicht zum Vorschein bringt.

So hat sich gezeigt, dass Etliches in den subjektiven Darstellungen während des vielleicht viertelstündigen Gesprächs verloren geht. Auch werden manche alltagsrelevanten Probleme wie nachlassende Tagesaktivitäten, Freezing-Blockaden, Schlafstörungen oder auch über das erwartbare Maß hinausgehende Schwankungen in allen möglichen Symptomen von den Betroffenen eher selten gegenüber dem Arzt erwähnt. Dabei ist die detaillierte Beurteilung des Krankheitsverlaufs ausgesprochen wichtig für den richtigen Mix an Therapien. An dieser Stelle können Messgeräte ihren Vorteil ausspielen: Sie erfassen automatisiert viele Angaben, die den Arzt womöglich einen anderen, nun geschärften Blick auf den individuellen Verlauf einer Erkrankung werfen lassen. Derzeit sind diese Systeme in der Praxis kaum in Gebrauch, da die hierfür nötige jeweilige Auswertungssoftware und vor allem die Zeit fehlt.

Eine diesbezüglich in mehrere große europäische Vorhaben eingebundene Gruppe Kieler Forschender eruierte projektbegleitend zudem zum einen, wie Parkinson-Patient*innen einem System dauerhafter Rund-um-die-Uhr-Datenerfassung gegenüberstehen. Zum anderen interessierte sie die rein atmosphärische Frage danach, was es heißt, Vertrauen zu einem System aufzubauen und nicht zu einem ärztlichen Gegenüber in der Praxis. Denn mit dem kann man nicht nur reden, sondern ergebnisoffen argumentieren: Er entscheidet also letztlich nicht automatisiert. Dabei stellte sich heraus, dass eine wichtige Voraussetzung für Akzeptanz und nachhaltige Nutzung solcher Systeme ist, dass die Erkrankten verstehen, welche Daten erfasst, wie diese archiviert und ausgewertet werden. Deutlich wird: Betroffene wollen selbst entscheiden, was mit »ihren« Daten, die es sind und bleiben, ansonsten geschieht – und dazu gehört auch zu wissen, wer diese einsehen darf. Zudem ist es den Patient*innen wichtig, das Projekt und das technische System möglichst in Gänze zu verstehen und aus den Ergebnissen eigene Schlüsse ziehen zu können. Entsprechend müssen sich beide Seiten über das Aufgezeichnete verständigen können. Das heißt: Behandler und Erkrankter sollten lernen, dieselbe Sprache zu sprechen.

Das Potenzial solcher Systeme ist enorm: Es zeigte sich zum Beispiel, dass die in der Bewertung als Maßstab schwer greifbare, stets als äußerst subjektiv geltende Kategorie »Lebensqualität« von Parkinson-Patient*innen besser beurteilt wurde nach der 12-wöchigen Beobachtungphase, in der sie den Sensor rund um die Uhr am Körper getragen hatten. Die Vermutung, dass gerade ältere Menschen solche Systeme ablehnten, bestätigte sich nicht.

Wearables – am Körper tragbare Mini-Computer

»Wearables« und zugehörige Applikationen (Apps) sind direkt am Körper getragene kleine Computersysteme. Mit ihrer Hilfe ist es möglich, unter anderem die Herzfrequenz, Blutdruck und Blutzuckerspiegel, den Schlaf oder den Kalorienverbrauch zu messen und die Messergebnisse anschließend über Applikationen (Apps) bewerten zu lassen. Die wohl bekanntesten Beispiele sind Smartwatches, Fitnessarmbänder und digitale Brillen. Sie hielten zunächst als modische Objekte Einzug in den täglichen Gebrauch; dann aber folgte wegen ihrer »Mess- und Datenaufbereitungs- und -sammelfunktionen« ihr Einsatz in Pflege und medizinischer Behandlung – etwa als digitale Blutzucker- und Blutdruck-Messgeräte.

Und diese Funktionen können nicht nur hilfreich, sondern durchaus lebensrettend sein. So zeigen sie beispielsweise umgehend an, wenn sich eine Erkrankung akut verschlechtert; der Betreffende selbst hat das vielleicht noch gar nicht einmal bemerkt (oder es verdrängt). Dies wiederum führt womöglich unmittelbar zu einem Besuch in der Klinik oder früher als geplant in der Arztpraxis – oder zu der Erkenntnis, dass therapeutische Maßnahmen zumindest zeitlich neu zu justieren sind. Und all das ist möglich ohne lange Fahrten und Treffen an einem Ort. Parkinson-Patient*innen, das zeigen Kurzbefragungen von Ärzt*innen, sind dem Thema Wearables gegenüber interessiert bis aufgeschlossen. Sie bewerten es mehrheitlich als hilfreich, wenn Daten auf diese Weise aufgezeichnet werden. Viele begrüßen auch, dass diese Daten genutzt werden – für Grundlagenforschung und für weitergehende Entwicklungen. Ein Beispiel: Ein Weltkonzern der Softwareentwicklung hat vor wenigen Jahren eine Uhr kreiert, mit deren Hilfe sich zwei zentrale Symptome der Parkinson-Krankheit – das Händezittern (Tremor) und das Gliederzucken (Dyskinesien) – mithilfe einer entsprechend programmierten App minutengenau überwachen und aufzeichnen lassen. Inzwischen sind viele derartige Systeme auf dem Markt. Grundlage vieler solcher Versuche sind die Ergebnisse einer Studie, die Forschende vom Fraunhofer-Institut für Intelligente Analyse- und Informationssysteme (IAIS) vorlegten. Sie sammelten fünf Jahre lang mithilfe einer Smartphone-App Daten zur Interaktion des jeweiligen Nutzers mit seinem Smartphone – allerdings interessierten sie sich nur für solche, bei denen nachweislich ganz eindeutig ein Bezug zur Parkinson-Krankheit bestand. Immerhin: Aus den vorliegenden Werten lassen sich Informationen destillieren zu eindeutigen Verhaltensweisen und -merkmalen, die auf eine solche Erkrankung schließen lassen (wüsste man es nicht bereits).

WISSEN

Beispielhaft: das PD-Pal-Projekt

Forschende von sieben wissenschaftlichen Institutionen aus sechs europäischen Ländern mit der Philipps-Universität Marburg im Zentrum nehmen mit dem PD-Pal-Projekt vor allem jene Parkinson-Patient*innen in den Blick, bei denen die Erkrankung fortgeschritten ist. Die Betroffenen leiden häufig unter starken Bewegungsstörungen und sind dadurch merklich in ihrer Selbstständigkeit eingeschränkt. Der Kontakt zum sozialen Umfeld nimmt dann meist ebenso ab wie die Arztbesuche – ein fatales Dilemma. Diese soziale Isolation wollen die Wissenschaftler*innen jetzt mit heimbasierter Unterstützung durch neue Technologie durchbrechen. Die Studie ist bereits abgeschlossen.

Ziel ist es, mithilfe des PD-Managers – ein Mini-Computer, der in etwa so funktioniert wie ein Fitnessarmband oder eine Smartwatch – Bewegungen und kognitive Leistungen der Patient*innen auch zu Hause zu erfassen. Der Computer wird rund um die Uhr am Körper getragen, wodurch wichtige Funktionen des Organismus permanent überwacht werden. Die Patient*innen werden begleitet von eigens qualifizierten Pflegekräften, die mit der Komplexität der Erkrankung – insbesondere in der Spätphase – vertraut sind. Dadurch lässt sich das Projekt auf alle Krankheitsstadien ausweiten. Darüber hinaus werden sämtliche Daten telemedizinisch mit den behandelnden Ärzt*innen ausgewertet.

Das im Kasten beschriebene PD-Pal-Projekt wurde bisher allerdings nirgendwo in den klinischen Alltag integriert – ein grundsätzliches Problem digitaler Medizinvorhaben hierzulande. Mit Ausnahme einer Videosprechstunde in einigen Zentren wird keines der Projekte zumindest mit öffentlichen Geldern unterstützt und damit durchführbar.

Ein kritischer Blick auf Gesundheits-Apps

Seit Januar 2020 dürfen Ärzt*innen neben Medikamenten und traditionellen Heilanwendungen auch Gesundheits-Apps verschreiben. Der Gesetzgeber verpflichtete die Krankenkassen, die Kosten für Digitalanwendungen zunächst für ein Jahr auf Probe zu übernehmen. Inzwischen ist die zeitliche Befristung entfallen.

Neu aufgenommen wurden in den Katalog zuletzt vor allem Apps zum kognitiven Training des Denkens und von Gedächtnisleistungen. Einzige Bedingung: Die Apps müssen eine Sicherheits- und Qualitätsprüfung bestehen.

MPOWER-APP: Inzwischen haben weitere die Parkinson-Krankheit adressierende Apps den Markt betreten. Eine der ersten erfolgreichen war vor einigen Jahren die mPOWER-App; entwickelt wurde sie am riesigen, voluminös mit EU-Mitteln ausgestatteten Parkinson-Forschungszentrum des Luxemburger National Center of Excellence in Research (NCER). Die App steht hier und heute beispielhaft für zahllose Nachahmer und weitere spannende Entwicklungen.

Mithilfe dieser Anwendung – es gibt auch eine Produktversion auf Deutsch – sollen Betroffene ihre Beeinträchtigungen besser managen können: Symptome messen, Ergebnisse speichern und über den Faktor Zeit den Verlauf analysieren beispielsweise. So kann der Betroffene beim »Finger tapping« – Zeige- und Mittelfinger berühren so schnell wie möglich abwechselnd den Bildschirm – Geschicklichkeit in Kombination mit Geschwindigkeit testen. Ferner lassen sich geringste Abweichungen in Stimmvolumen, Intonation, Modulation, Sprechlautstärke oder auch Auffälligkeiten beim Gang in einer Genauigkeit messen, wie es das ärztliche Ohr oder Auge kaum vermag.

Inzwischen sind zahlreiche Smartphone-Apps verfügbar, die das Sprechen und noch anderes Parkinson-Typische mehr beurteilen. Einige behaupten sogar, sie könnten allein aus einer Aufzeichnung und Analyse des Sprechens die Diagnose, ob eine Parkinson-Krankheit vorliegt, durchweg korrekt stellen. Grundsätzlich ist bei solchen Aussagen Vorsicht geboten: Denn so gut sie auch sein mögen – die Apps können und sollen den Arzt nicht ersetzen. Hingegen ist jedem Nutzer, dem die Ergebnisse der App-Analyse signalisieren, möglicherweise oder bereits sicher an Parkinson erkrankt zu sein, zu raten, bei nächster Gelegenheit die Ergebnisse mit einem ihn auch sonst behandelnden Arzt zu besprechen.

Die Apps sollen jedoch nicht nur die Versorgung der Patient*innen verbessern, sondern auch die Arbeit der Ärzt*innen und die Arzt-Patienten-Kommunikation erleichtern. Oder, wie aus der Politik zu hören war, die »Arzt-Patienten-Kommunikation auf eine neue Ebene heben«. Soweit die Theorie. In der Praxis wird das dann sicher häufiger mal so aussehen, dass der Arzt oder die Ärztin mangels Zeit dem Patienten aufträgt, die Daten der App »schon mal auszulesen« und »eine erste Auswertung selbst vorzunehmen« oder die Daten nicht roh, sondern nach diesem oder jenem Muster aufbereitet zum Termin mitzubringen.

Auch hier ist noch einmal generell anzumerken: Viele Apps halten nicht, was sie versprechen, etliche überleben den Markteintritt nur kurz und sind bald wieder verschwunden. Zudem werden selbst die von den Krankenkassen zugelassenen ärztlicherseits nicht vergütet; sie sind »Privatvergnügen« der Patient*innen. Und auch wenn die Installation von den Krankenkassen erstattet wird: Anreize in Richtung Ärzteschaft, sich mit den Apps zu beschäftigen, sind nicht gesetzt oder kaum erkennbar. Weder erhalten sie die Zeit vergütet, sich mit der Vielzahl an Apps zu befassen, noch wird der Aufwand honoriert, die Daten zu analysieren oder die daraus resultierenden Erkenntnisse mit den Patient*innen zu diskutieren. Deshalb werden die meisten dieser App-Applikationen voraussichtlich bis auf Weiteres ein nicht in die Therapieentscheidung eingehendes Sammelsurium an Informationen sein, die allenfalls wissenschaftlichem Interesse dienen.

Webplattform zur Verbesserung der Lebensqualität: ParkProReakt

Zu diesem Kontext arbeiten erneut auch Wissenschaftlerinnen und Wissenschaftler der Fraunhofer-Gesellschaft. Sie stellten im Mai 2024 prototypische Studien vor zu einer »Webplattform zur Verbesserung der Lebensqualität – plus mobiler Anwendung für Smartphones« für an Parkinson Erkrankte. Mehrere internationale Forschungsteams entwickeln im Rahmen des Projekts »ParkProReakt« eine digitale Plattform samt zugehöriger App, die im Zusammenspiel mit Wearables den Krankheitsverlauf aufschlüsseln soll. Ein schnelles Eingreifen, Gegensteuern bzw. Justieren der Therapie soll dann die Lebensqualität der Erkrankten wieder verbessern.

Der wissenschaftliche Impetus beruht auf der zentralen Erkenntnis, dass keine Parkinson-Krankheit der anderen gleicht und der individuelle Krankheitsverlauf nicht vorhersehbar ist. Daraus schlussfolgern sie, dass bei dieser Erkrankung eine umso größere Notwendigkeit bestehe, Patientinnen und Patienten engmaschig und medizinisch breit gefächert zu begleiten und zu »überwachen«, um schnell auf Veränderungen von Symptomen reagieren zu können. Sicherstellen wollen sie solch eine »bedarfsorientierte, sektorenübergreifende, interdisziplinäre Versorgung« über die Entwicklung besagter Webplattform und mit Hilfe einer mobilen Anwendung für Smartphones, die per Bluetooth mit einer Apple Watch verbunden ist. Der Clou: Ärzt*innen, Therapeut*innen und Pflegekräfte sowie andere in die Behandlung Involvierte sollen sich auf dieser individuellen Patient*innen-Plattform, die ja vom Betroffenen selbst gesteuert wird, austauschen.

Die Forschenden verweisen ausdrücklich auf das »an den Fähigkeiten der Betroffenen orientierte Design« der Systeme. Es helfe den Erkrankten, die erforderlichen Tests und Untersuchungen am Smartphone zu absolvieren, ohne motorisch überfordert zu sein. Beachtlich und hilfreich für alle Beteiligten ist sicherlich auch eine Lernkomponente. So unterstützen Tests dabei, krankheitsbedingte Symptome besser einschätzen und mit den richtigen Maßnahmen schnell darauf reagieren zu können.

Fragen zum Wohlbefinden ergänzen die Tests, um bei Bedarf auch auf der emotionalen Ebene eingreifen zu können. Ein Ampelsystem informiert den behandelnden Arzt, wenn sich der Zustand eines Erkrankten drastisch verschlechtert. Auch besondere Ereignisse wie Stürze können gemeldet werden über die App, die sich derzeit im mehrfach überprüften Prototyp-Status befindet und im Laufe des Jahres 2025 marktreif sein soll.

Hilfsmittel von Fuß bis Kopf – digital, aber auch mal analog

Sensoren helfen aber noch auf andere Art und Weise – wenngleich sie im Folgenden ebenfalls hauptsächlich diagnostisch zum Einsatz kommen.

SENSOR-GANGSOCKEN: Im Zentrum eines Projekts wirkt ein Strumpfwerk. Von dort erhielten die 200 Teilnehmer*innen zu Beginn der Testphase spezielle Sensor-Gangsocken, zudem am Arm zu befestigende Bewegungssensoren und Smartphones samt Apps. Über diese Hilfsmittel laufen Analyse und Dokumentation der Daten, die kontinuierlich im Alltag gesammelt werden. In den Socken steckt Hochtechnologie: Sie sind in der Lage, Unsicherheiten beim Gehen und Laufen der Betreffenden aufzuzeichnen. Neben Gehstörungen und Gangunsicherheiten werden noch andere Symptome erfasst und betrachtet, wie Schluckbeschwerden und Auffälligkeiten im Verhalten. Einschätzungen über das Befinden der Patienten seitens der Angehörigen ergänzen den Datenbestand.

»Intelligente Einlegesohlen«, die das Gangbild erfassen und bei Freezing vibrieren

Mit intelligenten Socken oder Einlegesohlen für Schuhe beschäftigt sich mindestens ein halbes Dutzend Forschergruppen weltweit – darunter neben solchen in Großbritannien, den USA und Österreich (Wien) auch ein Team junger Forschender von der Klinik für Neurologie der Universität Frankfurt am Main sowie seit Kurzem ein Team junger Forschender in Luxemburg. Sie fokussieren in der Entwicklung einer »intelligenten Schuhsohle« zwangsläufig auf die Geh- und Gangstörungen, die lange Zeit nicht als eines der Hauptsymptome der Parkinson-Krankheit kategorisiert waren.

Im Zuge der Studie soll nun wissenschaftlich untersucht werden, ob sich das Gangbild von Parkinson-Patient*innen verbessern lässt unter Einsatz einer »intelligenten Einlegesohle«, die Druck, Position und Beschleunigung der Füße misst und die so gewonnenen Daten auch im Verlauf zu interpretieren und individuell Schlüsse zu ziehen weiß. Zu diesem Zweck werden die Werte mittels Künstlicher Intelligenz unmittelbar in Echtzeit analysiert. Direkt im Anschluss gibt die Einlegesohle auf Basis der Analysen Signale in Form von Vibrationen ab, die die Fußunterseite als anregendes Kribbeln wahrnimmt. Das ist die Rückmeldung an den Träger: Ihm wird mitgeteilt, dass sich sein Gangbild verschlechtert hat. Reagiert er, und wie verändert sich daraufhin das Gangbild? Auch das wird erfasst. Ergebnisse sollen 2025 vorgestellt werden.

Analog: der Anti-Freezing-Stock

Daneben gibt es weitere, sehr individuelle Strategien, ein plötzlich auftretendes Freezing zu durchbrechen und das Gehen wieder zu ermöglichen – beispielsweise ein leichter Schlag auf den Oberschenkel, ein vor die Füße geworfener Stock, den man »übersteigen« muss, oder auch ein Hund als Begleitung. Kurzum: Äußere Reize helfen, das Freezing zu durchbrechen.

Ebenfalls bewährt hat sich ein Anti-Freezing-Stock, bei dem durch einen Mechanismus am Griff per Hand eine Querleiste am Stock ausklappt. Diese muss bei einer Blockade überstiegen werden. Anschließend wird die Leiste durch das Loslassen des Mechanismus in ihre Ausgangslage zurückgebracht und man geht weiter. Die Sturzgefahr ist beseitigt. Damit es beim Übersteigen nicht zu Stürzen kommt, besteht die Querleiste aus sprödem Kunststoff. Sie bricht sofort ab, sollte man aus Versehen darauf treten. In der Übungsphase ist der Anti-Freezing-Stock noch mit einem roten Übergangsausleger versehen, der später durch die schwarze Querleiste ersetzt wird. Eine weitere Variante – sie vermeidet den Querstab – ist die Verwendung eines Laserstreifens, der auf Knopfdruck am Boden erscheint.

Anti-Freezing-Stepper für den Rollator

Der Anti-Freezing-Stepper stellt ein probates Hilfsmittel dar, speziell für Betroffene, die mit dem Rollator unterwegs sind. Zunächst wird ein sogenanntes Anti-Freezing-Stepper-Modul zwischen die Längsstreben des Rollators gesteckt und festgeschraubt. Dabei handelt es sich um nichts anderes als zwei gummigelagerte Aluminiumpaddel. Auf diese tritt man, wenn sich eine Bewegungsblockade ankündigt, die sich auf diese Weise meist durchbrechen lässt. Das getretene Paddel gibt nach und schwingt beim Verlassen in seine Ursprungsposition zurück; es fühlt sich etwa so an, als steige man eine Treppe hoch. Die Blockade wird gelöst, das Gehen ist wieder möglich, die Sturzgefahr gebannt. Zudem lässt sich mithilfe des Anti-Freezing-Steppers das Gangbild mit Rollator trainieren. Dazu gibt es sogar eigens Übungen unter Zuhilfenahme der Paddel, um die Schritte zu verlängern und so der Kleinschrittigkeit entgegenzuwirken. Zugleich wird ein stabilerer Gang trainiert.

Augmented Reality: neue Entwicklungen speziell für Parkinson

Mit einigen der genannten Hilfen berührt man den spannenden Bereich der »Augmented Reality« – die computergestützte »Erweiterung der Realitätswahrnehmung«. Dies kann alle menschlichen Sinnesmodalitäten ansprechen. Hilfen auf dieser Grundlage erobern mehr und mehr den Markt. So haben Parkinson-Kranke im weiteren Verlauf der Erkrankung häufig Mühe mit der Bedienung von Maus, Tastatur oder Touchscreen. Im Rahmen des Projekts MA-NEM ist es nun gelungen, angelehnt an eine bestehende Unterstützungshilfe für Querschnittsgelähmte, eine Software zu entwickeln, die unter Berücksichtigung sowohl der typischen krankheitsspezifischen Störungen als auch der besonderen Augenproblematik zum Trotz eine Steuerung der genannten Objekte mittels Augenbewegungen ermöglichen soll.

Auch sind inzwischen Brillen im Testeinsatz, die ebenfalls als Hilfe bei Gangstörungen und Freezing-Attacken dreidimensionale Illusionen erzeugen. Mithilfe vorgegaukelter visueller Reize wie farbigen Linien oder Markierungen, die an Türschwellen erinnern, sollen sich die Blockaden überlisten lassen. Dabei erscheint bei dem Brillenträger drei Meter vor Erreichen eines Hindernisses über die Projektion eines »Augmented Markers« in einem bestimmten Teil des Benutzersichtfelds in Verbindung mit einem neuen technischen Verfahren (»Focused to Infinity«) ein visueller Hinweis als Hologramm. Prompt verbessern sich Haltung, Gleichgewicht und Mobilität der meisten Probanden, haben Forschende der Robert-Gordon-University in Aberdeen, Schottland, in einer kleinen Begleitstudie herausgefunden. Das Tragen der speziellen Brille mindere die Sturzgefahr und verbessere die Lebensqualität erheblich. Allerdings helfe die Brille kaum, wenn die Standstabilität bereits stark beeinträchtigt ist.

Niederländische Forschende der Universität in Twente arbeiteten mit Patient*innen, die unter starken Freezing-Blockaden leiden und sich beim Gehen zunehmend unsicher fühlen. Sie können manchmal kaum oder gar nicht mehr geradeaus gehen, doch das Bewegen in der dritten Dimension – also beispielsweise das Treppensteigen – funktioniert meist noch so weit, dass es gerade dann nicht zu nennenswerten Blockaden kommt. Doch was tun, wenn man außer Haus gehen will? Für diese Personen zaubert künftig womöglich eine von den Forschenden entwickelte Datenbrille Treppenillusionen bei Bedarf (also, sobald Sensoren ein Freezing melden) in ihr Blickfeld. Dies sind insbesondere Symptome einer Dystonie: Sobald die »Aufgabe« Gehen durch etwas anderes ersetzt wird, wie zum Beispiel Treppensteigen oder auch Joggen, ist das Programm wieder funktionsfähig.

Parkinson-Gesundheitsspiele

Ein weiterer Trend sind »Health Games«. Einige wurden bereits explizit für Parkinson-Kranke entwickelt: Die Spiele minimieren Ängste und lindern Schmerzen überraschend effektiv. Allerdings gibt es zu den wenigsten wissenschaftlich substanzielle Begleitforschung. Wichtig scheint jedoch, dass das Gehirn überhaupt trainiert wird, egal womit. So untersuchten Forschende der Universität Basel Probanden, die einen Monat lang 3-mal wöchentlich ein 45-minütiges kognitives Training absolvierten. Alle Teilnehmenden zeigten positive Lerneffekte – unabhängig vom konsumierten Begleitmaterial am Computer: ob Spiel, Wissensquiz oder Stumpfsinniges.

Und nun? – Wer die Wahl hat

Das führt letztlich zu der Frage, was bei begrenztem Zeitbudget von all den nützlichen Apps und hilfreichen Tools, den medizinischen Geräten, Spielen und originellen Hilfsmitteln den meisten Nutzen verspricht und bei welchen eine Anwendung über den privaten Gebrauch hinaus denkbar oder empfehlenswert ist. Dieser Frage wird in dem Projekt »DIGIPD: Digitale Angebote für eine bessere personalisierte Behandlung der Parkinsonkrankheit« nachgegangen. Welche der digitalen Technologien werden das Potenzial haben, die jeweiligen Symptome der Parkinson-Krankheit zuverlässig zu fassen und sich als sinnvolle Bestandteile einer individuellen Behandlung anbieten? Die Antwort darauf darf man wohl mit Spannung erwarten.

© berkay08/stock.adobe.com

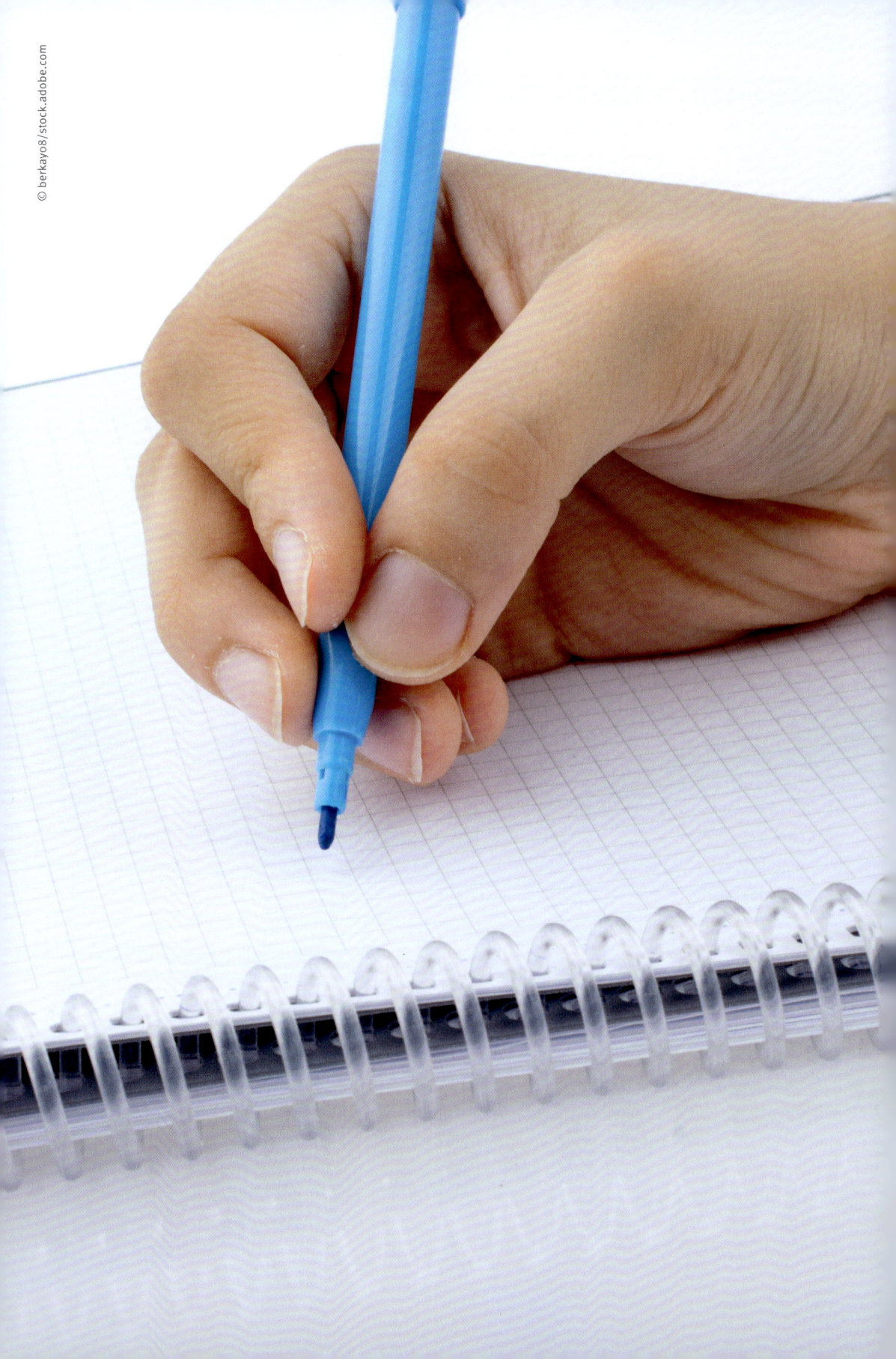

Parkinson: gut zu wissen

ALLTAG MIT PARKINSON

Christian Jung

Wie etliche andere Erkrankungen des Nervensystems beeinträchtigt auch die Parkinson-Krankheit früher oder später das Leben in zahlreichen Facetten und Herausforderungen. Dennoch gelingt es immer mehr Erkrankten, manchmal Jahrzehnte (zumindest weitgehend) selbstständig im Alltag und sogar im Berufsleben zu bestehen. Zwar schreiten die Beeinträchtigungen derzeit noch unaufhaltsam voran, trotzdem gelingt es immer mehr Erkrankten offenbar, mit den verschiedenen Symptomen eine lange Zeit einigermaßen zurechtzukommen.

Mit »Kompetenznetzen« soll deshalb künftig den komplexen, spezifischen und ausdifferenzierten Versorgungs- und Betreuungserfordernissen der Parkinson-Kranken mit den zahlreichen Schnittstellen im Alltags- und zum Berufsleben Rechnung getragen werden. Dabei gilt der Blick regionalen Unterschieden ebenso wie der ungleichen Versorgungssituation in der Stadt und auf dem Land. Die modellhafte Versorgung Parkinson-Kranker ist inzwischen Vorbild für eine Vielzahl anderer Erkrankungen.

Kompetenznetz Parkinson

Zentrales Ziel ist es, den in einer bestimmten Gegend lebenden Parkinson-Erkrankten, ohne dass jene lange suchen müssen, einen flächendeckenden Zugang zu den für ihre Belange geeigneten Fachkräften zu verschaffen – egal welcher Profession. Zu diesem Zweck bündelt solch ein Netzwerk idealerweise das Wissen vieler Akteur*innen in der betreffenden Region; die Expert*innen begegnen einander dabei aber nicht nur virtuell, sondern treffen häufig zusammen, um voneinander zu lernen. Das über Jahre sich anhäufende Wissen wirkt zugunsten der Parkinson-Patient*innen; die Netzstruktur lässt zudem drohende Versorgungsengpässe frühzeitig sichtbar werden. Ein weiterer Vorteil ist die Vernetzung einzelner Personengruppen wie der Angehörigen. Auch profitieren die diversen Berufsgruppen vom Zusammentreffen mit der Vielzahl anderer. Man lerne viel voneinander, wird stets als Vorteil genannt. Das sei bereichernd – und oft überraschend.

Eingebunden sind im Optimalfall die notwendigen Expert*innen für sämtliche denkbaren therapeutischen und anderweitig zu unterstützenden Bereiche. Jenseits der Spezialisten – ob Ärzt*innen oder Fachtherapeut*innen – gibt es selbst bei den Fachkollegen hierzulande teils erhebliche Wissenslücken zum Thema Parkinson und auch zu der Versorgungssituation vor Ort, also an ihrem Heimatort. Zu den Kernzielen der Netzwerke zählt daher, die diversen Fachleute einer Region zu identifizieren, sie zusammenzuführen und die tägliche Versorgungssituation zu verbessern.

Die Liste potenzieller Adressaten beginnt bei den Gesundheitsberufen und endet längst nicht bei eigens als »Parkinson Nurses« zertifizierten Pflegekräften nebst Apothekern, Psychotherapeuten oder Sozialberatern. Denn auch ad hoc können im Optimalfall weitere Unterstützung Leistende zugeschaltet werden – zum Beispiel ein Arbeitsrechtler. Übereinkunft ist: Nur wer über das erforderliche Wissen und gegebenenfalls benötigtes praktisches Knowhow verfügt, kann als Person oder mit seiner Praxis oder Kanzlei Teil des Versorgungsnetzwerkes werden.

Die erforderlichen Kenntnisse eignen sich die Netzwerkaktivisten über regelmäßig stattfindende, teils verpflichtende Fort- und Weiterbildungen an. Dabei geht es beispielsweise um Fragen medizinischer und therapeutischer Entwicklungen oder pflegende Betreuung durch Angehörige – die Liste an Themen ließe sich beliebig fortsetzen. Das Netzwerk spiegelt letztlich die Komplexität einer Erkrankung, für die vielseitige medikamentöse und nicht-medikamentöse Behandlungsansätze nicht nur bereitstehen, sondern die es auch zu koordinieren gilt.

Die Zahl der Kompetenznetzwerke für die Parkinson-Krankheit hierzulande nimmt rapide zu. Hatten sich Anfang 2023 elf solcher Netzwerke etabliert, waren es Mitte 2024 bereits 60.

Diese sind nicht zu verwechseln mit dem Kompetenznetz-Parkinson e.V. (S. 199), einem mit Therapiestudien verbundenen Netzwerk zentral in der Universitätsmedizin in Marburg.

Die Parkinson-Nurse

Auf der Suche nach Wegen einer bestmöglichen Versorgung von Parkinson-Kranken stößt man schnell auf ein Modell, das seinen Ursprung in Kanada, Skandinavien, Großbritannien und den Niederlanden hat: die »Parkinson Nurse«. Dabei handelt es sich um eine mit besonderen Zusatzqualifikationen ausgestattete Krankenschwester, die als wiederkehrende Ansprechpartnerin mit fundierten Kenntnissen über die Erkrankung und mit ihrem geschulten Blick eine enorme Unterstützung für alle Beteiligten ist.

Eine eigene, erkrankungsspezifische berufliche Qualifizierung ist aus verschiedenen Gründen sinnvoll. Zum einen werden immer mehr Subtypen der Erkrankung voneinander abgegrenzt; zugleich geht diese Spezifizierung der Parkinson-Krankheit einher mit immer neuen oder leicht veränderten therapeutischen Möglichkeiten. Zum anderen bedingt die Parkinson-Krankheit aufgrund ihres langen und doch oft schweren, zugleich aber auch über lange Strecken ambulant begleitbaren Verlaufs eine Vielzahl an Schnittstellen wie jene in die Arbeitswelt. Hier wie auch in anderen Kontexten bedarf es immer mal wieder gezielter, kenntnisreicher Unterstützung. Die Parkinson-Nurses sind in der Lage, das zu leisten – und weitaus mehr.

Allerdings: Sie werden hierzulande unterschätzt. Und das liegt nicht an den Kliniken, an denen sie beschäftigt sind. Es ist der Berufsverband, der anders als in anderen Ländern, trotz identischer Ausbildung die Weiterbildung zur Parkinson-Nurse deutschlandweit verhindert. Das hat nicht nur deutlich finanzielle, sondern auch handfeste berufspraktische Konsequenzen, da sie nicht dem vollen Umfang ihrer Fähigkeiten entsprechend sämtliche für sie möglichen Tätigkeitsfelder abdecken kann.

Vor allem komplett selbstständig zu arbeiten, indem sie sich wie ein Pflegedienst mit ihrem Angebot am Markt der Gesundheitsdienstleistungen platziert, bleibt ihr derzeit verwehrt. Denn ihr fehlt mangels Status die Option, im Rahmen unseres Gesundheitssystems die erbrachten Leistungen abzurechnen. So arbeiten Parkinson-Nurses hierzulande fast immer in Kliniken. Dort besprechen sie mit den Patient*innen neue und besondere Therapien, erläutern kleinere Änderungen im Behandlungsplan oder erörtern, ob ein anstehender Wechsel der Behandlungsstrategie sinnvoll und geboten sein könnte.

Häufig unterstützen sie bei der Nachsorge der Hirnschrittmacher oder justieren Medikamentenpumpen. Sie leiten Angehörige an oder helfen Patient*innen auch mal bei den ersten Schritten daheim in technischen Belangen jener Therapien. Ihre professionelle Betreuung stellt für Betroffene wie Ärzt*innen eine erhebliche Entlastung dar. Immer dabei »ihre« Patienten im Blick habend und immer in dem Bewusstsein, dass Parkinson-Patient*innen eine besondere Herausforderung im Pflegealltag darstellen. Hier wird die Sonderstellung der Nurse sichtbar: Nur sie darf einige Tätigkeiten übernehmen, die sonst in ärztlichen Händen liegen und beispielsweise bei der Vor- oder Nachbetreuung tiefenhirnstimulierter Patient*innen helfen.

Arbeitet sie außerhalb des Krankenhauses, dann nahezu immer im Vertrieb der Pumpenhersteller. Dann ist sie ambulant im Einsatz. Nur einer Handvoll von ihnen ist es (durch weitere Qualifikationen oder abgesichert in anderen Konstellationen) gelungen, innerhalb des rechtlich Zulässigen als selbstständige Dienstleisterin ambulante Leistungen zu platzieren.

Alles in allem wurden hierzulande im vergangenen Jahrzehnt – und da stellt Deutschland im Vergleich mit europäischen Nachbarstaaten wie den Niederlanden ein Negativbeispiel dar – lediglich gut 200 dieser zertifizierten Parkinson-Nurses ausgebildet. Längst nicht mehr jede davon ist aktiv. Aus dieser Not heraus hat der deutschlandweit aktive »Verein Parkinson Nurses und Assistenten e.V." in Hannover eine merkliche Zahl an Pflegekräften zwischenzeitlich zu Parkinson-Pflegespezialistinnen und -Pflegespezialisten fortgebildet. Sie sind allerdings einer Nurse nicht gleichgestellt und dürfen nur einen geringen Teil der geschilderten Aufgaben übernehmen. Da sie auch kein anerkanntes Zertifikat erhalten, ebbte die Nachfrage bald wieder ab. Das Angebot ist inzwischen am Markt nicht mehr auffindbar.

Immerhin: Das Angebot, sich zur Parkinson-Nurse fortzubilden, hat hierzulande überdauert – ist allerdings unverständlicher- und bedauerlicherweise stets ein Angebot in der Nische geblieben. Dass es sich überhaupt (mühevoll) an hiesigen Kliniken hat etablieren können, ist einigen wenigen Säulen zu verdanken, die diese spezielle Form der Qualifizierung stets unterstützt haben: Zuvorderst zu nennen sind sicherlich die Elena-Klinik für Parkinson-Syndrome und Bewegungsstörungen in Kassel und die Parkinson-Fachklinik in Beelitz bei Potsdam. Sie starten seit 2006 im Verbund mit der Deutschen Parkinson-Vereinigung, den Fachkliniken in Bremerhaven und München sowie den Neurologischen Universitätskliniken in Kiel und Marburg jährlich einen »Fortbildungslehrgang zur Parkinson-Nurse«.

Mindestens eine, besser zwei 2-wöchige Klinikhospitationen in den beteiligten Einrichtungen sind fester Bestandteil der Weiterbildung. Auf dem Lehrplan stehen der Erwerb von Fachwissen etwa zu Besonderheiten der Patientenpflege, über Pen-/Pump-Systeme oder tiefe Hirnstimulatoren. Auch die sozialmedizinische Beratung zählt zu ihren Aufgaben. Ganz grundlegend benötigen sie aber noch etwas, um erfolgreich am Markt zu bestehen: viel Erfahrung, kompetentes Auftreten, umfangreiches Fachwissen.

Mindestens ebenso entscheidend ist zudem ein sehr hohes Maß an Geduld, Ruhe, Empathie – diese Qualitäten benötige man unbedingt jenseits all der fachlichen Qualifikationen, will man die spezielle Patienten- und Angehörigenklientel gut betreuen, berichten die Nurses. Angehöriger eines Parkinson-Erkrankten zu sein stelle eine hohe Belastung dar. Daher wird diese Klientel in den Gesprächen mit den Nurses auch dahingehend sensibilisiert, sich einmal eine Auszeit zu nehmen, eigene Interessen und Bedürfnisse zu befriedigen und nicht 24/7 dem Erkrankten zur Verfügung zu stehen. Das halte auf Dauer niemand aus.

Der Bedarf an Parkinson-Nurses und damit auch das Interesse an diesem Lehrgang steige, sagt Claudia Trenkwalder, die zwar ehemalige Chefärztin der Paracelsus Elena-Klinik Kassel, aber aktuelle Kämpferin für diese Sache ist. Sie sorgt sich, ebenso wie ihre Mitstreiter, aktuell wieder mehr um den Erhalt dieser Qualifizierung. Denn der Bedarf an hochspezialisierten Pflegefachleuten steigt. Parkinson-Nurses seien in zahlreichen Belangen in der Klinik eine »treibende Kraft«; sie hätten meist reichlich Knowhow, Herz und Verstand, und das setzten sie bewusst und unbewusst ein. Davon wiederum profitiere das Klima in der Klinik.

Innovative Wohn-Modelle auch für fortgeschritten Erkrankte

Es ist verständlich, dass gerade die meisten älteren Menschen so lange wie möglich in ihrer vertrauten Wohnumgebung bleiben wollen – selbst dann, wenn sie zunehmend von außen unterstützt werden müssen. Die Kombination Alter und Krankheit stellt zusätzlich besondere Anforderungen an Komfort und Sicherheit: sei es mit Blick auf Treppen und Schwellen oder auch, wenn es um kleinere Objekte geht, wie die Erreichbarkeit und Bedienung von Lichtschaltern. Und bei Unfällen im Haushalt ist es wichtig, dass diese im schlimmsten Fall ohne Mithilfe des Betroffenen wahrgenommen und gemeldet werden – und möglichst passgenau besonders schnell qualifizierte Hilfe da ist.

Die skizzierten Herausforderungen nach immer »passgenaueren«, ausdifferenzierten »Smart Homes« werden zunehmend häufiger bedient. Im sehr gut situierten Käufersegment, so scheint es, treffen sich Kaufkraft und hoch individuelle Lösungen. Die Zeit, in der Betroffene noch allein leben können, geht in eine weitere Verlängerung. Zugleich finden sich für schwerste Behinderungen Lösungen, wie es sich in der angehängten Zeit doch auch etwas leichter leben lässt.

Wie das alles funktioniert oder zusammengeht, zeigten noch vor der Corona-Pandemie Expert*innen unter anderem der Universität Innsbruck durch Konzeption, Bau und Erprobung von über 70 »smarten Wohnungen« in Westösterreich, die gespickt waren mit einer Vielzahl teils überraschender, stets nützlicher Details. Auch an begleitende sozialwissenschaftliche Erhebungen, die unter anderem eine hohe Akzeptanz und hohen Bedarf für solche Behausungen ergaben, hatte man gedacht.

MALTESERSTIFT VERONIKA-HAUS: Und wer dann doch nicht mehr zu Hause wohnen kann, für den gibt es inzwischen ebenfalls Lösungen. Das Malteserstift Veronika-Haus in Duisburg-Homberg hat im Herbst 2018 deutschlandweit als erste Wohn- und Pflegeeinrichtung einen kleinen Schwerpunktbereich für an Parkinson erkrankte Bewohner eröffnet. Die Wohnungen sind behindertengerecht und explizit auf die Bedürfnisse von Parkinson-Kranken ausgerichtet. So weisen Türschwellen einen kontrastreichen Übergang auf, um die Schrittmodulation bei extremen Geh- und Gangstörungen zu erleichtern und ein Freezing möglichst zu verhindern. Die großzügigen Raummaße verhindern ein Gefühl von Enge, breit sind daher auch die Türrahmen ausgelegt.

Entsprechend kennt man hier auch die Feinheiten und zwingenden Erfordernisse einer auf das Krankheitsbild Parkinson ausgerichteten Versorgung und Betreuung: etwa die Bedeutung eines zeitgenauen Medikamentenmanagements und anderes mehr. Um diese Herausforderungen patientenorientiert zu bestehen, sind sämtliche Mitarbeitende als fachlich qualifizierte Pflegekräfte entsprechend einer Parkinson-Nurse geschult.

Das Angebot war von Beginn an stark nachgefragt und die Wartelisten sind lang. Von nachahmenden Modellen in anderen Städten ist hier und da vereinzelt (Planungen in Berlin) zu hören – allerdings nichts, das so konsequent durchdacht in der Konzeption erscheint.

Parkinson und Arbeitsleben

Wer relativ jung, also mit Mitte 40 oder noch früher, an Parkinson erkrankt, den trifft es meist im Berufsleben. Dort wabern teils durchaus noch Bilder vom »Langzeitgebrechen Parkinson« durch die Köpfe von Chef*innen, Personalleiter*innen und Kolleg*innen, die häufig realitätsfern sind – zumindest pauschal so nicht gelten.

Negativbeispiele

Und so überrascht es nicht, wenn in Befragungen gerade jüngere, chronisch kranke Berufstätige schildern, wie sie zügig nach Bekanntwerden der Diagnose aus dem Arbeitsleben katapultiert wurden. Sie, die bei günstigem Verlauf und richtiger Begleitung teils noch jahrelang hätten arbeiten können, erfahren nun viel zu früh und vor allem viel früher als notwendig das berufliche Aus. Verantwortlich dafür sind oft verantwortungslos handelnde Chefs und Arbeitgeber.

So wird dem Erkrankten zum Beispiel gezielt von Beginn an das Sicherheitsgefühl entzogen oder fahrlässig verweigert – etwa indem permanent die Furcht geschürt wird, dass der Job gefährdet sei. Doch Sicherheit benötigt man, um alle körperlichen und mentalen Ressourcen in die Auseinandersetzung mit der Krankheit zu stecken.

Gar nicht so selten ist der Arbeitsplatz wirklich gefährdet. Manch einer wird kurzerhand versetzt in der unausgesprochenen Hoffnung des Arbeitgebers, der Erkrankte werde bald kündigen. Oder der Arbeitsplatz ist eines Morgens einfach unangekündigt weg: Man öffnet die Bürotür, und wo man gestern noch saß, sitzt heute jemand anders; und die eigentliche Arbeit gibt es auch nicht mehr: Sie ist aufgelöst, umverteilt, wegrationalisiert.

In anderen Fällen wird in kritischen Phasen der Druck immer weiter erhöht – sofern dies nicht sowieso schon zermürbend über Jahre geschah, während die gesundheitliche Situation instabiler wurde. Sämtliche Beispiele haben realen Hintergrund und stammen anonymisiert aus der Beratungssprechstunde für Parkinson-Kranke.

Positivbeispiele

Doch es geht auch anders. Darum hier noch einige positive Beispiele, wie Arbeitgeber kreativ und lösungsorientiert reagiert haben.

BEISPIEL NR. 1: Der Abteilungsleiter eines großen Automobilherstellers darf – obwohl es solch ein Arbeitszeitmodell in dem Konzern nicht gibt – nach seiner Parkinson-Diagnose ad hoc weitgehend von daheim arbeiten und an 2 Tagen sogar nachts; für viele an Parkinson Erkrankte ist die Nacht eine produktive Zeit.

BEISPIEL NR. 2: Die Mitarbeiterin einer Non-Profit-Organisation mit gut 100 Beschäftigten: Sie informiert ihren Arbeitgeber kurz nach der Diagnose über ihre Parkinson-Krankheit; der reagiert vorbildlich und bietet ihr an, sie möge doch einmal überlegen, mit welchen Inhalten, die ihr zudem Freude bereiteten, sich ein Arbeitsplatz auf geeignete Weise füllen ließe. Sie setzt das Angebot in die Tat um. Hier und da sind Arbeitskontexte bzw. -plätze von Kolleg*innen berührt, bei denen es zwangsläufig zu leichten Umschichtungen kommt. Doch alle machen mit, und der Arbeitgeber unterstützt den Prozess kräftig. Wichtig, sagt sie, sei zuvor dessen Signal gewesen: Da ist »eine von uns« plötzlich in eine schwierige Situation geraten, und wir helfen, wo, wie, womit wir können.

DIE DRITTE GESCHICHTE HAT EBENFALLS DEN SUBTEXT »EINER VON UNS«: In einem kleinen Sanitär- und Heizungsbau-Fachbetrieb im Ostallgäu erhält einer der 10 Mitarbeiter die Diagnose Parkinson. Er ist Anfang 50; das Erreichen des Renteneintrittsalters noch weit entfernt; die Angst groß. Umgehend signalisieren alle im Unternehmen: Wir helfen, wo wir irgend können – der Chef vorneweg. Er hätte sich für jeden in solch einer Notlage auf diese Weise eingesetzt, sagt der Mittelständler: ohne Ansehen der Person und ohne lange Betriebszugehörigkeit.

Und so informiert er sich eingehend über die Erkrankung, bereitet im Betrieb den Boden und auch bei manchen Kunden und wirbt in alle Richtungen um Verständnis. Dann macht er sich Gedanken über einen geeigneten neuen Arbeitsplatz. Das ist nicht einfach in dem kleinen Handwerksbetrieb – handelt es sich doch um eine Erkrankung, die Kraft und Bewegung nimmt und damit den Einsatz auf einer Baustelle unmöglich macht.

Die Lösung, die sich schließlich findet, lautet: Umschulung zur Lagerfachkraft. Um die wirtschaftliche Situation des Unternehmens nicht zu gefährden, schält man den Arbeitsplatz eines Laguristen, den man sich eigentlich nicht leisten kann, aus dem Bestand heraus. Konkret heißt das: Alle üben ein wenig Verzicht, angefangen beim Chef. »Krankheit hin oder her: Es ist eine Bereicherung, wenn solch ein Mitarbeiter weiter am Arbeitsleben teilnimmt«, resümierte der Chef des Handwerksbetriebs im Interview.

»Und manchmal ist er vielleicht gerade wegen seiner Erkrankung eine Bereicherung. Denn solche Kollegen bringen dadurch und durch ihre Lebensgeschichte etwas ein, wovon alle, die hinschauen und mitfühlen, profitieren können.« Ebenso wichtig sei für ihn als Chef aber auch, der Gesellschaft und anderen Arbeitgebern zu zeigen, dass es etliche chronisch Kranke gibt, die mit ihrer Erkrankung noch einiges leisten und erfolgreich sein können im Beruf.

Ein positives Zur-Seite-Stehen des Arbeitgebers gegenüber dem erkrankten Mitarbeiter ist wertvoll in einer Zeit, in der es trotz einer für den Arbeitnehmer noch recht entspannten Situation am Arbeitsmarkt in Einzelfällen und bei besonderen Situationen und Interessenlagen auch anders zugehen kann. Bei Auseinandersetzungen muss man sich manchmal vor sich selbst schützen, und da kann es wertvoll und hilfreich sein, in den entscheidenden Momenten jemanden an seiner Seite zu haben, der eben das tut und zudem – aufpasst. Jedoch nicht nur auf den Erkrankten, sondern auch hinsichtlich des Gesagten. Man muss sich schließlich nicht jedem Anwurf und jeder distanzlosen Missachtung aussetzen, braucht nicht jede Plattitüde und jedes Klischee über »alternde Männer, die zittern« etc. anzuhören.

Es ist in jedem Fall sorgfältig zu überlegen, ob man den Arbeitgeber über die Diagnose »Parkinson« informieren sollte. Diese Entscheidung hängt von vielen Faktoren ab, es soll hier aber nicht verschwiegen werden, dass es manchmal günstiger ist, die Krankheit nicht offenzulegen, zumindest nicht sofort nach der Diagnose.

Hinaus in die Welt: Reisen mit Parkinson

Was für den einen sein Zuhause, ist ja für den anderen die Welt; mithin: das Reisen. Schließlich will auch ein an Parkinson Erkrankter für den Rest seines Lebens nicht nur zwischen seinem Zuhause und Klinikaufenthalten pendeln. Jedoch findet man kaum Angebote für Parkinson-Patient*innen im Internet. Ausnahmen sind zum einen ein Reisetagebuch von Pamela Spitz, selbst Parkinson-Patientin. Sie beschreibt Wanderungen weltweit, die sich für Parkinson-Kranke eignen sollen. Die Wege, die sie geht, die Plätze, die sie aufsucht: All das ist so wunderschön, wie sie es beschreibt. Vergleichbares gibt es von einem Fotografen, einem Kameramann. Allerdings – ein näherer Blick auf die Destinationen zeigt: Das ist nur etwas für Könner.

Des Weiteren offerieren vereinzelt Hotels und Kurkliniken, verstreut über nahezu ganz Europa, eigens auf die Bedarfe von Parkinson-Kranken ausgerichtete Wellness- und vergleichbare Angebote. Und mit dem Fokus Ayurveda-Philosophie wird diese Klientel umworben von Ressorts auf Sri Lanka und in Indien. Am konkretesten hierzulande aber scheinen Angebote der Deutschen Parkinson-Vereinigung zu sein, die zuletzt vor etwa einem Jahrzehnt Kreuz- und Flusskreuzfahrten offerierte. Im Netz finden sich Reisetagebücher, die diese Fahrten in höchsten Tönen loben. Warum sich dennoch keine neueren Angebote dieser Art finden, bleibt offen.

Schon im vergangenen Jahrtausend startete die Schweizer Selbsthilfeorganisation Park Suisse eigens konzipierte Angebote zu medizinisch begleiteten Reisen für Parkinson-Kranke: Diese Offerten wurden von den Nutzern immer wieder beispielhaft als vorbildlich und in allen Belangen als ausgesprochen professionell durchgeführt charakterisiert. Zu mehreren Terminen im Jahr gab es Reisen für 12–20 Personen etwa nach Mallorca oder Themenreisen zu Yoga und ähnlichen Aktivitäten, an denen stets ein Arzt teilnahm und eine weitere Person aus dem Bereich Pflege oder Sozialberatung. Die Nachfrage war enorm.

Derzeit geplant ist ein Neustart des durch die Corona-Pandemie unterbrochenen Angebots. Eventuell werde man solche Reisen wieder anbieten, ist zu hören. Allerdings sei das oft komplizierter als gedacht, da diese Reisen häufig von recht kranken Parkinson-Patienten gebucht würden. Da seien zahlreiche »Komorbiditäten« mit im Gepäck, die von dem medizinischen Begleitpersonal und dem vor Ort nicht immer mitversorgt werden könnten.

Bleibt ein einziges, wertvolles Angebot, das sich dingfest machen lässt. In einer Mischung aus BIG-Therapie (S. 109) sowie Elementen aus Tai-Chi und Yoga hat die leitende Physiotherapeutin der Elena-Klinik in Kassel ein erlesenes Programm von Bewegungsabfolgen auf die Beine gestellt. Abwechselnd an die Nordsee oder ins Berchtesgadener Land führen die Reisen für ebenfalls 12–20 Teilnehmer*innen. Es handelt sich hier in der Tat um eine Preziose, die besagte Nadel im Heuhaufen. Wer die einmal gefunden hat … Die exzellent konzipierten und vorbereiteten Fahrten sind seit Jahren mit dem Ankündigungstag ausgebucht – ein Qualitätsausweis par excellence. Ebenso aber zeigt dies, dass hier offensichtlich eine große ungestillte Nachfrage besteht, die darauf wartet, professionell gefüttert zu werden.

10

DIE ROLLE DER ERNÄHRUNG

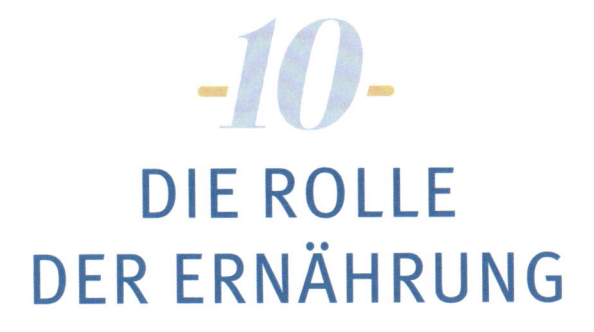

Sebastian Schade

Die Ernährung ist ein zentraler Bestandteil des Alltags eines jeden Menschen und somit auch eines jeden Parkinson-Patienten. Aspekte der Ernährung haben Einfluss auf die Lebensqualität (unter anderem als gesellschaftliches/ soziales Ereignis), auf Symptome der Erkrankung (wie Schluckstörungen), auf die Wirkung und Verträglichkeit der Medikamente, auf zusätzliche Krankheiten (z.B. Diabetes mellitus), auf Folgezustände (Unter-/Übergewicht, Mangelzustände) und möglicherweise auch auf den Krankheitsverlauf.

Während die Notwendigkeit einer professionellen ernährungsmedizinischen Beratung für Gefäßerkrankungen von Herz und Hirn bereits anerkannt ist, ist dies für Alterserkrankungen des Gehirns wie die Parkinson-Krankheit leider noch nicht ausreichend gewürdigt. Das wird der Relevanz der Ernährung für diese sogenannten neurodegenerativen Erkrankungen allerdings nicht gerecht, insbesondere, da das Wissen um möglicherweise positive Effekte einer richtigen Kost stetig zunimmt.

Welche Nahrungsbestandteile ganz genau einen besonders positiven Einfluss auf den Parkinson haben, ist bisher nur in Ansätzen bekannt. Die individuelle Ernährung ist (erfreulicherweise) so variabel, dass Effekte einzelner Bestandteile schlichtweg schwer messbar sind. Man kann das zwar an Tiermodellen untersuchen, allerdings lassen sich Ergebnisse von Tierexperimenten nie ganz so einfach auf den Menschen übertragen. Entsprechend fußt unser derzeitiger Kenntnisstand überwiegend auf epidemiologischen Daten, also auf der Beobachtung großer Bevölkerungsgruppen.

Neben der Frage, was Betroffene der Parkinson-Krankheit essen sollten, rückt auch der Zeitpunkt der Einnahme von Mahlzeiten in den Fokus der Wissenschaft – also wann soll man essen und wann lieber nicht? Während ursprünglich hier vor allem auf Aspekte der besseren Aufnahme von Medikamenten geschaut wurde, werden zunehmend auch mögliche neuroprotektive (= Nervenzellen schützende) oder gar positiv krankheitsmodulierende (= den Krank-

α-Synuclein-Ablagerungen im Nervensystem des Magen-Darm-Traktes wandern ins Gehirn.

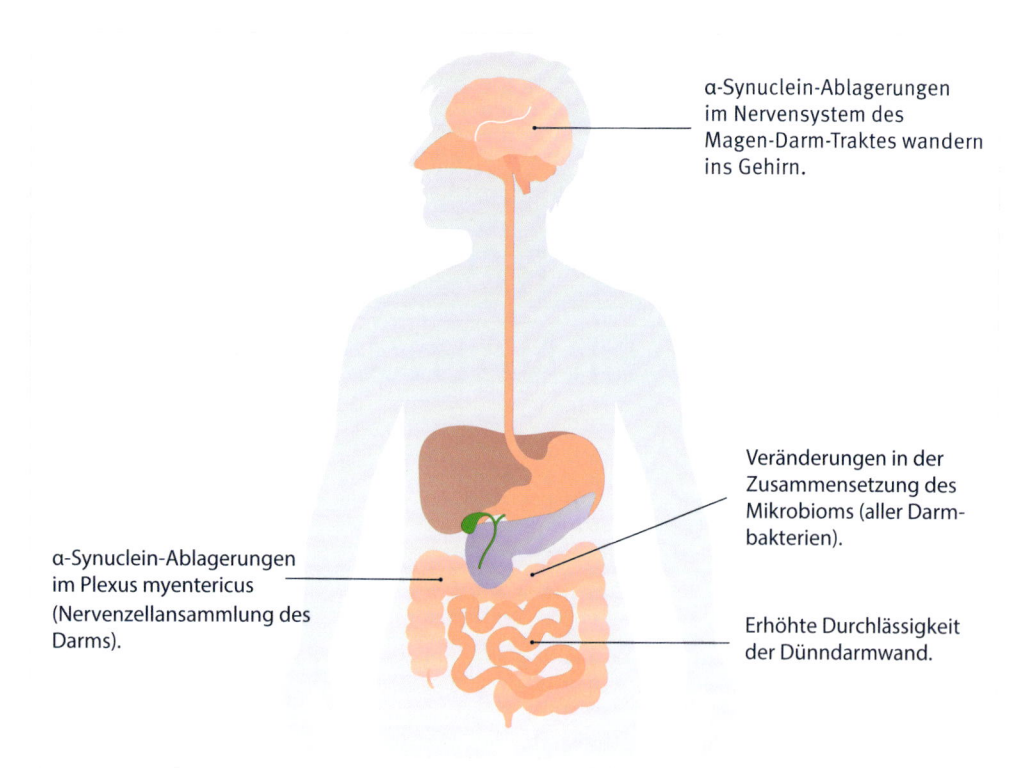

Veränderungen in der Zusammensetzung des Mikrobioms (aller Darmbakterien).

α-Synuclein-Ablagerungen im Plexus myentericus (Nervenzellansammlung des Darms).

Erhöhte Durchlässigkeit der Dünndarmwand.

▲ Mögliche Ursachen für die Störungen der Magen- und Darmbewegungen bei Parkinson.

heitsverlauf beeinflussende) Auswirkungen diskutiert. Dabei scheinen die teils fundamentalen Änderungen im Stoffwechsel – sowohl im Großen (Gesamtorganismus) als auch im Kleinen (Zellstoffwechsel) – je nach Verfügbarkeit von Energie (Zeit während und direkt nach Nahrungsaufnahme versus Zeit nach Verbrauch der Energiespeicher in der Leber mit Umstellung auf einen Fastenstoffwechsel) eine wesentliche Rolle zu spielen.

Alles in allem wird der Stellenwert der Ernährung in der Primär-, Sekundär- und Tertiärprävention der Parkinson-Krankheit in den kommenden Jahren voraussichtlich zunehmen. Dies betrifft nicht nur die Ernährung, sondern auch den tageszeitlichen Ablauf des gesamten Stoffwechsels mit Schlaf-Wach-Zustand.

Kann man mit der Ernährung vorbeugen? Was ist in Frühstadien wichtig?

Im Zuge der Bemühungen, die Frühdiagnose zu verbessern bzw. Menschen mit hohem Erkrankungsrisiko frühzeitig zu identifizieren, steigt auch das Interesse an Primärprävention (den Ausbruch der Erkrankung verhindern) sowie an sekundär-präventiven Maßnahmen (den Verlauf der Erkrankung verlangsamen oder gar aufhalten, wenn sie einmal begonnen hat). Die »gesunde« Ernährung hat dabei einen besonderen Stellenwert, da sie, neben körperlicher Betätigung, auch dem Autonomiebedürfnis der Betroffenen Rechnung trägt. Einfacher gesagt, bei Ernährung und körperlicher Betätigung hat man sein Schicksal selbst in der Hand und ist nicht alleinig auf Medikamente angewiesen.

Ausreichend wissenschaftlich belegt sind Ernährungsaspekte bei Gefäßerkrankungen von Herz und Hirn (Stichwort: Herzinfarkt- und Schlaganfallprävention), und entsprechend hat dies auch bereits Einzug in nationale und internationale Empfehlungen und Behandlungsleitlinien gehalten. Auf dem Gebiet der neurodegenerativen Erkrankungen ist die Datenlage leider noch spärlich, hat sich aber zumindest in den letzten Jahren gebessert. Untersuchungen zu einzelnen Inhaltsstoffen von Nahrungsmitteln (Vitamine, Spurenelemente etc.) weckten in Tiermodellen oft Hoffnung, blieben aber einen Beweis am Menschen schuldig.

Dies hat mannigfaltige Ursachen. Besonders hervorzuheben sind aber vor allem die schwierige Übertragbarkeit (Translation) der Ergebnisse vom Tier auf den Mensch, das (bis dato noch) Fehlen von guten Parametern (z. B. Blutwerten), der sehr variable Krankheitsverlauf (»Bessert sich ein Marker, der einen schlechten Verlauf der Erkrankung prognostiziert, wenn ich mich gesund ernähre?«) und der hohe Einfluss von vielen weiteren Umweltfaktoren, die sich nicht so einfach »herausrechnen« lassen. Eine bessere Datenlage besteht daher zu ganzen Ernährungsweisen (»nutritional patterns«), insbesondere da hier auf epidemiologische Daten zurückgegriffen werden kann.

Im Folgenden sollen zunächst einzelne ausgewählte Nahrungsbestandteile nur beispielhaft dargelegt werden, da ein vollständiges Bild nicht gewährleistet werden kann. Anschließend folgen Ausführungen zu speziellen Ernährungsgewohnheiten.

Coenzym Q10: bisher kein Nutzen für Parkinson nachweisbar

Coenzym Q10, auch bekannt als Ubiquinon, ist ein Antioxidans, welches eine wichtige Rolle in der mitochondrialen Atmungskette spielt und oxidativen Stress in den Zellen reduziert. Einfach ausgedrückt, es schützt die Kraftwerke unserer Zellen vor schädlichen chemischen (oxidativen) Prozessen. Epidemiologisch konnte ein höheres Vorkommen eines Coenzym-Q10-Mangels bei Parkinson-Erkrankten im Vergleich zu gesunden Kontrollen gezeigt werden. Nachdem Q10 als Nahrungsergänzungsmittel im Labor und in frühen menschlichen Studien Hoffnung erweckte, scheiterte jedoch eine wissenschaftlich hochwertige, große (multizentrische, doppelblinde, randomisierte klinische) Studie der »Parkinson Study Group QE3« und konnte keinen klinischen Nutzen für Parkinson-Betroffene zeigen. Auch eine kombinierte Analyse (sog. Metaanalyse) von 8 placebokontrollierten Studien mit 899 Betroffenen konnte keine positiven Effekte auf motorische Symptome der Parkinson-Erkrankung nachweisen. Zusammenfassend ist die Einnahme von Coenzym Q10 auch in hohen Dosen sicher und verträglich, kann aber bei fehlendem Nachweis eines klinischen Nutzens derzeit nicht empfohlen werden.

Probiotika, Präbiotika und Synbiotika helfen bei Stuhlgangsbeschwerden

Probiotika sind Produkte, die lebende Organismen enthalten und denen positive Effekte auf die Darmflora nachgesagt werden (z. B. Joghurt, Kefir). Präbiotika hingegen sind Stoffe, die das Wachstum von Darmbakterien unterstützen, also selbst keine Lebewesen sind. Als Synbiotika wiederum bezeichnet man Produkte, die beides – Prä- und Probiotika – enthalten (z. B. Sauerkraut).

Die Einnahme von Biotika führt zu einer Besserung von Stuhlgangsbeschwerden, wie Verstopfungen oder harte Stuhlkonsistenz. Das konnte in mehreren unabhängigen Studien bewiesen werden und hat einen nicht zu unterschätzenden Einfluss auf die Lebensqualität bei vielen Parkinson-Betroffenen. Darüber hinausgehende Effekte auf die Bewegungsstörungen der Parkinson-Krankheit (Zittern, Steifheit, Verlangsamung) oder gar auf den Verlauf der

Erkrankung konnten bisher in mehreren Studien an Parkinson-Patienten nicht nachgewiesen werden. Zwar zeigen manche Tierversuche und auch einige Blutparameter beim Menschen möglicherweise positive Ergebnisse, allerdings ist die Vielfalt der verschiedenen Probiotika so immens, dass hier keine seriösen Empfehlungen gegeben werden können. Auch prinzipiell negative Auswirkungen bestimmter Zusammensetzungen von Probiotika können nicht sicher ausgeschlossen werden.

Zusammenfassend kann, abgesehen von den Stuhlgangssymptomen, kein positiver Effekt durch Probiotika gesehen werden und das Geld für teure Produkte ist wahrscheinlich in eine vollwertige, ausgewogene Ernährung mit hohem (präbiotischem) Ballaststoffgehalt besser investiert. Fermentierte Lebensmittel (z.B. Joghurt, Sauerkraut etc.) sind natürliche probiotische Alternativen.

Einen Mangel an Vitamin B_{12} und Folsäure unbedingt ausgleichen

Gerade unter dopaminerger Medikation werden bei Parkinson-Patienten gehäuft Vitamin-B_{12}- und Folsäure-Mangelzustände beobachtet. Als Ursachen werden eine verminderte Resorption aus der Nahrung in den Körper sowie ein erhöhter Bedarf im Rahmen des Abbaus von Dopamin im Darm durch Darmbakterien und im Blut durch das Enzym Catechol-O-Methyltransferase (COMT) (S. 80) diskutiert. Beim Abbau von Levodopa entsteht schädliches Homocystein, welches schnell abgebaut wird, wenn ausreichend Vitamin B_{12} und Folsäure zur Verfügung stehen. Entsprechend sollten diese bereits bei grenzwertigem Mangel großzügig supplementiert werden. Niedrige Vitamin-B_{12}-Spiegel und erhöhte Homocysteinspiegel werden mit Polyneuropathie, beschleunigtem dopaminergen Zelltod und psychiatrischen und kognitiven Symptomen in Verbindung gebracht.

Nikotin: Bisher ist kein wirksames Medikament in Sicht

Die Beobachtung eines etwas selteneren Auftretens der Parkinson-Krankheit bei aktiven Rauchern führte zu Überlegungen möglicher schützender Effekte der Stimulation von Nikotinrezeptoren. Die Ergebnisse einer multizentrischen, placebokontrollierten Studie mit einem Nikotinpflaster (NIC-PD) sind leider negativ, d.h., eine Behandlung mit dem Nikotinpflaster (S. 62) bewirkt keine Verbesserung der Parkinson-Krankheit. Eine weitere Studie eines Medikaments, das wie Nikotin wirkt (oraler Nikotinagonist), zeigte zumindest positive Effekte auf Gangstörungen und Stürze im fortgeschrittenen Erkrankungsstadium.

Zusammenfassend kann allerdings trotz zahlreicher vielversprechender Labordaten aufgrund der spärlichen Datenlage am Menschen keine Empfehlung zu Nikotin getroffen werden und man muss vom Nikotingenuss in Form von Zigaretten oder anderen Anwendungsformen dringend abraten, da der Konsum bekanntermaßen aus anderen Gründen lebensverkürzend ist.

Polyphenole: am besten in Form gesunder Ernährung

Polyphenole sind eine uneinheitliche Gruppe von unterschiedlichen Substanzen pflanzlichen Ursprungs. Ihnen werden teils antioxidative, antientzündliche und antiglykilierende Wirkmechanismen und somit neuroprotektive (schützende) Effekte zugeschrieben, aber auch positive Auswirkungen auf die Darmflora. Mehrere Tausend Polyphenole sind bekannt und werden in verschiedenen Subkategorien klassifiziert. Bekannte Vertreter sind Kurkumin, Resveratrol oder Flavonoide. Man findet sie in einer Vielzahl von Lebensmitteln, vor allem Beeren, Obst und Gemüse, Schokolade und pflanzlichen Ölen, aber auch in Getränken wie grünem Tee, Rotwein oder Kaffee. Studien zu einzelnen Vertretern sind rar. Die Bioverfügbarkeit ist nicht optimal, vor allem erhitzte Lebensmittel und die gleichzeitige Einnahme von Proteinen und Ballaststoffen scheinen die Aufnahme im Darm zu reduzieren und auch die Blut-Hirn-Schranke wird nicht leicht überwunden.

Letztlich ist eine Kombination verschiedener Polyphenole durch eine ausgewogene Ernährung wahrscheinlich die sinnvollere Empfehlung, als die Einnahme einzelner Präparate anzuraten. Vor allem Beerenobst und grüner Tee scheinen förderlich, Letzterer auch, weil Bestandteile im grünen Tee im Tiermodell die Fehlfaltung von α-Synuclein verhindern.

Kaffeegenuss scheint positiv zu sein

Mehrere weltweite Beobachtungsstudien mit insgesamt ca. 1 Millionen Teilnehmer*innen zeigten einstimmig, dass regelmäßiger Kaffeekonsum (S. 62) zu einer Verminderung des Risikos, an Parkinson zu erkranken, führt. Dabei erscheint der Bestandteil Koffein und eventuell zusätzliche Bestandteile, die durch den Röst- und Mahlvorgang des Kaffees entstehen, eine entscheidende Rolle zu spielen, da koffeinfreier Kaffee diesen Zusammenhang nicht aufweist. Des Weiteren scheint Koffein die Beweglichkeit bei Parkinson-Erkrankten zu verbessern und das Risiko von Komplikationen (Überbewegungen) zu reduzieren.

Allerdings musste eine Studie (Café-PD) mit 2-mal täglicher Einnahme von Koffeintabletten bei bereits erkrankten Parkinson-Patient*innen abgebrochen werden, weil keinerlei Effekte beobachtet werden konnten. Pharmazeutische Firmen entwickelten einen Wirkstoff namens Istradefyllin, der wie Koffein im Gehirn wirkt und in Japan und den USA auch zur Behandlung der Parkinson-Krankheit zugelassen ist. Die Europäische Arzneimittelbehörde sah keinen ausreichenden Nutzen, sodass das Arzneimittel in Deutschland nicht verordnet werden kann.

Warum Koffein einen positiven Effekt auf das Erkrankungsrisiko und möglicherweise auch auf den Krankheitsverlauf hat, ist nicht endgültig geklärt, vielleicht auch weil hier mehrere Mechanismen eine Rolle spielen und sich gegebenenfalls gegenseitig verstärken. Diskutiert werden Hypothesen der Neuroprotektion, der Entzündungshemmung, der Besserung der Darmflora und der Förderung von Aufräum- und Reparaturprozessen in den Zellen.

Ballaststoffe und resistente Stärke sind empfehlenswert

Ballaststoffe sind pflanzliche Nahrungsbestandteile, die von menschlichen Verdauungsenzymen nicht abgebaut werden können. Resistente Stärke kann vom Menschen ebenfalls nicht verdaut werden und kann je nach Strenge der Definition auch zu den Ballaststoffen gezählt werden. Sie kommt z. B. in Rohkostgemüse und Vollkornprodukten vor oder entsteht durch Kochen und Abkühlen ursprünglich verdaulicher Stärke, wie zum Beispiel in Kartoffeln.

Während man früher zu Ballaststoffen geraten hat, weil sie kalorienarm schneller zu einem Sättigungs- oder gar Völlegefühl führen (als unverdaulicher »Ballast« in der Nahrung) und somit das Risiko zu Übergewicht reduzieren, schätzt man heute auch die positiven Effekte auf die Darmflora. Sie bieten ballaststoffefressenden Bakterien eine ideale Lebensgrundlage und scheinen somit ein Gleichgewicht mit schleimfressenden Bakterien zu ermöglichen. Das wird als »gesunde Darmflora« angesehen, weil diese Bakterien als darmwandschädigend betrachtet werden, wenn sie überhandnehmen. Der resistenten Stärke wird zusätzlich eine entzündungshemmende Wirkung zugeschrieben, weil sie von manchen Bakterien im Dickdarm verstoffwechselt (fermentiert) wird, wobei Stoffe (kurzkettige Fettsäuren) freigesetzt werden, die unser Immunsystem positiv beeinflussen.

Der Ballaststoffanteil in der Nahrung sollte nur langsam erhöht werden, da ein schneller Umstieg auf eine ballaststoffreiche Kost mit unangenehmen Völlegefühlen und Blähungen einhergehen kann.

Die mediterrane Ernährung wirkt vorbeugend

Die mediterrane Ernährung zeichnet sich durch einen hohen Anteil an Gemüse bei gleichzeitig deutlicher Reduktion von Fleischerzeugnissen aus. Weitere als relevant angesehene Bestandteile sind gute Öle (z. B. Olivenöl), Vollkornprodukte, Nüsse, Obst und vielerlei Kräuter und Gewürze. Der positive gesundheitliche Wert dieser Ernährungsweise ist bereits für Krankheiten der herz- und hirnversorgenden Gefäße, aber auch z. B. bei diabetischer Stoffwechsellage bekannt.

In den Fokus der Parkinson-Forschung rückte die mediterrane Ernährung mit der Publikation von Daten der griechischen HELIAD-Studie. Hier zeigte sich bei mehr als 1700 älteren Studienteilnehmer*innen (> 65. Lebensjahr), dass bereits eine moderate mediterrane Kost mit einer geringeren Wahrscheinlichkeit eines bestehenden prodromalen Parkinson-Syndroms (= Vorstufe der Parkinson-Krankheit) einhergeht. Diese Wahrscheinlichkeit wurde anhand eines anerkannten Rechenwertes bestimmt, welcher insbesondere nicht-motorische Symptome der prodromalen Parkinson-Erkrankung gewichtet. In der untersuchten, sich mediterran ernährenden Teilnehmergruppe waren hier insbesondere Symptome wie Depression, Verstopfungsneigung, Harninkontinenz und übermäßige Tagesmüdigkeit seltener. Auch wenn sicherlich ein Teil der untersuchten »ungesunden Personen« diese Symptome aus anderen Gründen als einer beginnenden Parkinson-Erkrankung hatte und diese Symptome selbst eine Veränderung der Ernährungsgewohnheiten bedingen (z. B. im Rahmen einer Depression), so war das deutliche Ergebnis doch vielversprechend.

Die Ergebnisse der HELIAD-Studie konnten mit Daten der Nurses' Health Study und der Health Professionals Follow-up Study (> 17.000 Studienteilnehmer*innen analysiert) bestätigt werden. Interessanterweise hatte schon Jahre zuvor eine weniger beachtete Auswertung dieser US-amerikanischen Kohorten angedeutet, dass eine Kost, die reich an Gemüse, Obst, Vollkornprodukten, Nüssen und Fisch sowie arm an gesättigten Fettsäuren ist, die Studienteilnehmer*innen (> 130.000) in 16 Jahren Nachbeobachtungszeit vor der Parkinson-Krankheit schützt. In einer unabhängigen schwedischen Studie wurde dies anhand von in den 1990er-Jahren erhobenen Ernährungsfragebögen von > 47.000 schwedischen Frauen bestätigt. 20 Jahre später war das Risiko, im schwedischen Patientenregister mit der Diagnose Parkinson-Krankheit geführt zu werden, für Frauen, die sich damals mindestens moderat mediterran ernährt haben, deutlich geringer. Mit zunehmendem Alter (wobei das Alter den wichtigsten Risikofaktor einer Parkinson-Krankheit darstellt) wurde dieser Zusammenhang umso deutlicher.

Was man bisher zur mediterranen Ernährung bei bestehendem Parkinson weiß

Die Datenlage für die mediterrane Ernährung im Hinblick auf den Krankheitsverlauf, wenn eine Parkinson-Krankheit bereits diagnostiziert wurde, ist schwächer. Eine US-amerikanische Querschnittsstudie mit ca. 1000 Betroffenen zeigte eine Korrelation eines langsameren Krankheitsverlaufs u. a. mit frischem Obst und Gemüse, Nüssen und Samen, nicht-frittiertem Fisch, Olivenöl, Wein sowie Kräutern und Gewürzen, wohingegen Dosenobst und -gemüse, Frittiertes, Rindfleisch, Eiscreme, Joghurt und Käse mit einem schnelleren Verlauf der Erkran-

> WISSEN

Ernährungsempfehlungen zur Vorbeugung und in frühen Parkinson-Stadien

— Spezifische Nahrungsergänzungsmittel können derzeit nicht empfohlen werden.
— Sind Sie bereits an Parkinson erkrankt und nehmen dopaminerge Medikamente ein, sollten regelmäßig die Vitamin-B_{12}- und Folsäure-Werte bestimmt werden. Ein bestehender Mangel sollte großzügig ausgeglichen werden.
— Leiden Sie unter Stuhlgangsbeschwerden, wie Verstopfungen oder harter Stuhlkonsistenz, ist eine langsame Erhöhung des Ballaststoffgehaltes in der Ernährung hilfreich. Zeitgleich muss auf ausreichende Flüssigkeitszufuhr geachtet werden.
— Generell ist eine ausgewogene Ernährung mit hohem (präbiotischem) Ballaststoffgehalt zu empfehlen. Fermentierte Lebensmittel wie z. B. Joghurt und Sauerkraut sind natürliche probiotische Alternativen. Resistente Stärke aus Rohkostgemüse, Vollkornprodukten und gekochten und wieder abgekühlten Kartoffeln ist ebenfalls Futter für die »guten Bakterien«.
— Eine Ernährungsberatung zu einer gesunden, ausgewogenen Kost ist sinnvoll.
— Die beschriebenen Prinzipien der mediterranen Ernährung können gut Schritt für Schritt in Ihre Ernährung einbezogen und somit zur Gewohnheit werden.
— Eine mediterrane oder im Allgemeinen eine pflanzenbasierte Kost ist heutzutage selbst beim Restaurantbesuch gut möglich.

kung verbunden waren. Die Definitionen für einen schnellen bzw. langsamen Verlauf anhand von retrospektiven Daten in diesem Zusammenhang lassen eine Interpretation dieser Ergebnisse aber nur mit Vorsicht zu.

Kleinere deutsche und iranische Fall-Kontroll-Studien sowie eine US-amerikanische Interventionsstudie ohne Kontrollgruppe beschrieben positive Effekte der Einführung einer mediterranen Kost u. a. auf die Gedächtnisfunktion, Bewegungsstörungen und Verstopfungssymptome. Wenngleich diese Studien methodisch höherwertiger als die vorbeschriebenen epidemiologischen Untersuchungen sind, beruhen die Daten auf noch wenigen Teilnehmer*innen mit nur kurzen Beobachtungszeiträumen. Die Ergebnisse sollten daher, solange sie nicht unabhängig bestätigt wurden, vorsichtig interpretiert werden.

Aktuelle wissenschaftliche Bestrebungen versuchen, die mediterrane Ernährung weiter zu optimieren. So wird beispielsweise eine weitere Erhöhung von grünem Blattgemüse, Beeren und Geflügel und eine Meidung von Kuhmilch, Kartoffeln, Süßigkeiten und Obst untersucht. In den nächsten Jahren sind hier sicherlich weitere angepasste Empfehlungen zur mediterranen Ernährung zu erwarten (z. B. die sog. MIND-Kost).

In der Grundlagenforschung werden mehrere Mechanismen diskutiert, warum die mediterrane Ernährung positive Auswirkungen auf die Parkinson-Krankheit haben könnte. Ganz generell sind Erkrankungen des metabolischen Syndroms (Bluthochdruck, Adipositas,

Diabetes mellitus und erhöhte Cholesterin-/Fettwerte) als ungünstige Prognosefaktoren für einen schlechteren Parkinson-Verlauf bekannt. Dass die mediterrane Ernährung diese metabolischen Erkrankungen positiv beeinflusst, ist weitgehend akzeptiert. Darüber hinaus wird der hohe Ballaststoffgehalt dieser Ernährungsform als möglicher Faktor einer besseren Darmgesundheit angesehen. Genauer gesagt, geht man von einer positiven Verlagerung des Anteils von schleimfressenden hin zu ballaststoffefressenden Darmbakterien durch die mediterrane Ernährung aus, was letztlich zum Schutz der natürlichen Schleimbarriere der Darmwand beiträgt. Folglich, so die Annahme, können weniger schädliche Substanzen in den Körper eindringen und entzündliche Prozesse werden reduziert. Des Weiteren ist die mediterrane Ernährung an sich reich an antientzündlichen und antioxidativen Inhaltsstoffen (u. a. Omega-3-Fettsäuren, sekundäre Pflanzenstoffe wie Polyphenole).

Was in fortgeschrittenen Stadien beachtet werden sollte

In den fortgeschrittenen Stadien der Parkinson-Krankheit müssen neben krankheitsspezifischen Veränderungen der Nahrungsaufnahme auch Veränderungen im Alter im Allgemeinen beachtet werden; immerhin stellt das Lebensalter den größten Risikofaktor der Erkrankung dar. Mit abnehmender Muskelmasse und reduzierter körperlicher Fitness sinkt der Energiebedarf, Hunger- und Durstgefühle lassen nach. Eine trägere Darmperistaltik, Beschwerden beim Schlucken und Kauen sowie ein schlechterer Geruchs- und Geschmackssinn können die Nahrungsaufnahme weiter reduzieren und teils zu Mangelernährung führen. Zusätzlich können notwendige Medikamente den Appetit zügeln. Insgesamt kann das negative Zusammenspiel von reduzierter Kalorienzufuhr und verminderter körperlicher Bewegung eine Muskelatrophie

WISSEN

Hinweise zur Medikamenteneinnahme

Der Einnahme von Medikamenten muss ein besonderes Augenmerk gewidmet werden. Gerade Levodopa kann in seiner Bioverfügbarkeit und folglich in seiner Wirksamkeit durch eine proteinreiche Nahrung eingeschränkt werden. Ein gewisser Abstand zwischen einer Mahlzeit und der Medikamenteneinnahme sollte eingehalten werden, kann aber bei häufiger (teilweise zweistündlicher Einnahme der Tabletten) zu zeitlichen Problemen führen. Wenn möglich, wird die Einnahme der Tabletten eine halbe Stunde vor oder eine Stunde nach der Mahlzeit empfohlen. Je nach Stadium der Erkrankung (mit oder ohne Wirkfluktuationen) und Galenik des Arzneimittels (retardiertes Präparat, Standardformulierung oder lösliche Tablette zur Herstellung einer Suspension) muss diese grobe Faustregel strenger bis zu weniger streng angewandt werden. In jedem Fall sollte Levodopa zur Schluckerleichterung nicht mit proteinreichem Joghurt eingenommen werden, sondern auf Apfelmus oder Marmelade ausgewichen werden. Wenn die Einnahme der Tabletten auf nüchternen Magen zu Problemen führt, kann eine leichte Mahlzeit, wie Zwieback oder Knäckebrot, vor Tabletteneinnahme empfohlen werden.

(Muskelschwund) begünstigen und eröffnet somit einen Teufelskreis, unter anderem mit zunehmender Gebrechlichkeit, Muskelschwäche, Erschöpfung und Gewichtsverlust, was auch als Frailty-Syndrom bezeichnet wird.

Die reduzierte Nahrungsaufnahme im Alter geht leider häufig auch mit einer eher minderwertigen Kost einher. Das ist insofern problematisch, als dass der Energiebedarf im Alter zwar sinkt, jedoch nicht der Nährstoffbedarf. Folglich ist die Beratung zu einer ausgewogenen Ernährung zur Vermeidung von Mangelzuständen (z. B. an Vitaminen, Eiweißstoffen und Spurenelementen) essenziell.

Bei Parkinson-Patient*innen verschärfen sich die ungünstigen Faktoren einer Mangel- und/oder Fehlernährung noch einmal. Geruchsstörungen, Magen-Darm-Beschwerden (v. a. Verstopfungsneigung, aber auch Übelkeit und Blähungen), vermehrter Speichelfluss und Schluckbeschwerden sind häufige Symptome der fortgeschrittenen Erkrankung, können aber teils auch schon früh im Krankheitsverlauf auftreten. Eine Ernährungsberatung sollte an die individuelle Ausprägung der o. g. Beschwerden angepasst sein. Neben der allgemeinen Empfehlung einer ausgewogenen Kost, kann auch hier die mediterrane Ernährung sinnvoll sein. Der vorwiegend pflanzenbasierte Charakter liefert bereits viele benötigte Vitamine, Mineralstoffe und sekundäre Pflanzenstoffe. Auch der Ballaststoffgehalt ist relativ hoch, was vor allem bei Verstopfungsproblemen hilfreich sein kann. Allerdings sollte der Ballaststoffgehalt nur langsam erhöht werden, da sonst vermehrt unangenehme Blähungen auftreten können. Hülsenfrüchte, Nüsse, Fisch und »gute Öle« liefern hochwertige Fette und Proteine, sind aber leider häufig viel zu selten Teil der regulären deutschen Ernährung, insbesondere bei älteren Menschen.

Wird eine ausgewogene Ernährung verfolgt, ist kaum mit Mangelzuständen an einzelnen Nährstoffen zu rechnen. Besonders betont werden sollten aber auch an dieser Stelle noch einmal Vitamin B_{12} und Folsäure (S. 32). Hier kann niederschwellig zu einer zusätzlichen Einnahme geraten werden.

Bei Verstopfungsneigung sollte auch auf eine ausreichende Flüssigkeitszufuhr und körperliche Bewegung hingewiesen werden. Trockenobst, natürliche Quellmittel wie Floh- oder Chiasamen, Senna und fermentierte Produkte sind nur einige Beispiele, die Verstopfungsbeschwerden lindern können. Häufig müssen aber, gerade im fortgeschrittenen Erkrankungsstadium, auch Pharmazeutika (z. B. Quellmittel, Laxantien oder Stimulanzien der Darmmotorik) verordnet werden.

Bei Schluckstörungen und Magenentleerungsproblemen sollte auf eine angepasste Zubereitung der Mahlzeiten geachtet werden. Speisen können gedünstet, klein geschnitten, gerieben, püriert oder geliert werden. Süßigkeiten, Käse und fettreiche Nahrung sollten dann eher vermieden werden.

Einige Beispiele für entsprechende Rezepte zur mediterranen Ernährung finden Sie am Ende dieses Kapitels.

Ist Fasten bei Parkinson möglich und hilfreich?

Fasten ist in der Menschheit bereits seit Jahrhunderten bekannt (v. a. religiöses Fasten), und auch die positiven gesundheitlichen Aspekte werden schon seit langem propagiert. Evolutionär betrachtet, macht das großen Sinn, denn der Umstand, dass wir Nahrung jederzeit und im Überfluss zur Verfügung haben, ist im Vergleich zur evolutionären Entwicklung des Gehirns (inkl. des dopaminergen Systems) relativ jung und sicherlich nicht angepasst. Während die »alten Fastenärzte« ihre Feststellungen vorrangig durch Beobachtungen erlangten und schon früh Besserungen von rheumatoiden Erkrankungen sowie Erkrankungen des Herz-Kreislauf-Systems beschrieben haben, hat in der kürzeren Vergangenheit die Entwicklung von modernen Untersuchungsmethoden wesentliche Erkenntnisse auch zu den zellulären und molekularen Grundlagen des Fastens erbracht.

Der metabolische »Switch« zwischen Bewegung/Fasten einerseits und Essen/Ruhen andererseits bewirkt deutliche Veränderungen auch innerhalb der Zellen. Ganz vereinfacht dargestellt, wird im Fastenmodus der Zellen repariert, recycelt, regeneriert, aufgeräumt und die Abwehrfähigkeit erhöht. In diesem Zusammenhang erscheinen dann auch Ergebnisse von Tierexperimenten, bei denen Individuen in Hungerschemata gesetzt werden, wenig überraschend. Hier zeigte sich von der Fruchtfliege, über Fisch und Maus bis zur Ratte regelhaft eine verlängerte Überlebenszeit. Interessanterweise konnte auch an Ratten im bereits fortgeschrittenen Lebensalter gezeigt werden, dass auch ein später Beginn mit Hungerperioden, altersassoziierte Hirnveränderungen verzögert. Die Ergebnisse von Studien, die gezielt Tiermodelle der Parkinson-Krankheit nutzen, sind bisher noch uneinheitlich. Menschliche Studien sind bisher kaum vorhanden.

KETOGENE DIÄT: Einige Berichte liegen zur Anwendung einer ketogenen Diät bei Parkinson-Patient*innen mit positiven Effekten vor, allerdings ist die Durchführung dieser strengen Ernährungsform schwer in den (Krankheits-)Alltag zu integrieren.

BUCHINGER-FASTEN: Eine EU-geförderte Studie zum Buchinger-Fasten und anschließendem Übergang in ein Intervallfasten untersuchte Effekte auf die Parkinson-Krankheit. Ergebnisse stehen noch aus, aber es zeigte sich schon, dass Fasten prinzipiell für Parkinson-Patient*innen möglich ist. Betroffene in frühen Stadien der Erkrankung mit nur einer Dosiseinnahme einer Parkinson-Medikation sowie ohne weitere Krankheiten und ohne andere Arzneimittel können gut ambulant selbst (z.B. mit Online-Kursen) fasten. Patient*innen mit häufigerer Medikamenteneinnahme, weiteren Erkrankungen oder zusätzlichen Medikamenten sollten zumindest ärztlich beraten, ggf. gar begleitet werden. Besondere Herausforderungen stellen Blutdruckregulation, Blutsalzgehalt und eine verstärkte Schmerzwahrnehmung für Parkinson-Patient*innen beim Fasten dar.

EIN INTERVALLFASTEN mit einer täglichen Essenspause von z.B. 16 Stunden (sog. 16:8-Fasten) kann hingegen von vielen Betroffenen ohne große Probleme umgesetzt werden, vorausgesetzt, es ist ihnen möglich, ihre Tabletten nach diesem Schema anzupassen bzw. diese auf nüchternen Magen einzunehmen.

Ernährung bzw. Fasten bei Parkinson: Übersicht wichtiger Erkenntnisse

Nährstoff/Ernährungsweise/Fasten	Empfehlungen und Bemerkungen
Vitamin B_{12}	Vitamin B_{12} kann vom Menschen nicht selbst hergestellt werden und muss daher mit der Nahrung aufgenommen werden. Es kommt fast ausschließlich nur in Nahrungsmitteln tierischer Herkunft vor. Der menschliche Körper benötigt Vitamin B_{12} für verschiedene Stoffwechselprozesse, u. a. im Dopaminabbau. Ein Mangel führt zu Schäden an den Nerven und bei der Blutbildung. Mangelzustände werden bei Parkinson-Kranken gehäuft beobachtet und sollten frühzeitig therapiert werden.
Folsäure	Folsäure kann vom Menschen nicht selbst gebildet werden und muss mit der Nahrung zugeführt werden. Folsäure findet sich u. a. in dunkelgrünem Blattgemüse und Kräutern (v. a. Petersilie, Kresse), Keimen und Samen (v. a. Mohnsamen), Hülsenfrüchten (v. a. Linsen) und Innereien. Der menschliche Körper benötigt Folsäure v. a. für die Blutbildung, während der Schwangerschaft und für den Stoffwechsel (z. B. Dopaminabbau). Ein nachgewiesener Mangel sollte ausgeglichen werden.
Pro- und Präbiotika	Probiotika sind Nahrungsprodukte, die lebende (= pro-) Organismen, z. B. Milchsäurebakterien, für den Darm enthalten. Präbiotika enthalten nicht-lebende (= prä), aber für Mikroorganismen im Darm förderliche Inhalte. Pro- und Präbiotika wirken sich positiv auf die Zusammensetzung der Darmflora aus. Sie können vor allem bei Stuhlgangsproblemen hilfreich sein. Darüber hinausgehende Effekte sind noch Gegenstand der Forschung. Natürliche Biotika finden sich in fermentiertem Gemüse (Sauerkraut, saure Gurken etc.), aber auch in Joghurt, Kefir o. ä. Produkten.
mediterrane Ernährung	Die mediterrane Ernährung setzt sich aus überwiegend pflanzlichen Produkten (Gemüse, Obst, Hülsenfrüchte, Vollkornprodukten), moderatem Fischanteil und reduzierten tierischen Produkten zusammen, ergänzt um gute Öle (z. B. Olivenöl). Sie gilt als gesundheitsförderlich, insbesondere aufgrund positiver Auswirkungen auf die Herz- und Gefäßgesundheit, mehr und mehr aber auch im Hinblick auf Alterserkrankungen des Gehirns wie Demenz und Parkinson.
MIND-Kost	Die MIND-Kost ist ein Beispiel für Bestrebungen, die mediterrane Ernährung weiter zu optimieren, überwiegend auf Grundlagen von Ergebnissen der Alzheimer-Forschung. Der Anteil an grünem Blattgemüse, Beeren, Nüssen, Geflügel und Rotwein wird erhöht, wohingegen Kuhmilchprodukte (Butter, Käse), rotes Fleisch, Süßigkeiten und Kuchen sowie Frittiertes weiter reduziert werden.
ketogene Diät	Bei der ketogenen Ernährung werden Kohlenhydrate (Ein- und Mehrfachzucker, Stärke) limitiert, sodass der Stoffwechsel auf den Fastenmodus mit Bildung der alternativen Energiequelle Ketonkörper umstellt. Eine Art Fasten wird also simuliert. Diese Diät ist sehr streng, weshalb es vielen Menschen schwerfällt, sie durchzuhalten.
Buchinger-Fasten	Das Buchinger-Fasten ist eine Form des Heilfastens, bei der über mehrere Tage die Energiezufuhr deutlich reduziert wird, indem nur kalorienarme Brühen und Suppen eingenommen werden. Es ist nach dem Fastenarzt Otto Buchinger benannt. Es wird vor allem bei entzündlichen Erkrankungen angewandt. Wirkung und Machbarkeit dieser Fastenform werden derzeit auch bei der Parkinson-Krankheit erforscht.
Intervallfasten	Beim Intervallfasten wird in einem bestimmten Rhythmus zwischen normaler Nahrungsaufnahme und Fasten gewechselt. Der Rhythmus kann tageweise sein, wobei sich Fastentage und Tage mit normalem Essen abwechseln. Oder er kann stundenweise sein: Innerhalb von 24 Stunden wird 14–16 Stunden gefastet, also z. B. in der Nacht und am Morgen/Vormittag, und während 8–10 Stunden darf gegessen werden, 16:8- bzw. 14:10-Intervallfasten. Der gewichtsreduzierende Effekt des Intervallfastens ist gering bis vernachlässigbar, wenn nicht gleichzeitig auch eine Kalorienreduktion erfolgt. Ein Wert für Parkinson-Patient*innen wird eher in der wiederholten Umstellung auf den Fastenstoffwechsel der Zellen mit Regenerationspotenzial vermutet, muss aber noch wissenschaftlich nachgewiesen werden.

Nicecream mit Sommerbeeren

FÜR 4 PORTIONEN
15 MIN. + 10 STD. KÜHLZEIT

4 überreife Bananen **250 g** gemischte Beeren, z. B. Heidelbeeren, Himbeeren und Brombeeren **200 g** griechischer Joghurt, 2 % Fett

Bananen in Scheiben schneiden und für mind. 10 Stunden in den Gefrierschrank geben. Aus dem Gefrierschrank nehmen und etwa 1 Stunde antauen lassen.

•

Beeren waschen und auf einem Küchenkrepp abtrocknen lassen.

•

Bananen zusammen mit 200 g Beeren und Joghurt in einem leistungsstarken Mixer zu einer cremigen Textur pürieren. 50 g der Beeren zur Seite stellen.

•

In Dessertgläser füllen, mit den restlichen Beeren garnieren und eiskalt genießen.

▶ **Variante** *Bei Nicecream sind der Fantasie keine Grenzen gesetzt. Birne, Erdbeere, Waldmeister, Apfel, Nuss – alles ist möglich.*

Bircher Müsli

FÜR 2 PORTIONEN
15 MIN. + 30 MIN. QUELLZEIT

150 g Haferflocken **400 ml** Milch, 1,5 % Fett
2 mittelgroße Äpfel **1 TL** Zitronensaft
4 EL gemischte Nüsse, z. B. Walnüsse, Haselnüsse, Mandeln **2 EL** Leinsamen
optional: **2 EL** Rosinen **2 TL** Honig

Haferflocken und Milch zusammen in einer Schüssel verrühren und 30 Min. quellen lassen.

•

In der Zwischenzeit Äpfel waschen, vierteln und Kerngehäuse entfernen. 2 Viertel in dünne Scheiben schneiden und zur Seite stellen. Restliche Apfelviertel mit Schale grob raspeln, mit Zitronensaft beträufeln und unter das Müsli heben. In kleinen Schüsseln anrichten.

•

Nüsse grob hacken und zusammen mit Leinsamen und Rosinen über das Müsli streuen, mit Apfelscheiben garnieren und zum Schluss mit Honig verfeinern.

▶ **Variante** *Bircher Müsli schmeckt mit verschiedensten Zutaten, z. B. mit einer geraspelten Karotte, Bananenscheiben oder roten Beeren. Für ein Extra an Omega-3-Fettsäuren fügen Sie 1 TL Leinöl hinzu.*

▶ Bircher Müsli

Rezeptideen zur mediterranen Ernährung **167**

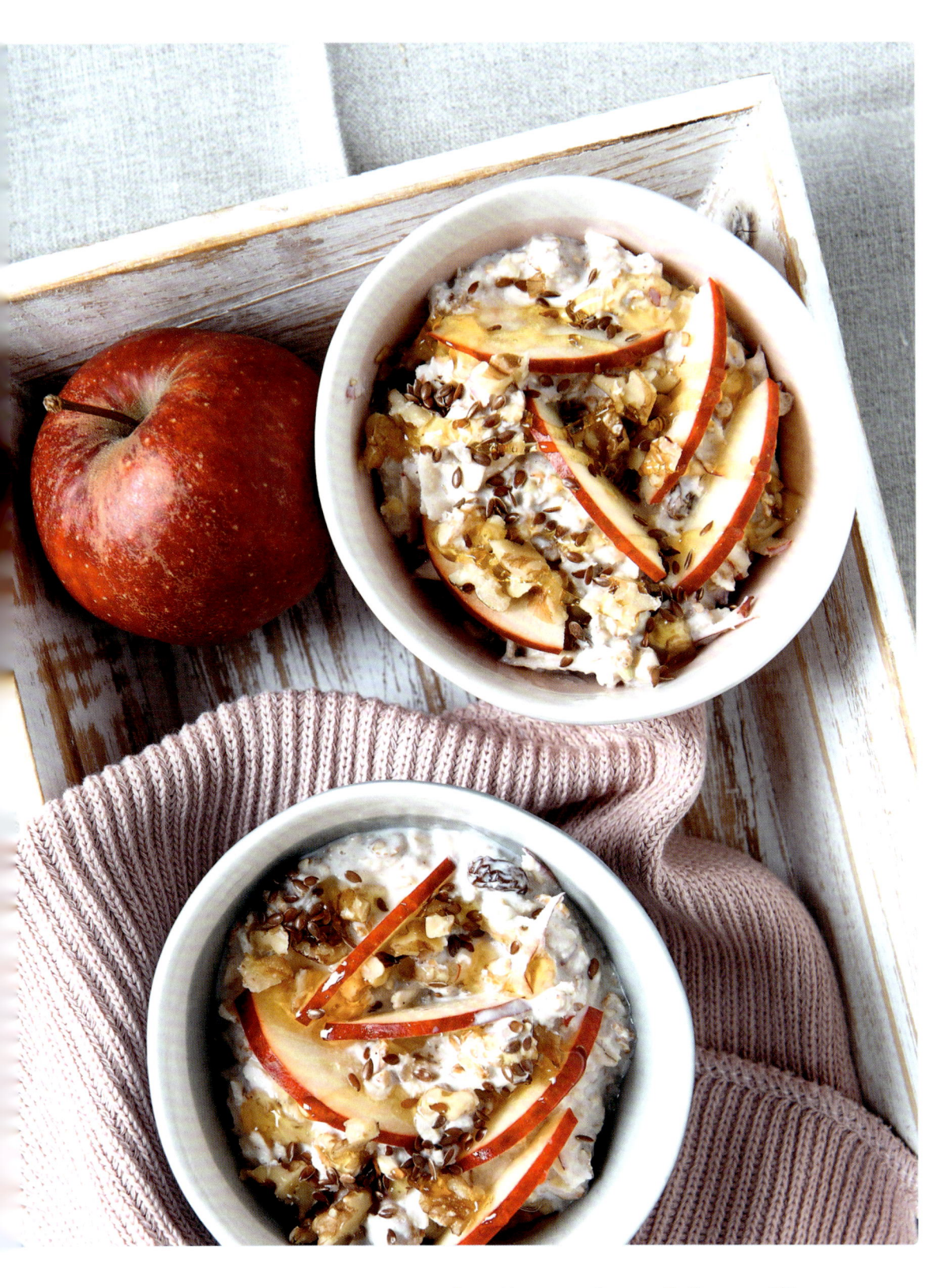

Spinatlasagne

FÜR 2 PORTIONEN
20 MIN. + 40 MIN. BACKZEIT

Für den Spinat: **400 g** frischer oder **200 g** TK-Spinat **4** Bärlauchblätter **etwas** Salz, frisch gemahlenen schwarzen Pfeffer, frisch geriebene Muskatnuss

Für die Béchamelsauce: **2** Frühlingszwiebeln **2 EL** Butter **2 EL** Weizen- oder Dinkelmehl **275 ml** Milch **50 g** Parmesan **etwas** Salz, Kurkuma **1** Bio-Zitrone (frisch gepressten Saft und **1 TL** abgeriebene Schale)

Außerdem: **6** Lasagneplatten ohne Vorkochen **1 EL** Öl für die Form **1 kleiner** Mozzarella (100 g)

Frischen Spinat und Bärlauch waschen und trocken schütteln. TK-Spinat auftauen lassen. Bärlauch in feine Streifen schneiden.

•

Frischen Spinat in kochendem Wasser ca. 30 Sekunden blanchieren. Dann herausnehmen, in einem Sieb unter fließendem kaltem Wasser abschrecken und abtropfen lassen. Kurz abkühlen lassen, dann ausdrücken und grob hacken. Mit Salz, frisch gemahlenem schwarzen Pfeffer und frisch geriebener Musktanuss würzen.

•

In der Zwischenzeit für die Béchamelsauce Frühlingszwiebeln waschen und in feine Ringe schneiden. Butter in einem Topf erhitzen und die Frühlingszwiebeln darin andünsten.

•

Das Mehl darüberstäuben und kurz andünsten. Die Milch nach und nach unterrühren, aufkochen lassen und etwa 5 Minuten köcheln lassen. Den Parmesan reiben.

•

Spinat, Bärlauch und die Hälfte des Parmesans unter die Sauce rühren. Mit Salz, Kurkuma, Zitronensaft und -schale abschmecken.

•

Backofen auf 175 °C vorheizen. 2 kleine Lasagneformen einfetten. Mozzarella in kleine Würfel schneiden. Abwechselnd Lasagneblätter, Spinat-Béchamel-Sauce und Mozzarella in die Form schichten. Mit Lasagneblättern, Béchamelauce und etwas Mozzarella abschließen. Den restlichen Parmesan auf der Béchamelsauce verteilen.

•

Lasagne im vorgeheizten Ofen in 30–40 Minuten goldbraun backen.

Rezeptideen zur mediterranen Ernährung

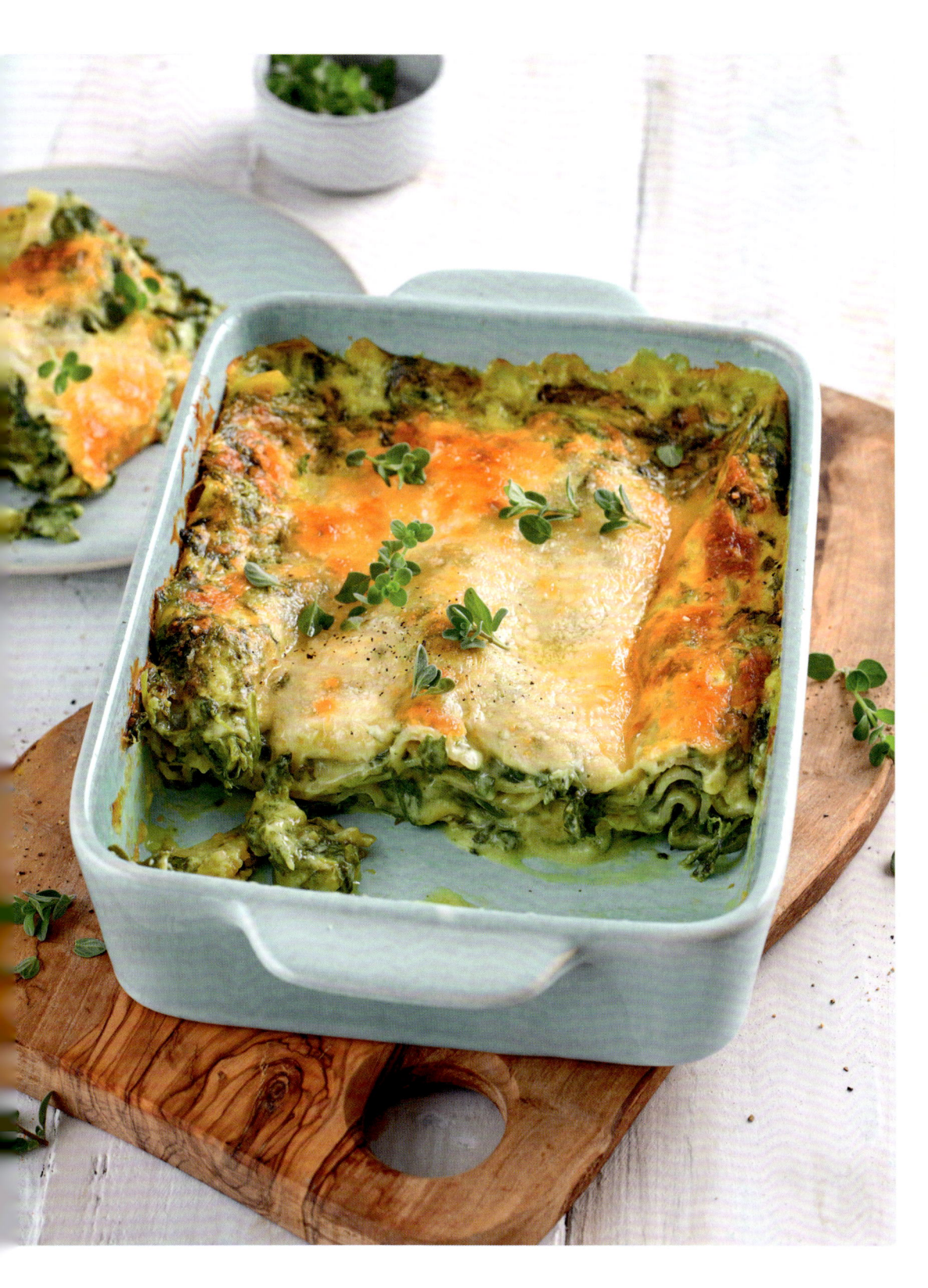

Vollkornspaghetti mit Brokkoli in cremiger Zitronensoße

FÜR 4 PORTIONEN
50 MIN. + 15 MIN. GARZEIT

300 g Vollkornspaghetti **1** Brokkoli **½ kleiner** Spitzkohl **3** Frühlingszwiebeln **2** Knoblauchzehen **1** Bio-Zitrone **4 EL** Olivenöl **400 ml** Gemüsebrühe **100 ml** Weißwein, trocken **250 g** Frischkäse **1 TL** Chiliflocken, getrocknet **etwas** Salz, schwarzen Pfeffer

Spaghetti in einem Topf mit Salzwasser laut Packungsanweisung garen, in einem Sieb abtropfen lassen.

•

Gemüse waschen, Brokkoli in Röschen schneiden und den Strunk würfeln. Spitzkohl halbieren und den Strunk keilförmig herausschneiden, anschließend Kohl in Streifen schneiden und zusammen mit Brokkoli kurz blanchieren.

•

Wurzel von Frühlingszwiebeln entfernen und in Ringe schneiden. Knoblauch schälen und hacken. Zitrone gründlich waschen und Schale komplett abreiben, Saft auspressen und zur Seite stellen.

•

Olivenöl in einem großen Topf erhitzen und Zwiebelweiß glasig andünsten, Knoblauch, Brokkoli und Spitzkohl hinzufügen und etwa 5 Minuten anbraten. Mit Gemüsebrühe und Weißwein ablöschen und kurz aufkochen lassen. Frischkäse unterrühren und mit Zitronensaft und -schale, Chili, Salz und Pfeffer abschmecken. Nudeln zur Soße in die Pfanne geben und gut mischen.

•

Vor dem Servieren mit Zwiebelgrün garnieren.

Mediterrane Minestrone mit Nudeln

FÜR 2 PORTIONEN
20 MIN. + 15 MIN. GARZEIT

500 ml Gemüsebrühe **2** Karotten **4** Blätter Wirsing **1 mittelgroße** Zwiebel **4 mittelgroße** Tomaten **200 g** Muschelnudeln **60 g** grüne Bohnen, TK **50 g** weiße Bohnen, Dose oder Glas **50 g** Erbsen, TK **etwas** Salz, schwarzen Pfeffer

Topf mit Gemüsebrühe zum Kochen bringen.

•

In der Zwischenzeit Karotten schälen, waschen und in Scheiben schneiden, Wirsingkohlblätter waschen und in ca. 2 cm breite Streifen schneiden, Zwiebel schälen und würfeln. Tomaten waschen, halbieren, entkernen und in grobe Würfel schneiden.

•

Nudeln nach Packungsanweisung in einem separaten Topf in Salzwasser bissfest garen.

•

Währenddessen Gemüse zur Suppe geben und ca. 10 Minuten kochen, anschließend grüne und weiße Bohnen sowie Erbsen hinzufügen und weitere 3 Minuten bei mittlerer Hitze köcheln.

•

Nudeln abschütten und zur Suppe geben, mit Salz und Pfeffer abschmecken.

▶ Mediterrane Minestrone mit Nudeln

Rezeptideen zur mediterranen Ernährung

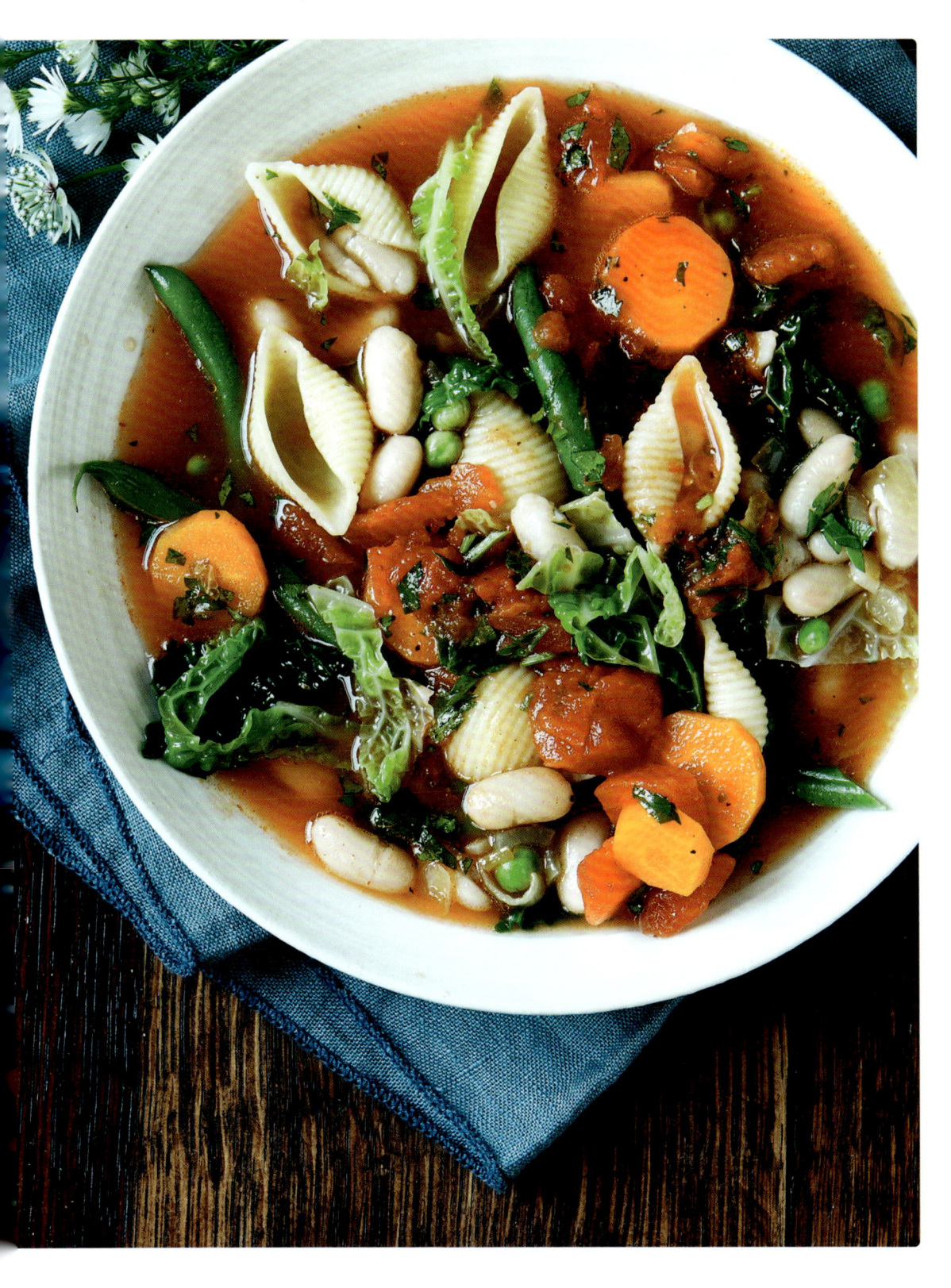

Lachs in rotem Curry

FÜR 4 PORTIONEN
30 MIN. + 15 MIN. GARZEIT

2 EL Kokosöl 4 EL rote Currypaste 500 ml Kokosmilch 2 EL Fischsoße 2 EL Palmzucker oder brauner Zucker 2 kleine rote Chili 5 cm Ingwer, etwa daumendick 4 Stängel Thai-Basilikum 4 Lachsfilets etwas schwarzen Pfeffer

Kokosöl in einem Wok erhitzen und Currypaste darin anbraten, bis sie köstlich duftet. Kokosmilch, Fischsoße und Zucker hinzufügen und kurz aufkochen lassen. Bei mittlerer Hitze 3–4 Minuten köcheln lassen.

•

In der Zwischenzeit Chili und Ingwer waschen, Ingwer schälen und beides in feine Streifen schneiden. Thai-Basilikum waschen und abschütteln.

•

Lachsstücke in das Curry einlegen, mit Soße bedecken und bei geringer Hitze bis zum gewünschten Gargrad garen. Chili und Ingwer in die Soße geben und kurz mitgaren.

•

Lachs und Currysoße auf einem Teller anrichten, mit Pfeffer würzen und mit Thai-Basilikum garnieren.

▶ **DAS PASST DAZU** Thai-Duftreis oder Jasminreis

Blumenkohlsteak mit Salzkartoffeln und Kräuterdip

FÜR 4 PORTIONEN | 30 MIN.

1 mittelgroßer Blumenkohl 600 g Kartoffeln, festkochend 2 EL Olivenöl etwas Salz, schwarzen Pfeffer 2 Msp. Paprikapulver, edelsüß etwas Kräuterdip

Backofen auf 220 °C Ober- und Unterhitze vorheizen.

•

Blumenkohl gründlich waschen. Blätter entfernen, Blumenkohl von der Mitte aus in 1,5–2 cm dicke Scheiben schneiden. Darauf achten, dass der Strunk die Scheiben zusammenhält. Kartoffeln schälen.

•

Olivenöl in einer Pfanne erhitzen und Blumenkohlscheiben von jeder Seite ca. 4 Minuten anbraten. Blumenkohlscheiben auf ein mit Backblech ausgelegtes Backblech legen, mit Salz, Pfeffer und etwas Paprikapulver bestreuen. Etwa 20 Minuten im Ofen backen, bis die Scheiben gar sind.

•

Währenddessen Salzwasser in einem Topf zum Kochen bringen und Kartoffeln weich garen.

•

Kartoffeln zusammen mit Blumenkohlscheiben auf einem Teller anrichten und mit 1–2 EL Kräuterdip oder grünem Pesto servieren.

▶ Blumenkohlsteak mit Salzkartoffeln und Kräuterdip

Rezeptideen zur mediterranen Ernährung 173

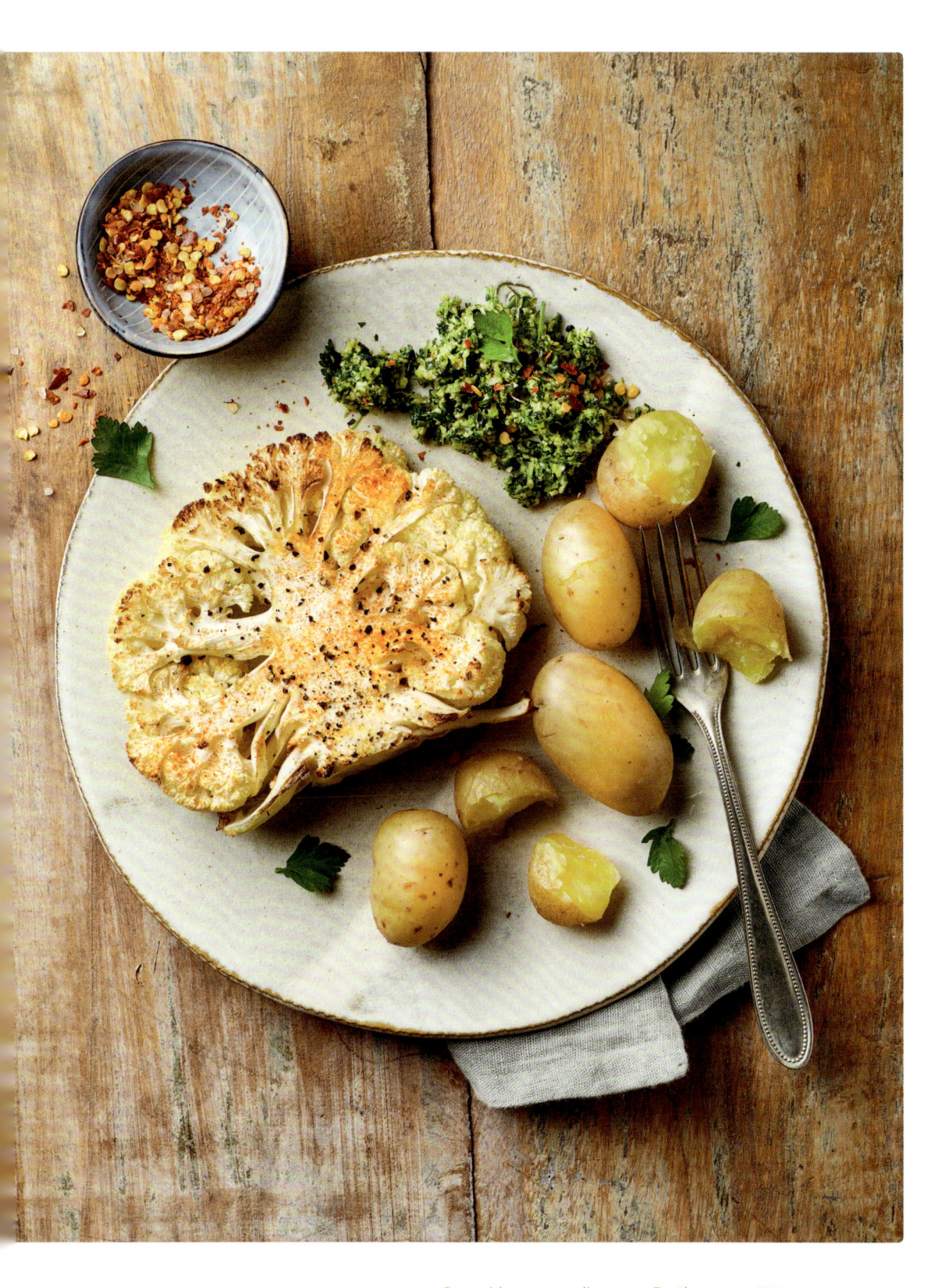

Putenrouladen mit Spinatfüllung

FÜR 2 PORTIONEN
40 MIN. + 15 MIN. BACKZEIT

200 g Babyspinat **175 g** Champignons **2** Putenschnitzel (à ca. 150 g) **etwas** Salz, frisch gemahlenen schwarzen Pfeffer **75 g** Doppelrahm-Frischkäse **1 EL** Olivenöl **50 ml** trockener Weißwein **100 g** Sahne **100 ml** Gemüsebrühe **½ TL** Speisestärke

Spinat waschen und abtropfen lassen. Pilze putzen und halbieren.

Fleisch zwischen zwei Lagen Frischhaltefolie etwas flach klopfen und mit Salz und Pfeffer würzen. Dünn mit dem Frischkäse bestreichen und mit der Hälfte des Spinats belegen. Das Fleisch zu Rouladen aufrollen und mit Holzspießchen feststecken.

Öl in einer Pfanne erhitzen. Rouladen rundherum braun anbraten, aus der Pfanne nehmen und in eine Auflaufform legen.

Pilze in derselben Pfanne im heißen Bratensatz in 3–4 Minuten unter Wenden goldbraun braten. Mit Wein, Sahne und Brühe ablöschen. Den Backofen auf 150 °C vorheizen.

Die Stärke mit wenig Wasser glatt rühren und den Sud damit binden. Nochmals aufkochen lassen und mit Salz und Pfeffer abschmecken. Die Rouladen damit übergießen. Im vorgeheizten Backofen ca. 15 Minuten schmoren.

Lamm mit Couscous

FÜR 2 PORTIONEN | 35 MIN.

2 Lammlachse **etwas** frisch gemahlenen schwarzen Pfeffer, Salz, Ras el Hanout **3 EL** Olivenöl **125 g** Couscous **1** Zitrone (frisch gepresster Saft) **½** Limette (frisch gepresster Saft) **100 g** Joghurt

Lammlachse mit Pfeffer, Salz und Ras el Hanout würzen.

1 EL Olivenöl in einer beschichteten Pfanne erhitzen und Fleisch von jeder Seite 2–3 Minuten anbraten. Herausnehmen und in Alufolie gewickelt 5 Minuten ruhen lassen.

Couscous nach Packungsangabe in Salzwasser garen.

Die Hälfte des Zitronen- und Limettensafts in einem Schälchen mit dem Joghurt verrühren. Restliches Olivenöl unter den Couscous heben.

Lamm aus der Folie wickeln und den entstandenen Saft in den Couscous rühren. Fleisch in Scheiben schneiden und auf dem Couscous anrichten. Joghurt dazu reichen.

▶ **Variante** *Der Couscous kann mit einer Mischung aus gehackter Minze, Petersilie, Pistazien und schwarzen Oliven schön würzig aufgepeppt werden.*

▶ Lamm mit Couscous

Rezeptideen zur mediterranen Ernährung

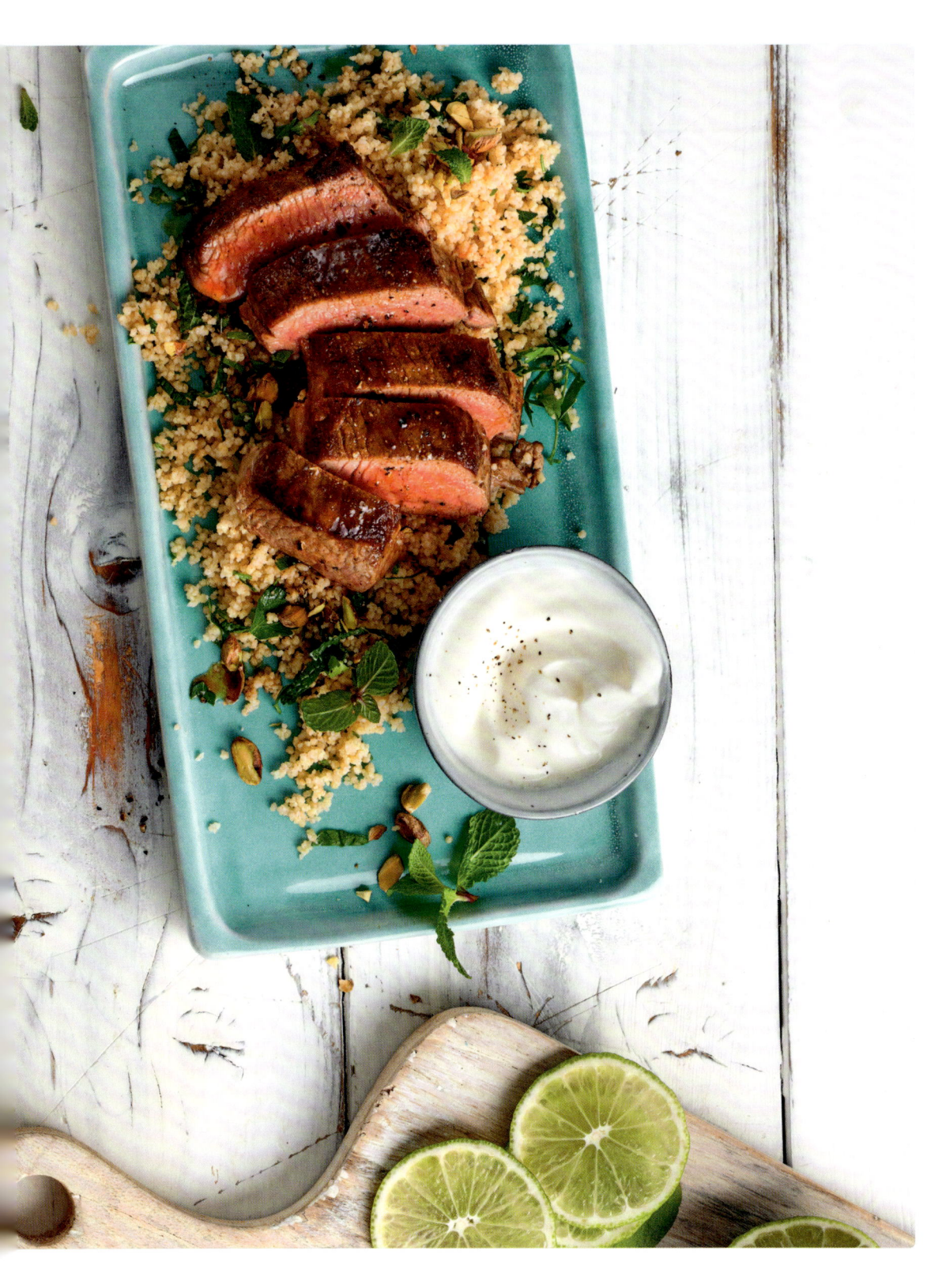

-11-
BLICK IN DIE ZUKUNFT – NEUE DIAGNOSEANSÄTZE UND THERAPIEN

Claudia Trenkwalder

Die Forschung der letzten Jahre zeigt deutlich, dass es eine nachweisbare frühe Phase der Parkinson-Krankheit gibt, die sogenannte prodromale Phase. Weitere frühere Zeichen einer biologischen Veränderung im Gehirn oder auch in peripheren Systemen wie dem Darm zeigen möglicherweise den frühesten Anfang einer Parkinson-Krankheit an. Man versucht deshalb, diesen frühen Beginn, wenn sich die Biologie verändert, bereits zu erfassen, um zukünftig vielleicht die Erkrankung früher diagnostizieren und behandeln zu können.

Biologische Diagnose Parkinson und Synukleinopathien

Derzeit gibt es mehrere, von verschiedenen Forschergruppen ausgearbeitete Diagnosesysteme, die u. a. als »Staging-Systeme« (Stadieneinteilungen) veröffentlicht wurden und derzeit ausschließlich für die Forschung gelten.

Dabei kann ein spezielles Laborverfahren, Alpha-Synuclein-Seed-Amplifikation-Test (SAA) genannt, die Verklumpung (Aggregation) von α-Synuclein im Nervenwasser (Liquor) bereits in kleinsten Mengen nachweisen. Dieser frühe Nachweis kann entweder sofort oder auch nach vielen Jahren positiv sein beim Auftreten einer Synukleinopathie, z. B. der Parkinson-Krankheit. Es könnte aber auch ein anderes Parkinson-Syndrom, z. B. eine Multisystematrophie (S. 63) oder eine Lewy-Körper-Demenz, entstehen. Diese Unterscheidung kann man mit diesem Verfahren (noch) nicht genau treffen. Ein spezifischer SAA-Test für die MSA ist bereits publiziert und wird bald anwendbar sein.

Weitere »Stadien« sind dann gekennzeichnet durch eine Veränderung im DAT-Scan (S. 49) und weitere dann durch prodromale Symptome wie eine REM-Schlaf-Verhaltensstörung (RBD), Riechstörung und nicht-motorische Symptome, bis letztendlich das Vollbild der motorischen Symptomatik der Parkinson-Krankheit auftritt.

Neu an dieser biologischen Diagnose ist, dass bereits das Vorhandensein eines positiven Labortests als Diagnose Parkinson gelten soll – die dann aber als Synukleinopathie bezeichnet wird – bevor die Person irgendwelche Symptome oder Beschwerden bemerkt. Vererbliche, genetische Parkinson-Syndrome haben oft kein oder kaum Synuclein nachweisbar und würden dann nicht zur Parkinson-Krankheit im klassischen Sinne zählen.

Dass dieser Ansatz umstritten ist und warum, wird im folgenden Abschnitt diskutiert.

Wie sinnvoll ist eine frühe biologische Parkinson-Diagnose?

Soll man Personen, die keine Symptome haben oder nur unspezifische, mit einer Labormethode untersuchen, die vielleicht eine Diagnose erbringt, die nicht heilbar oder im Voraus behandelbar ist?

Dazu muss man wissen, dass es Hinweise gibt, mit einer Änderung des Lebensstils, wie in Kapitel 7 (S. 97) und Kapitel 10 (S. 148) beschrieben, positive Auswirkungen auf den Ausbruch und das Fortschreiten der Parkinson-Krankheit möglicherweise zu erreichen, was einen potenziellen Nutzen einer Früherkennung rechtfertigen würde – jedoch nur, wenn man bereit ist, den Lebensstil dann auch zu ändern. Die Diagnose einer Parkinson-Krankheit kann wiederum traumatisch sein, und eine angemessene Kommunikation und Übermittlung der Diagnose und ausreichende Beratung mit Beantwortung der Fragen der Betroffenen ist erforderlich. Künftige Forschungsarbeiten sollten daher unbedingt auch potenzielle Schäden einer frühzeitigen und einer falsch-positiven Diagnose untersuchen.

RECHT AUF NICHTWISSEN: In einem kürzlich erschienen Kommentar von britischen Wissenschaftlern um Anette Schrag aus London zu diesem Thema wird auch die Wertigkeit einer frühen Diagnose infrage gestellt: Die Autor*innen stellen fest, dass auch »ein Gleichgewicht zwischen dem Recht auf Wissen und dem Recht auf Nichtwissen besteht, sodass ein individueller, patientenzentrierter Ansatz und eine gemeinsame Entscheidungsfindung von entscheidender Bedeutung sind. Letztlich müssen die Ärzte gemeinsam mit dem Patienten eine Entscheidung treffen, die die Ziele des Patienten berücksichtigt.«

RISIKOGRUPPEN: Zur Identifizierung einer frühen Parkinson-Krankheit können z. B. Personen aus Risikogruppen ausgesucht werden, die bestimmte erbliche (genetische) Muster oder Gene aufweisen mit höherem Risiko für Parkinson (SNCA, LRRK2, und GBA, S. 52) oder Kohorten von Patient*innen mit isolierter REM-Schlaf-Verhaltensstörung (S. 22). Weitere Risikofaktoren sind die Riechstörung, psychische Veränderungen und die Verstopfung (Obstipation).

Was ist jedoch der Zweck der Identifizierung von Personen in der Prodromalphase, neben der wissenschaftlichen Neugierde, wann die Krankheit sich nun wirklich manifestiert, d. h. »ausbricht«? Leider ist die Sache nicht so einfach zu beantworten, da die Parkinson-Krankheit keine homogene Erkrankung ist, die sich bei allen Betroffenen in gleicher Weise und mit gleichen Beschwerden äußert. Auch die Wege dorthin, also die Ursachen werden ganz unterschiedlich sein, ebenso der Verlauf, der Schweregrad und das Ansprechen auf die Behandlung (und deren Nebenwirkungen).

FORSCHUNGSINTERESSEN: Die frühzeitige Identifizierung der Betroffenen hilft den Forscherinnen und Forschern jedoch, diese Verschiedenheit der Erkrankung und den Mechanismus der Krankheit besser zu verstehen. Trotzdem ist auch zu diesem frühen Zeitpunkt der Abbau der Nervenzellen wahrscheinlich irreversibel und möglicherweise nicht mehr aufzuhalten. Behandlungen, die den krankhaften (pathologischen) Prozess verlangsamen, stoppen oder umkehren und nicht nur die Symptome behandeln, sollen aber hierbei zukünftig zum Einsatz kommen. Diese werden als krankheitsmodifizierende Therapien oder neuroprotektive Therapien bezeichnet. Derzeit sind diese weder zugelassen noch in Studien sicher verfügbar.

Bei anderen Erkrankungen, z. B. Krebserkrankungen, ist es durchaus üblich, eine Früherkennung durchzuführen, da diese direkte Auswirkungen auf die Behandlung und auch letztendlich das Überleben hat. In der Neurologie haben wir gesehen, dass eine Immuntherapie nach einem ersten klinisch isolierten Befund bei Multipler Sklerose das Risiko eines Fortschreitens der Krankheit und einer Behinderung verändert. Bei den neurodegenerativen Prozessen trifft diese Bedingung jedoch nicht zu, da der Krankheitsverlauf viel länger ist, das Fortschreiten der Krankheit sich vielfältig ausprägt und auch weniger sicher ist, dass sich die Krankheit zu Lebzeiten der Person überhaupt manifestiert. Vor allem mangelt es an Behandlungen, die den natürlichen Verlauf signifikant verändern. Für jeden Einzelnen liegt der Schwerpunkt daher möglicherweise nicht auf einer frühzeitigen, sondern auf einer rechtzeitigen Diagnose.

EIGENINITIATIVE: Es wird immer wieder in Studien bestätigt, dass ausgeprägtes, intensives körperliches Training sich positiv auswirkt. Aerobes Training wird in Metaanalysen mit einem verringerten Risiko für Parkinson in Verbindung gebracht und könnte das Fortschreiten der Krankheit durch seine positiven Auswirkungen auf die Stimmung, die kortikale Atrophie (Schwund der Hirnrinde), die kardiovaskuläre (Herz-Kreislauf-Funktion) Funktion, die Knochengesundheit oder sogar durch die Erhöhung der Spiegel neuroprotektiver Zytokine (schützender Immunfaktoren) und Wachstumsfaktoren beeinflussen. Weitere Trainingsübungen und Techniken wurden im Kapitel 7 (S. 97) beschrieben.

Die Verknüpfung dieser spezifischen Ratschläge mit der Bedrohung durch eine neurodegenerative Erkrankung überwindet die natürliche Vernachlässigung des persönlichen Risikos und kann zu einer dauerhaften und sinnvollen Verhaltensänderung führen. Es hat sich auch gezeigt, dass manchmal sogar diagnostizierte Parkinson-Patient*innen ein hohes und unzureichend behandeltes kardiovaskuläres Risiko haben, das mit einer schlechteren motorischen und kognitiven Ausprägung der Erkrankung einhergeht.

Aus gesellschaftlicher Sicht könnte eine Identifizierung von Menschen im Prodromalstadium die Rekrutierung in Studien mit krankheitsmodifizierenden (den Verlauf der Erkrankung beeinflussenden) Medikamenten ermöglichen.

»DO NO HARM«: »Man darf nicht schaden« kann als starkes Argument dafür angeführt werden, im Prodromalstadium keine Diagnose zu stellen. Die Diagnose einer unheilbaren, fortschreitenden Krankheit könnte und kann zu schwerwiegenden sozialen, zwischenmenschlichen und psychologischen Schäden führen, insbesondere wenn die Diagnose sich nach Jahren als falsch herausstellt. Denn obwohl die Wahrscheinlichkeit eines korrekten Tests der Synuclein-Aggregation hoch ist, kennen wir keineswegs alle Fallstricke und vor allem wissen wir nicht, welche Menschen vielleicht einen positiven Test haben und trotzdem keine Parkinson-Krankheit oder eine andere Erkrankung entwickeln werden (falsch-positive Ergebnisse).

WIE SEHEN ES BETROFFENE SELBST? In einer Studie sind einmal Parkinson-Patient*innen befragt worden, und von ca. 100 Personen mit nachgewiesener Parkinson-Krankheit
— hätten 54% ihr Risiko nicht wissen wollen, wenn es keine neuroprotektiven Medikamente gibt,
— aber 85% hätten es wissen wollen, wenn sie das Gefühl gehabt hätten, dass sie ihren Lebensstil ändern könnten, um den Krankheitsverlauf zu modifizieren.

Betrachtet man das Konzept der Autonomie eines Menschen, kann eine frühzeitige Diagnose ein Anlass sein, mit Fachleuten und Familienangehörigen rechtliche Konstruktionen zu erörtern, um die Unabhängigkeit und Entscheidungsfähigkeit zu sichern, z. B. Vorsorgevollmachten und Testamente.

FINANZIELLE ASPEKTE: Ein weiterer Faktor, der zu berücksichtigen ist, sind die Kosten einer frühen Diagnose: Die Identifizierung von Menschen im Prodromalstadium ermöglicht es ihnen nicht nur, ihren eigenen Krankheitsverlauf vielleicht zu modifizieren (und damit die Kosten über die gesamte Lebensspanne zu senken), sondern auch eine bessere und kosteneffizientere Planung der Ressourcen im Gesundheits- und Pflegesektor. Die Diagnose Parkinson, auch die frühe Diagnose, könnte jedoch zu einem erheblichen Anstieg der Versicherungsprämien führen, und zwar nicht nur für Kfz-Versicherungen, sondern auch für Lebens-, Kranken- und Reiseversicherungen. Die Diagnose einer prodromalen Parkinson-Erkrankung könnte daher erhebliche Auswirkungen auf das Leben und den Lebensstil haben. Es müssten Schutzmaßnahmen gegen diskriminierende Praktiken ergriffen werden, was eine Zusammenarbeit zwischen medizinischen Forschern, Patientenorganisationen und Wohlfahrtsverbänden, den Rechts- und Sozialsystemen und den staatlichen Akteuren erfordern würde.

SCHLUSSFOLGERUNG: Es kann keinen einheitlichen Ansatz für jeden bei dieser Frage der Frühdiagnose geben. Wir können durch neue Biomarker und unser verbreitertes Wissen über die Frühphase der Krankheit der Ursachenforschung näherkommen. Eine spezielle Beratung ähnlich wie bei der genetischen Diagnostik erscheint in dieser Situation unabdingbar. Das Versprechen von neuroprotektiven Medikamenten gegen die Parkinson-Krankheit ist nicht mehr in weiter Ferne, wir müssen aber ganz klar mitteilen, dass ein Medikament, das vielleicht auf den Markt kommt, nicht für jeden Patienten gelten wird, auch nicht bei jedem wirken wird. Die Krankheit ist dafür leider zu vielfältig und komplex in ihrer Genese und Ausprägung. Deshalb ist es wichtig, zu verstehen, dass die Diagnose Parkinson individuell abhängig von sozialen, kulturellen, ethischen aber auch gesundheitspolitischen Umständen beurteilt werden muss.

Wie ist der Stand bei Immuntherapien?

PASSIVE ANTIKÖRPERTHERAPIEN als Strategien zur neuroprotektiven Therapie der Parkinson-Krankheit wurden mehrfach in den letzten Jahren durchgeführt, mit Antikörpern gegen α-Synuclein. Einige dieser Studien sind bereits negativ, d. h., es hat sich keine signifikante Wirkung mit Besserung des Verlaufs der Parkinson-Krankheit gezeigt und diese Studien wurden deshalb nach der doppelblinden Phase abgebrochen. In einer weiteren Studie (»Pasadena«) der Firma Roche zeigte sich zumindest ein Trend zu einer Verbesserung der Parkinson-Krankheit, d. h., kein statistisch signifikanter Unterschied zwischen der Placebo-Gruppe und der

verklumptes (aggregiertes), außerhalb der Nervenzelle lagerndes α-Synuclein

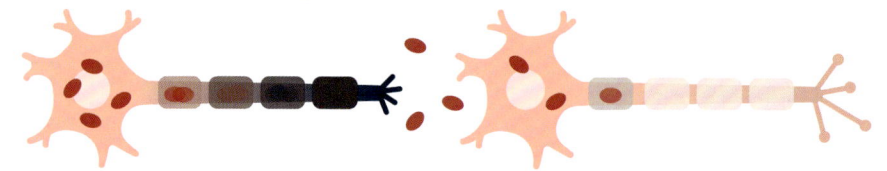

Untergang der Synapse (Kontaktstelle der Nervenübertragungsreize) und krankhafte Weiterverbreitung von α-Synuclein

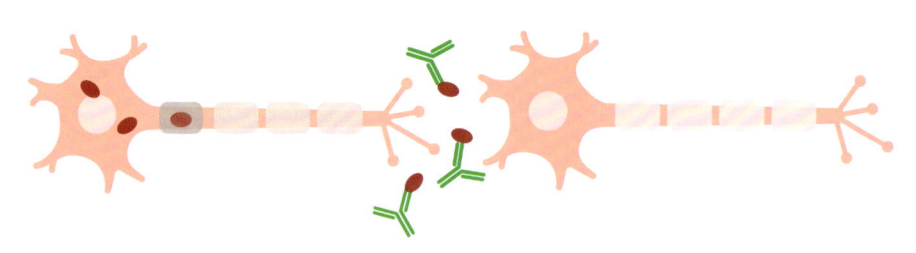

Antikörper reduzieren die krankhafte Weiterverbreitung, indem sie das verklumpte α-Synuclein »abfangen«

▲ Hypothese der Immunbehandlung mit Antikörpern gegen α-Synuclein: Die »Ansteckung« von Nervenzelle zu Nervenzelle mit verklumpten α-Synuclein-Teilen (aggregiertes α-Synuclein) soll vermindert werden.

Behandlungsgruppe, jedoch ein durchgehend besseres Ergebnis in der Behandlungsgruppe. Die Therapie besteht dabei in regelmäßigen, einmal monatlichen intravenösen Infusionen, die Antikörper gegen α-Synuclein erhalten. Nur die motorischen Zeichen auf der MDS-UPDRS-Skala waren hierbei etwas gebessert im Vergleich zur Placebo-Gruppe. Diese Studie war bis zur Drucklegung dieses Buches immer noch aktiv, die Ergebnisse werden Ende 2025 erwartet.

IMPFSTUDIEN: Ein weiterer Therapieansatz ist eine aktive »Impfung« gegen Parkinson. Hierzu laufen zurzeit zwei verschiedene Studien (AFFITOPE® PD01A nur ein Zentrum in Wien, ACI-7104 RCT multizentrisch = VacSYn), die dafür noch Personen rekrutieren. In diesen Studien werden Impfstoffe gegen Parkinson noch unbehandelten oder mit geringen Dosierungen von L-Dopa behandelten, frühen Parkinson-Patient*innen in regelmäßigen Abständen injiziert, um eine eigene Antikörperreaktion im Körper und damit im Gehirn gegen α-Synuclein hervorzurufen. Diesen Studien gingen ausführliche tierexperimentelle Untersuchungen an Mäusen voraus, um den Impfeffekt zu prüfen.

Der Bereich der passiven und auch aktiven Impfung konzentriert sich derzeit jedoch ausschließlich auf Antikörper zu dem Eiweiß α-Synuclein, dessen Verklumpung (Aggregation) man im Blut, aber vor allem im Nervenwasser (Liquor), messen kann und als eine mögliche Ursache für den Beginn und für die Verschlechterung im Verlauf gesehen wird. Die Behandlung innerhalb dieser Impfstudien besteht in intramuskulären Injektionen zu bestimmten Zeitpunkten.

Ein Hauptproblem der immuntherapeutischen Studien, insbesondere der passiven Antikörper, ist jedoch, dass diese Substanzen ins Blut infundiert werden und dann die Blut-Hirn-Schranke durchdringen müssen, um in die Nervenzellen, die für Parkinson »zuständig« sind, gelangen zu können. Einige Antikörper sind auch gar nicht dafür gedacht, in das Gehirn oder die Nervenzellen einzudringen, sondern sollen nur die zirkulierenden α-Synuclein-Moleküle abfangen, die auch im Blut vorhanden sind.

Deshalb werden derzeit neuere Substanzen und Strategien erarbeitet, um die Blut-Hirn-Schranke zu öffnen, damit eine Penetration (ein Eindringen ins Gehirn) möglich wird. Das Öffnen der Blut-Hirn-Schranke wiederum könnte dann mit der Methode des Fokussierten Ultraschalls (MRgFUS) (S. 186) erfolgen. Es konnte bereits in Einzelexperimenten nachgewiesen werden, dass im Gehirn dann eine deutlich höhere Dosis von ins Blut infundierten Medikamenten ankommt. Diese Methode wird derzeit bei Patient*innen mit Alzheimer-Erkrankung durchgeführt und ist bei Parkinson-Patient*innen noch in der Planung.

Studien zu Gentherapien

Die Prinzipien der Gentherapie bei der Parkinson-Krankheit sind Injektionen von aktivierten Genen, die entweder in die Substantia nigra oder in das Striatum injiziert werden oder mit einem Transporter (Virusvektor) dorthin verbracht werden, um Dopamin zu produzieren.

In einer Studie vor einigen Jahren wurde erstmals eine genetische Therapie mit GAD in den STN (Nucleus subthalamicus) von Parkinson-Patient*innen injiziert, die dann weiter GABA (eine Nervenüberträger-Substanz) produzierte. Es zeigte sich ein geringer, aber signifikanter Unterschied mit einer Verbesserung bei den Parkinson-Patient*innen im Vergleich zur Placebo-Gruppe. Weitere Studien injizierten mittels eines Virusvektors in das Putamen, einer Struktur der Basalganglien, ein genetisches Material, das letztendlich die Konzentration von L-Dopa im Putamen erhöht. Es zeigte sich auch hier eine geringe Verbesserung. Es traten jedoch keine klinisch relevanten Nebenwirkungen auf. Es ist derzeit unklar, ob diese Therapien weiterverfolgt werden.

Weitere Studien beinhalten die Injektion mehrerer Substanzen und genetischer Faktoren in die für Parkinson spezifischen Bereiche des Gehirns, die ebenfalls eine Verbesserung erreichten, die aber für nicht ausreichend signifikant gehalten wurden, sodass weitere tierexperimentelle Studien derzeit ausgeführt werden.

Eine weitere Strategie ist die Injektion von Wachstumsfaktoren (Growth Factors, GDNF plus Neuturin) mittels eines Virusvektors in das Putamen (ebenfalls ein Teil der Basalganglien) von Parkinson-Patient*innen. Es zeigte sich, dass keine signifikante Verbesserung durch diese Therapie bezüglich der Parkinson-Krankheit erreicht werden konnte. Folgestudien bestätigten dieses Ergebnis. Es darf nicht unterschätzt werden, dass bei Parkinson-Patient*innen ein großer Placeboeffekt durch diese Art der Therapie mit Injektionen im Gehirn ausgelöst wird. Deshalb ist es immer erforderlich, eine Behandlungsgruppe mit einem Scheinmedikament (Placebogruppe) zu etablieren. Andererseits sind diese Therapien oft erst nach langer Zeit wirksam, sodass eine Langzeitbeobachtung erforderlich ist.

Derzeit wird nach dem erfolgreichen Abschluss einer Phase-1-Studie (NCT04167540) GDNF (glial cell line-derived neurotrophic factor) in einen Teil der Basalganglien (Putamen) von Parkinson-Patient*innen injiziert. Dies erfolgt unter bildgebender Steuerung durch ein MRT im Rahmen einer Phase-2-Studie in Europa

(AB-1005, AAV2-GDNF), um dieses Wirkprinzip zu testen.

Weitere Studien mit genetischen Faktoren, die mittels Vektoren ins Gehirn von Parkinson-Patient*innen eingebracht werden, laufen derzeit noch und werden erst in den nächsten Jahren abgeschlossen sein.

Spezifische Therapien für Parkinson-Kranke mit genetischen Mutationen

Derzeit sind nur wenige sogenannte monogenetische Varianten (Varianten, die nur durch eine einzige Veränderung innerhalb eines Gens krankheitsauslösend sein können) bekannt, für die spezifische Therapien entwickelt wurden.

Studien zu einem Prüfpräparat bei LRRK2-Mutationen

Zurzeit wird in den sogenannten Luminare-Studien ein spezifisches Enzym getestet, das den »falschen« genetischen Mechanismus bei LRRK2-Mutationen in der Nervenzelle »außer Kraft« setzen soll. Die potenziellen Studienteilnehmer*innen werden zunächst genetisch getestet, um festzustellen, ob und welche LRRK2-Mutationen vorliegen. Für die LUMA-Studie und Lighthouse-Studie gelten unterschiedliche Einschlusskriterien. Die Rekrutierung war bei Drucklegung noch nicht abgeschlossen.

GBA-MUTATIONEN: Zukünftig könnte nach genetischer Diagnostik die »Next-Generation Gene Therapy« (zukünftige Gentherapie) durchgeführt werden, die einen Virus nutzt, der in die Zellen eindringt und eine genetische Therapie in die Zelle einschleust. Dies könnten Wachstumsfaktoren sein oder Dopamin-produzierende Gene. Viele Faktoren müssen hier jedoch berücksichtigt werden: Wie zuverlässig sind die eingebrachten Systeme? Wie gut ist die Qualität? Wie lange überleben diese »Dopamin-Produzierer«? Gibt es Nebenwirkungen wie eine unkontrollierte Dopamin-Produktion, die dann zu Dyskinesien führen könnte?

Falls zum Beispiel eine bestimmte Mutation (Veränderung) im GBA-Gen (S. 57) vorhanden ist, für die ein Krankheitswert bekannt ist, kann dies auch ein höheres Risiko bedeuten, eine Parkinson-Krankheit zu entwickeln. Wenn zwei krankhafte Gene vorliegen, entwickelt sich eine Gaucher-Krankheit, eine lysosomale Speichererkrankung, die überwiegend durch eine Speicherung von Glukozerebrosid im Gehirn und in der Milz bedingt ist und derzeit mit Enzymen behandelt wird. Da dieses Gen ziemlich breit, d. h. groß ist, können unterschiedliche Krankheiten durch dortige Veränderungen auftreten.

Falls im Genom eine spezifische Mutation vorliegt und eine Parkinson-Krankheit resultiert, kann die betroffene Person derzeit auch in spezifische Therapiestudien eingeschlossen werden.

Welche Fortschritte macht die Zelltransplantation?

Die Behandlung der Parkinson-Krankheit mit einem Einsatz von neuen, nicht-erkrankten Nervenzellen, die Dopamin produzieren, ist bereits eine sehr alte Strategie und geht auf Zelltransplantationen schwedischer Forscher von fetalem Hirngewebe in Parkinson-Gehirne zurück. Zusammenfassend kann über die jahrelange Forschung zur Zelltransplantation zur Parkinson-Therapie Folgendes gesagt werden.

FETALE ZELLEN: Bei dieser Methode werden in die Basalganglien der betroffenen Person beidseitig Nervenzellen aus bestimmten Hirnregionen mehrerer Feten transplantiert, die durch einen Schwangerschaftsabbruch gewonnen werden. Zu Beginn waren die Hauptprobleme der Methode die Überlebensrate der fetalen Zellen, die transplantiert wurden und im Gehirn der betroffenen Person nicht ausreichend überlebt haben. Später war das Gegenteil der Fall, insbesondere haben die transplantierten Zellen zu viel Dopamin produziert, was zu unkontrollierbaren Überbewegungen führte. Des Weiteren war es problematisch aus ethischen, aber auch biologischen Gründen, für die Transplantationen ausreichend fetale Zellen guter Qualität zu erhalten. Einzelne wenige Patient*innen haben über viele Jahre mit diesen Zellen überlebt und ausreichend Dopamin produziert. Ein schwedischer Patient starb 25 Jahre nach der Transplantation, und es konnte gezeigt werden, dass immer noch dopaminproduzierende Zellen überlebt hatten.

Eines der letzten Programme war durch die EU initiiert worden, konnte jedoch keine ausreichende Menge an fetalen Zellen gewinnen, um eine multizentrische Studie ausreichend zu bedienen (Human fetal ventral mesenphalic tissue transplantation 1980–2020), deshalb wurde diese Studie dann nicht weitergeführt und es wurden andere Strategien gesucht.

PLURIPOTENTE STAMMZELLEN: So werden derzeit keine fetalen Zellen, sondern pluripotente Stammzellen aus Embryonen gewonnen und in Zelllinien gezüchtet. Diese sollen dann in Nervenzellen mit Dopaminproduktion in ausreichender Qualität verwandelt werden, ohne dass sie langfristig eigenständige Tumore produzieren.

NERVENZELLEN AUS EIGENEM GEWEBE: Einige wenige Studien transplantieren auch Neurone, die aus eigenem Material des Patienten, z. B. Haut, hergestellt und umgewandelt werden. Diese Neurone, die aus dem eigenen Gewebe aus induzierten pluripotenten Stammzellen (iPS) hergestellt werden, benötigen keine Unterdrückung des körpereigenen Immunsystems. Bei einer Transplantation von körperfremden Zellen wird dagegen eine dauerhafte Immunsuppression (medikamentöse Unterdrückung des eigenen Immunsystems) benötigt, um eine Abstoßung des Fremdmaterials zu vermeiden.

Die derzeitigen Therapiestudien werden mittels PET-Untersuchungen (bildgebende Untersuchung, die den Dopamin-Stoffwechsel im Gehirn abbilden kann) kontrolliert, um zu sehen, ob die Zellen im Gehirn der Parkinson-Kranken anwachsen und Dopamin produzieren. Das Entscheidende dabei ist, dass genügend hochgereinigte Zellen für die Produktion transplantiert worden sind. Diese Studien finden derzeit in Skandinavien und Großbritannien statt (Lund, Schweden, und Cambridge, UK: STEM-PD, abgeschlossen voraussichtlich 2025) sowie in Japan (Kyoto IPS cell program, Japan), China (NouvNeuv001, China), South Korea (South Korean Trial, S Biomedics, abgeschlossen voraussichtlich 2026) und den USA (ISCO trial, USA, Aspen Neuroscience, startet in den nächsten Jahren). Die 2020 publizierten Ergebnisse eines Patienten zeigten zwar eine Verbesserung in den bildgebenden Daten, jedoch keine klinische Verbesserung seiner Parkinson-Krankheit.

Zusammenfassend müssen noch viele Faktoren verbessert werden, und es muss geklärt werden, welche Betroffenen für die Stammzelltransplantation geeignet sind. Jüngere Menschen mit Parkinson zum Beispiel sind für die Umwandlung von Zellen aus der Haut in Nervenzellen die weit besseren Kandidaten als ältere.

Die optimale Quelle für Zellmaterial zur Transplantation bei Parkinson sind diejenigen Zellen, die effizient und reproduzierbar mit einem überschaubaren finanziellen Aufwand hergestellt werden können und die nach der Transplantation vorhersehbare und kontrollierbare

Ergebnisse produzieren und möglichst immunologisch mit dem Empfänger kompatibel sind. Ein weiterer einschränkender Aspekt ist die Tatsache, dass in den meisten Parkinson-Transplantationsstudien die Neurone außerhalb des eigentlichen Degenerationsortes der Neurone, nämlich der Substantia nigra platziert worden sind, da sie sonst den langen sog. nigrostriatalen Weg bis in das Zielorgan »Striatum« (Teil der Basalganglien) gehen und einwachsen müssten und dies ein weiteres Hindernis für den Erfolg der Transplantation darstellen könnte. Durch eine bessere Umwandlung der Stammzellen könnte dieser Erfolg in Zukunft erreicht werden, oder vielleicht könnten Stammzellen auch an verschiedene Orte des Basalganglien-Weges transplantiert werden. Transplantations-Experten aus Schweden betonen das Folgende:

»Weiterhin spielen auch die Auswahl der richtigen Patienten, des Studiendesigns und der Transplantationstechnik eine Rolle, die alle weiter verbessert werden könnten, bevor endgültig die Frage geklärt wird, ob eine Zelltransplantation bei Parkinson eine sinnvolle Therapie darstellt.«

Derzeit gibt es keine Transplantations-Studie in Europa, die Parkinson-Patient*innen noch weiter einschließt.

Leider werben zahlreiche, meist private Institute mit einer erfolgreichen Stammzelltransplantation gegen Parkinson, die nicht wissenschaftlich getestete Verfahren verwenden und oft nur gereinigte eigene Zellen den Patienten gegen meist hohe Kosten wieder in das Blut oder gar ins Nervenwasser infundieren. Diese Infusionen können nicht erfolgreich sein, da die Zellen erstens nicht den Ort der dopaminproduzierenden Nervenzellen erreichen und zweitens auch kein Dopamin produzieren.

Vor einer Behandlung mit Zellmaterialien sollten sich Betroffene deshalb von Parkinson-Spezialisten beraten lassen.

Aktuelle Entwicklungen bei nicht-invasiven Hirnstimulationen

Christian Jung und Claudia Trenkwalder

Bei psychiatrischen oder neurologischen Erkrankungen wie Parkinson-Krankheit, aber auch bei Migräne oder Depression kommt es im Gehirn neben strukturellen Veränderungen zu Funktionsstörungen. Ihnen lässt sich bislang – neben der Medikation – in etlichen Fällen mit der Tiefen Hirnstimulation (S. 89) begegnen. Doch inzwischen versprechen neuere, nicht-invasive Stimulationsverfahren ebenfalls Abhilfe – zumindest zeitweise. Die Grundidee besteht darin, die vorwiegend elektrisch gesteuerte Kommunikation zwischen Nervenzellen mithilfe zugeführter schwacher elektrischer Ströme zu beeinflussen.

Die auch als »transkraniell« (lat. »trans«: durch etwas hindurch; lat. »cranium«: Schädel) bezeichneten Hirnstimulationsverfahren unterscheiden sich voneinander erst einmal dadurch, dass sie unterschiedliche sehr schwache elektrischen Ströme nutzen:
— Gleichstrom: tDCS für »transcranial direct current stimulation«
— Wechselstrom: tACS für »transcranial alternating current stimulation«
— verrauschter Strom: tRNS für »transcranial random noise stimulation«

Durch diese Ströme werden elektrische Felder im Gehirn von ~ 1 V/m erzeugt. Etwa 100-mal stärkere, aber ultrakurze (~100 µs) Felder können direkt zusätzliche Entladungen in den Nervenzellen erzeugen. Da diese als direkte Stromimpulse sehr schmerzhaft sind, nutzt man schmerzfreie repetitive Magnetpulse (rTMS). Dazu wird am Kopf einer Versuchsperson eine

Reizspule platziert. Diese sendet das schon erwähnte starke Magnetfeld durch Haut und Knochen ins Gehirn. Die Magnetfelder erzeugen im Hirn wieder entsprechend kurze Stromflüsse.

Eingesetzt werden sie vornehmlich bei Erkrankungen, bei denen einzelne, klar umgrenzte Hirnareale beeinträchtigt sind und die Ziele im Hirn nahe der Schädeloberfläche liegen. Dies ist der Fall bei Depressionen und bestimmten Schlaganfällen. Die bei der Parkinson-Krankheit betroffenen Basalganglien liegen nun aber ausnahmslos in der Tiefe, was den Einsatz erschwert.

Transkranielle Gleichstromstimulation (tDCS)

Durch transkranielle Gleichstromstimulation über mindestens zwei an der Kopfoberfläche positionierte Elektroden lässt sich die Erregbarkeit der Neurone modifizieren, da nahezu alle Hirnzellen Aktionspotenziale auch im Ruhezustand erzeugen. Diese Spontanfeuerungsrate wird bei Aktivierung angehoben und bei Hemmung gesenkt – jeweils abhängig von Stärke, Dauer und Polarität des ergänzend verabreichten Stroms. Diese nach einer meist 20-minütigen elektrischen Reizung neu justierten Feuerungsraten können durchaus mehrere Stunden Bestand haben.

Transkranielle Magnetstimulation (TMS)

Direkt am Axon vermögen solch schwache elektrische Felder jedoch keine zusätzlichen Spikes hervorzurufen – dies jedoch gelingt mithilfe der Magnetstimulation. Dazu legt man eine Magnetspule am Schädel an. Für Bruchteile von Millisekunden wird nun ein Stromimpuls von mehreren tausend Ampere durch die Spule geleitet. Dadurch baut sich ein starkes Magnetfeld auf, das im Gehirn einen ebenso kurzen Stromfluss schmerzfrei auslöst. Bei erzeugten Feldstärken von ungefähr 100 Volt pro Meter zwingt dies die Neurone, sich »außerplanmäßig« und zusätzlich zu entladen.

Mit transkranieller Magnetstimulation lassen sich besonders gut oberflächennahe Nervenzellen lokal im Gehirn anregen – bzw.: andere weniger oder gar nicht, da das Magnetfeld lediglich einige Zentimeter tief ins Hirngewebe eindringt und gerade einmal die oberflächennahen Bereiche der Hirnrinde erreicht. Mit zunehmender Entfernung zwischen Spule und Hirnareal fällt die Intensität des Magnetfelds rasch ab (genauer: Der Effekt nimmt mit dem Quadrat der Entfernung zur Stimulationsquelle ab).

Eine Wiederholfrequenz von 1 Hz hat eher hemmende, eine von mehr als 5 Hz eher bahnende Wirkungen, ohne dass es zu bleibenden Veränderungen kommt.

Um eine verhaltensändernde Wirkung zu erzielen, sind ganze Salven von Impulsen notwendig, nach dem heutigen Stand mindestens etwa 600 innerhalb eines Zeitraumes von 40 Sekunden (hemmend) oder 3 Minuten (erregend), sog. Theta-Burst-Stimulation.

Ziel ist es, die Nacheffektzeit nach Ende der Stimulation möglichst zu verlängern. Die Anzahl der Stimulationselektroden oder Magnetspulen wird in der Forschung erhöht, integrierte EEG-Elektroden ermöglichen Rückkopplungsstimulationen.

Die Nebenwirkungen nicht-invasiver Stimulationsverfahren sind gering und bestehen meist aus Kopfschmerzen oder Kribbelmissempfindungen unter den Elektroden. Bei der rTMS (repetitive transkranielle Magnetstimulation) kann es bei zu hoch dosierten Reizstärken zu epileptischen Anfällen kommen. Hierzu liegen Grenzwerte vor, bei deren Beachtung keine Anfälle auftreten sollten. Deshalb dürfen bei Patient*innen mit bekannter Epilepsie oder Anfällen keine Stimulationen mit Magnet- oder Stromstimulation durchgeführt werden.

Transkranielle direkte Wechselstromstimulation (transcranial direct current stimulation, tDCS)

Der Vorteil der elektrischen Stimulation im Vergleich zur Magnetstimulation liegt darin, dass sich auch tiefer gelegene Hirnregionen erreichen lassen – hier mit dem Ziel, motorische Fehlfunktionen bei Parkinson-Patient*innen zu verbessern. Dazu erfolgt eine Konzentration der Stromfelder auf die Basalganglien: unterhalb der Großhirnrinde gelegene Großhirn- und Zwischenhirnkerne, die Impulse sowohl aus der Großhirnrinde als auch aus der Peripherie des Organismus erhalten.

Wesentliches Ziel der transkraniellen Stimulationsforschung ist es, länger anhaltende, über die Stimulationsdauer hinausreichende Nacheffekte zu erreichen; dies ist in den bisherigen Projekten bei der Parkinson-Krankheit noch nicht ausreichend gelungen. Bei der Behandlung von Depressionen ist das durch tägliche Behandlung über einen Zeitraum von 4 Wochen schon besser erreicht worden. Für sehr kranke Patient*innen ist eine Dauerstimulation mit Elektrodenkappen vorstellbar. Hirntumorpatient*innen werden beispielsweise mit sogenannten »tumor treating fields« rund um die Uhr stimuliert, was inzwischen statistisch zu einer Verdopplung der Überlebensdauer geführt hat.

Dennoch scheint der Weg noch weit, auf diesem Weg die mit der THS erzielten Erfolge auch nur annähernd zu erreichen. Denn bei einer Netzwerkerkrankung wie der Parkinson-Krankheit oder einem Schlaganfall gehen Wirkungen nicht nur vom geschädigten Gehirnareal aus, sondern von allen Regionen, die damit in Verbindung stehen.

Magnetresonanztomografie-gesteuerter fokussierter Ultraschall (MRgFUS)

Aktuell ist eine Alternative zur Tiefen Hirnstimulation in der Behandlung des Tremors entwickelt worden. Als die bislang am besten erforschte und entsprechend etablierte nicht-invasive Hirnstimulationsmethode gilt die fokussierte transkranielle Ultraschallstimulation. Diese Methode wird auch Magnetresonanztomografie-gesteuerter fokussierter Ultraschall (MRgFUS) genannt. Mit speziellen Schallköpfen und Ultraschallfrequenzen im Bereich von 0,5 MHz lassen sich auch tief liegende Hirnregionen erwärmen.

Diese Ultraschalldestruktionstechnik unterscheidet sich damit wesentlich von den zuvor skizzierten nicht-destruktiven Technik der Neuromodulation. MRgFUS ist zur Behandlung von Patient*innen mit chronischen Schmerzen und dem essenziellen Tremor zugelassen.

Bei dieser Methode bleibt der Schädel ungeöffnet. Allerdings wird hier das Hirngewebe auf Dauer verändert und dem Gehirn eine Läsion (ein kleines Loch) zugefügt. Wie bei der THS ist der Schädel, nachdem er komplett rasiert wird, mehrere Stunden lang in einem stereotaktischen Rahmen festgeschraubt, während hochintensive Ultraschallwellen von 1024 Positionen rund um den Schädel in die Tiefen des Gehirns geschickt werden. Der Patient bzw. die Patientin ist dabei wach und wird von einem Team von Ärzt*innen mehrerer Fachrichtungen betreut. Im Thalamus, wo die Ultraschallwellen zusammentreffen, erhitzt sich das Gewebe auf 55–64 °C und verödet damit einen etwa 2 mm kleinen Bezirk im Gehirn; an der Oberfläche wird das Schädeldach gekühlt. Die Wirkung tritt sofort ein, und nach der Behandlung sollte eine deutliche Besserung des Tremors für die betroffene Person zu spüren sein.

Derzeit wird diese Methode überwiegend beim essenziellen Tremor, dem Alterszittern, angewandt. Auch dort ist erstmal nur eine einseitige Anwendung in einer Sitzung möglich und zugelassen. Bei guter Wirkung kann dann nach Wochen oder Monaten evtl. die zweite Seite behandelt werden. Das »Ruhezittern« bei Parkinson hat im Übrigen andere Ursachen und andere Ausprägungen als das Alterszittern. Es tritt wie fast alle Symptome der Erkrankung meist in einer Körperhälfte stärker auf als in der anderen. Aktuell wird daher erstmal – wenn überhaupt mit dieser Methode – nur eine Kopfseite mit hochintensivem fokussiertem Ultraschall behandelt. Weiterhin ist derzeit die Überlegung, auch andere Hirngebiete, die bei der Parkinson-Krankheit betroffen sind, mit dieser Methode zu behandeln, um neben der Therapie des Tremors auch andere Effekte zu erzielen. Dies ist jedoch experimentell und noch nicht in die Behandlungsleitlinien der Parkinson-Krankheit aufgenommen. Erste Studien wurden bereits publiziert, zeigten auf die Unbeweglichkeit jedoch nicht so erfolgreiche Ergebnisse wie die Tiefe Hirnstimulation.

Ein Vorteil der Methode ist, dass sich vor dem endgültigen Eingriff der erhoffte Effekt prüfen lässt – bei einer Temperatur von knapp 50 °C. Die Inaktivierung des Gewebes am Zielort ist dann reversibel – solange man nicht höher erhitzt. Die Methode ist punktuell anderweitig bereits etabliert: So wird der hochintensiv fokussierte Ultraschall seit einem halben Jahrhundert bei der Therapie von Prostatakrebs eingesetzt, später kamen als weitere Indikation Unterleibswucherungen hinzu.

Der MRgFUS ist als Therapieverfahren bereits etabliert, wenn auch nur in wenigen Zentren verfügbar. Er ist eine anerkannte Alternative zur Tiefen Hirnstimulation bei bestimmten Indikationen (Fragestellungen). MRgFUS ermöglicht als Verfahren ohne Eröffnung der Schädeldecke bei großer Präzision einen Eingriff (Modulation) in tiefe Hirnareale. Das hebt diese Methode von anderen Verfahren zumindest momentan klar ab. Von Vorteil ist auch, dass MRgFUS mit anderen neurophysiologischen und bildgebenden Methoden kombinierbar ist – etwa mit dem Ziel, physiologische Effekte noch besser zu verstehen.

Die wenigen, aber durchaus fundierten Erfahrungen mit fokussiertem transkraniellem Ultraschall lassen sich vielleicht so zusammenfassen: Die Ergebnisse sind gut, die Erfolge mit der neuen Methode vielversprechend. Nebenwirkungen sind selten, geringgradig und zumeist reversibel. Bei neueren Parkinson-Studien zeigte sich: Die motorischen Störungen besserten sich bei fast allen Patient*innen deutlich, die Unbeweglichkeit und die Fluktuationen jedoch nicht so umfassend wie mit der Tiefen Hirnstimulation, da hier noch unterschiedliche Zielgebiete verwendet werden. Für einen heftigen einseitigen Tremor bei der Parkinson-Krankheit scheint diese Methode jedoch eine Alternative zu pharmakologischen Therapien oder der THS zu bieten.

Derzeit sind weltweit etwa 60–80 dieser Geräte im Einsatz, darunter 3 in Deutschland: seit 2019 und 2020 an den Universitätskliniken in Bonn und Kiel und seit 2024 in Kassel an der Paracelsus-Elena Klinik. Angesichts dieser überschaubaren Zahlen an Therapiestandorten bleibt das Verfahren des fokussierten transkraniellen Ultraschalls trotz aller (frühen) Therapieerfolge nach wie vor im experimentellen Stadium und wird nur für eine sehr geringe Anzahl von Parkinson-Patient*innen jemals anwendbar sein.

12

PRÄVENTION: DER PARKINSON-KRANKHEIT VORBEUGEN

Claudia Trenkwalder

Vorbeugung bei Menschen mit einem Risiko für die Parkinson-Krankheit, die genetisch, also erblich vorbelastet sind oder umweltbedingt gefährdet sind, könnte wirksamer sein als Versuche, bei Menschen mit bereits gestellter Diagnose einer nachgewiesenen Parkinson-Krankheit diese aufzuhalten.

Präventionsstrategien lassen sich in primäre, sekundäre und tertiäre Strategien einteilen.

PRIMÄRE ANSÄTZE sind bevölkerungsbezogen und betreffen die gesamte Bevölkerung, die noch nicht an Parkinson erkrankt ist. Um hier Strategien umzusetzen, sind politische oder strukturelle Veränderungen notwendig, wie etwa das Verbot eines neurotoxischen (für Nervenzellen giftigen) Wirkstoffs, z. B. in der Schädlingsbekämpfung in der Landwirtschaft.

ALS SEKUNDÄRE STRATEGIEN werden solche bei Menschen mit einem höheren Risiko für die Entwicklung der Parkinson-Krankheit bezeichnet. Dieses höhere Risiko kann in erblichen Faktoren für Parkinson bestehen oder in bereits vorhandenen Prodromalsymptomen (Vorläufer-Symptome) bestehen wie beeinträchtigtes Riechvermögen, Traumschlaf-Verhaltensstörung (RBD), andere Schlafstörungen, Verstopfung und psychische Symptome wie Depression. Behandlungen in dieser Phase könnten entweder den Nervenzellabbau (Neurodegeneration) verzögern oder das Fortschreiten der Erkrankung verlangsamen.

Bei jeder dieser Behandlungsansätze müssen jedoch auch die Kosten und Risiken abgewogen werden, da eine oft unklare Anzahl von Menschen behandelt wird, die nie eine Parkinson-Krankheit entwickeln werden.

DIE TERTIÄRPRÄVENTION besteht in einer Behandlung einer bereits diagnostizierten Parkinson-Krankheit, die alle motorischen Symptome zeigt. Dabei soll das Fortschreiten der Parkinson Krankheit im Vordergrund stehen (neuroprotektive Therapie).

Was das Parkinson-Risiko erhöht und was es senkt

Eine kürzlich durchgeführte Zusammenfassung bekannter Studien zeigte, dass Verstopfung (Obstipation) als ein Prodromalmerkmal der Parkinson-Krankheit und körperliche Aktivität die einzigen Faktoren waren, die einen deutlichen Zusammenhang mit dem Parkinson-Risiko erbrachten: Verstopfung ein höheres Risiko, mehr Bewegung als der Durchschnitt ein niedrigeres Risiko.

RAUCHEN/NIKOTIN: Es zeigen sich beeinflussbare Risikofaktoren, die in einer größeren Studienanalyse (Metaanalyse) zusammengefasst wurden. Die deutlichste Assoziation, die schon seit vielen Jahren bekannt ist, besteht aus einem verringerten Parkinson-Risiko, falls man Raucher ist. Auch genetische Varianten, die ein höheres Risiko, ein Raucher zu werden, beinhalten, werden mit einem geringeren Risiko für die Parkinson-Krankheit in Verbindung gebracht. Allerdings gilt das nicht umgekehrt: Die Anwendung von Nikotin, z. B. als Nikotinpflaster, behandelt oder verbessert in keiner Weise die Parkinson-Krankheit. In einer großen Studie konnte dies nachgewiesen werden und sogar gezeigt werden, dass die Patient*innen mit Nikotinpflaster-Behandlung (S. 62) schwerere Ausprägungen von Parkinson aufweisen, als wenn sie nicht mit Nikotinpflaster behandelt würden.

KAFFEE- UND TEETRINKEN wird ebenfalls mit einem geringeren Parkinson-Risiko in Verbindung gebracht, insbesondere bei Männern. Hier scheint nicht nur das Koffein, sondern scheinen auch die Verarbeitung des Röstverfahrens des Kaffees und die Abbauprodukte des Koffeins eine Rolle zu spielen, denn Koffeintabletten (S. 62) erfüllen nicht denselben Zweck. Dabei ist die Menge von einigen Tassen Kaffee pro Tag ebenfalls entscheidend. Beim Tee sind Substanzen im grünen Tee entscheidend, ohne dass hier genaue Angaben gemacht werden können, da sehr viele verschiedene Sorten von grünem Tee auf dem Markt sind.

EIN VERMEHRTER KONSUM VON MILCHPRODUKTEN wird mit einem höheren Risiko für die Parkinson-Krankheit bewertet, und die Empfehlung lautet, insbesondere die Menge an Milch zu reduzieren (S. 60).

EINE ERNÄHRUNG mit einem hohen Anteil an Gemüse, Obst und Getreide ist wohl mit einem geringeren Risiko für Parkinson assoziiert, obwohl diese Ernährungsstudien sehr schwierig zu kontrollieren sind.

ENTZÜNDUNGSHEMMUNG: Interessanterweise wird auch die Einnahme von entzündungshemmenden Medikamenten mit einem geringeren Risiko für die Entwicklung einer Parkinson-Krankheit in Verbindung gebracht. Möglicherweise hängt dies damit zusammen, dass auch eine chronische Entzündungsaktivität bei Menschen mit Parkinson-Krankheit vorhanden und an der Krankheitsentstehung beteiligt ist und hier ein Zusammenhang zum Diabetes besteht. Sowohl bei den sporadischen als auch bei den genetischen Parkinson-Formen spielen Entzündungen eine Rolle. Es wird angenommen, dass Entzündungen zur Krankheitsentstehung (Pathogenese) der Parkinson-Krankheit einen entscheidenden Beitrag leisten, indem sie zur Verklumpung (Aggregation) des α-Synucleins führen.

KÖRPERLICHE AKTIVITÄT UND BEWEGUNG sind die einzigen deutlichen Faktoren, die das Risiko, an Parkinson zu erkranken, bisher senken.

Wichtig ist noch, dass eine Kombination dieser Faktoren additiv günstig wirkt, und damit sich sehr ähnlich auswirkt wie die Strategien der Prävention von Herz-Kreislauf-Erkrankungen, die ebenfalls ausreichende Bewegung und Ernährung empfehlen.

Umweltgifte erhöhen das Parkinson-Risiko

Die Exposition gegenüber Umweltgiften, einschließlich Pestiziden (S. 61), Lösungsmitteln und Luftverschmutzung, wird mit einem höheren Parkinson-Risiko in Verbindung gebracht. Das Verhindern der Aufnahme von Pestiziden und Umweltgiften stellt somit eine Primärprophylaxe oder Prävention dar. Genetisch bedingte Beeinträchtigungen im Umgang mit Giftstoffen können das Risiko einer Parkinson-Krankheit erhöhen, falls diejenige Person mit einem Giftstoff chronisch in Kontakt kommt. Dabei können die Verwendung persönlicher Schutzausrüstung und eine gesunde Ernährung das Risiko bei diesen Personen auch senken. Chlorierte Lösungsmittel (z. B. Trichlorethylen, Perchlorethylen und Tetrachlorkohlenstoff) werden ebenfalls mit einem erhöhten Parkinson-Risiko beim Menschen in Verbindung gebracht. In den USA kann beispielsweise Trichlorethylen im Boden, in der Luft, in Lebensmitteln, in der Muttermilch und in fast einem Drittel der Trinkwasservorräte nachgewiesen werden.

Mit Bewegung vorbeugen

Verschiedene Beobachtungen haben auf das hohe Potenzial von Bewegung und Training sowie Sport auf den Verlauf der Parkinson-Krankheit hingewiesen. Es zeigte sich an tierexperimentellen Studien bereits, dass Bewegung eine vermehrte und angepasste Neuroplastizität (flexible Gestaltung neuer Verbindungen) in den Schaltkreisen der Basalganglien des Gehirns auslöst. Es wird aber auch eine Prävention durch Bewegung gefordert und durch Studien untermauert, was auf ein krankheitsmodifizierendes Potenzial hindeutet. Darüber hinaus ist Bewegung eine praktikable Maßnahme, da das Risiko von Nebenwirkungen minimal ist. Neuere Ansätze zur Bewegungstherapie zeigen, dass spielerische Momente und der Spaß an der Bewegung zu einer höheren Motivation führen, damit man lange am Ball bleibt, also eine angemessene Langzeit-Compliance erreicht wird.

Regelmäßige Bewegungsprogramme sind das Ziel, um Parkinson vorzubeugen und damit eine primäre Prävention zu betreiben, falls bereits Risikofaktoren bestehen, auch eine sekundäre Prävention einzuleiten. Wichtig ist es jedoch, eine dauerhafte Adhärenz von einer Bewegungstherapie über mehrere Jahre hinweg nachzuweisen. Bei der Durchführung von Bewegungsübungen für Teilnehmer*innen im Prodromalstadium, also der Sekundärprävention, ist es besonders wichtig, dass sich messbare Ergebnisse nicht darauf beschränken, wann eine manifeste Parkinson-Krankheit dann wirklich diagnostiziert worden ist (was viele Jahre dauern kann), sondern auch messbare Zwischenergebnisse wie körperliche Fitness oder nicht-motorische Prodromalsymptome berücksichtigt. Hier ist es erforderlich, ähnlich wie beim kardiovaskulären Training, mindestens 3-mal in der Woche und ausreichend anstrengende Übungen zu absolvieren (S. 118). Alles in allem sollte man Bewegung als krankheitsmodifizierende Behandlung bei prodromaler Parkinson-Erkrankung befürworten, d.h., wenn bereits nicht-motorische Symptome einer möglichen Parkinson-Krankheit vorliegen.

-13-
AUSBLICK: GESUND ALTERN – EIN PROJEKT DER ZUKUNFT

Claudia Trenkwalder

In Zukunft wird vor allem die Früherkennung einer neurodegenerativen Erkrankung wie der Parkinson-Krankheit im Vordergrund stehen, insbesondere auch in Familien, in denen die Erkrankung bekannt ist, oder in Berufen, wie in der Landwirtschaft und bei Winzern, wo sie gehäuft auftritt. Kurz gesagt, es geht darum, dass wir eine verlässliche Strategie haben, frühzeitig Menschen aus der Bevölkerung zu identifizieren, die ein erhöhtes Risiko haben, an Parkinson oder Alzheimer zu erkranken. Eine derartige Studie wurde in der Elena-Klinik in Kassel erstmals aufgestellt und ist dann europäisch in Innsbruck, Luxemburg und Barcelona ebenfalls durchgeführt worden; ein Beispiel gab es bereits aus London.

Bestimmte klinische Vorboten können Hinweise auf sich entwickelnde Erkrankungen im Alter geben. Diese prodromalen Symptome sind bei der Parkinson-Krankheit: Traumschlafstörungen, Riechstörungen, Verdauungsstörungen mit Verstopfung, Blutdruckabfall im Stehen und psychische Störungen wie Depressionen und Schlaflosigkeit. Diese klinischen Vorboten sind teilweise schon 10–20 Jahre vor dem Auftreten der Parkinson-Krankheit vorhanden. Ähnlich verhält es sich bei anderen Alterserkrankungen, wie Demenzen, die frühzeitig erkannt werden können.

In einer Internet-basierten Umfrage mit ausführlichen und spezifischen Fragen wollen wir in Kassel bei der älteren Bevölkerung diese Frühzeichen erfassen und damit Menschen mit einem erhöhten Risiko für altersassoziierte neurodegenerative Erkrankungen frühzeitig diagnostizieren. Im nächsten Schritt soll dann das Risiko verringert werden, dass sich diese Erkrankungen entwickeln. Neue Behandlungsstrategien, z. B. mit Antikörpern gegen α-Synuclein oder β-Amyloid, die derzeit in großen Studien die Parkinson- und Alzheimer-Erkrankung ursächlich stoppen sollen, könnten hierbei endlich frühzeitig und damit rechtzeitig eingesetzt werden. Noch sind wir aber nicht in der Lage, ausreichend effiziente Behandlungen anbieten zu können.

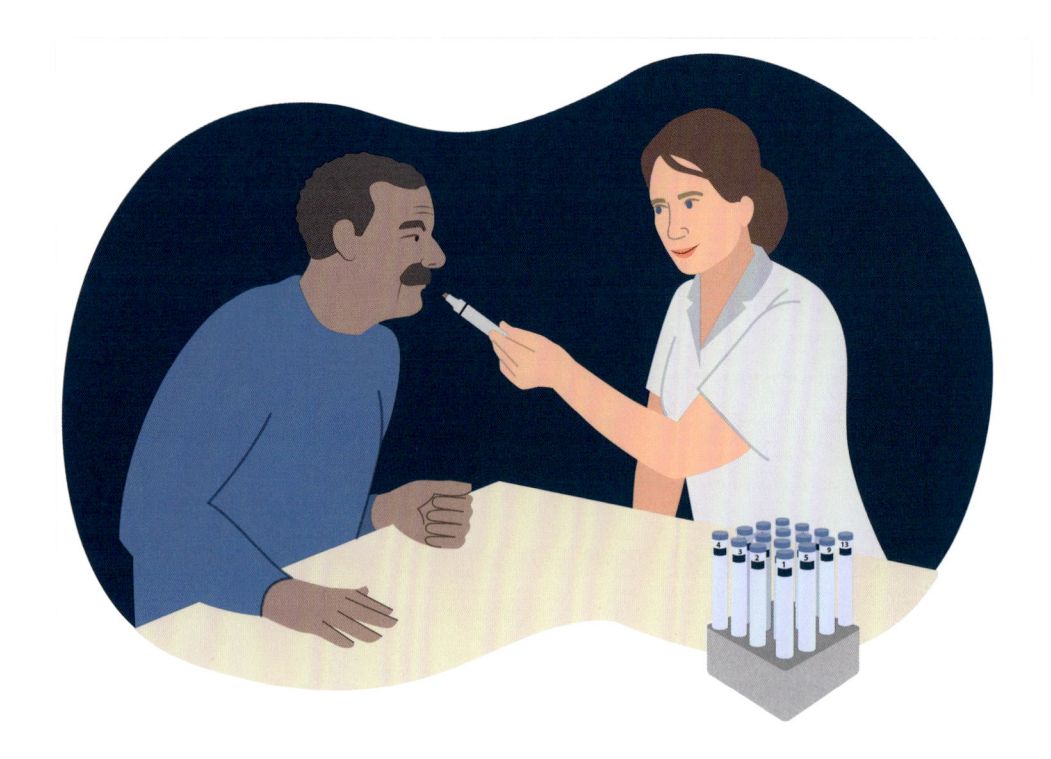

▲ Durchführung eines Riechtests zur Früherkennung von Parkinson

Bei der Studie »Gesund altern!« wurden vom Einwohnermeldeamt der Stadt Kassel Adressen von allen 50- bis 80-jährigen Personen in Kassel (ca. 100.000 aus der Stadt und 70.000 aus dem Landkreis) mitgeteilt, die angeschrieben wurden, um einen Online-Fragebogen im Internet zu Risikofaktoren für eine Parkinson-Krankheit und/oder einer Demenz auszufüllen.

Der Fragebogen erfasst neben Alter und Geschlecht auch Informationen zu früheren Kopftraumata, weiteren Krankheiten und psychischen Störungen; aber auch ein leichtes Zittern und vor allem die Riechfunktion sowie Schlafstörungen und Verdauungsstörungen werden abgefragt. Eine bestimmte Personenzahl hat auch einen Riechtest zugeschickt bekommen, der selbst durchzuführen war und zurückgesandt werden konnte. Die Personen mit dem höchsten Risiko haben wir zu einer intensiveren und persönlichen Untersuchung in die Klinik eingeladen.

Wissenschaftlich gesehen ist das der nächste Schritt, um Parkinson früher und bevölkerungsweit zu erkennen. Bei »Gesund altern!« in Kassel haben sehr viele Menschen mitgemacht, insgesamt lag die Rate bei 20 % der angeschriebenen Personen – dies ist ein vergleichsweise hoher Anteil an Rückmeldungen. Diejenigen, die den Riechtest erhalten haben, haben ihn fast alle durchgeführt und zurückgeschickt.

Die Auswertung der großen Datenmengen wird derzeit gemeinsam mit den anderen Zentren durchgeführt, und wir werden dann das Risiko bestimmen können. Ob sich dieses Erkrankungsrisiko dann bewahrheitet und ob ein derartiger Ansatz erfolgreich ist, wird sich allerdings erst in einigen Jahren zeigen, wenn einige dieser Risikopersonen vielleicht eine Parkinson-Krankheit entwickeln werden.

Dann können wir besser feststellen, welche Fragebögen und Untersuchungen benötigt werden, um ganz früh ein Risiko für die Parkinson-Krankheit zu definieren, um diese Bevölkerungsgruppe dann ggf. frühzeitig mit neuen Medikamenten zu behandeln – oder ihnen zumindest Strategien zu empfehlen, wie gesunde mediterrane Ernährung, viel Bewegung mit spezifischen Übungen und ein unbedingtes Achten auf die Herz-Kreislauf-Gesundheit.

Diese sogenannte Kohorten-Studie ist nur ein Beispiel, wie aus der Bevölkerung oder aus Risikogruppen Kohorten gebildet werden, die dann über Jahre nachverfolgt werden können, um mehr über die Entwicklung der Parkinson-Krankheit zu erfahren. Damit können wir lernen, wie sich verschiedene Symptome der Erkrankung entwickeln und damit die unterschiedlichen »Phänotypen«, also Ausprägungsformen, der Parkinson-Krankheit darstellen. Hier ist es besonders wichtig, nachzuweisen, ob unsere Hypothesen von den Risikofaktoren und Prodromalsymptomen der Erkrankung überhaupt korrekt sind, und wie lange es dauert, bis sich aus einer Traumschlafstörung eine definitive Parkinson-Krankheit mit den bekannten Merkmalen entwickelt.

Wir werden wahrscheinlich lernen, dass die Parkinson-Krankheit noch viel komplizierter und komplexer ist, als wir gedacht haben, und deshalb auch nicht jede Behandlung für jeden Patienten geeignet sein kann.

Ein erster Schritt zur personalisierten Therapie wird derzeit mit der Charakterisierung und Behandlung von Patient*innen mit genetisch bedingter Parkinson-Krankheit aufgezeigt, aber auch hier gibt es eine große Variabilität und eine unterschiedliche Penetranz: So entwickeln nur die Hälfte der Patient*innen mit bestimmten Mutationen eine Parkinson-Krankheit, die andere Hälfte scheint »protegiert«, also geschützt, zu sein. Ein Ansatz der Forschung ist deshalb auch, herauszufinden, warum diese Patient*innen eben keine Parkinson-Krankheit entwickeln. Das gilt auch für Patienten*innen mit der Traumschlaf-Verhaltensstörung; wenige dieser Patienten*innen bleiben über 10–20 Jahre ohne Parkinson-Symptome. Die Wissenschaft nennt dies »protektive Faktoren«, die man natürlich erforschen und auf andere Menschen übertragen möchte. Man kann nur spekulieren, dass es sich hier wahrscheinlich einerseits um genetische Konstellationen handelt, andererseits auch bestimmt individuelle Gesundheitsfaktoren, günstige Ernährung und die richtige Lebensweise eine Rolle spielen; vielleicht auch eine geringe Belastung durch Infektionen, die eine Verschlechterung von Parkinson-Symptomen herbeiführen können. Die Zukunft liegt in der Prävention und Protektion – Vorbeugung und Schutz!

STICHWORTVERZEICHNIS

A

Acetylcholinesterase-Hemmer 39
Akinese 13, 45, 89
– THS 89
Akkommodationsstörung 41
Aktivitäten, alltagsnahe 100
α-Synuclein 12, 40, 56, 180
α-Synuclein Seed Amplification Assay 51
α-Synuclein-Seed-Amplifikations-Test 176
α-Synukleinopathie 22, 63, 65
Alterstremor 14, 186
Alzheimer-Demenz 39
Amantadin 38, 80, 88
Anamnese 44
Angstzustände 36
Anticholinergika 38, 81
Antidepressiva, trizyklische 36
Anti-Freezing-Stepper 144
Anti-Freezing-Stock 144
Anti-Freezing-Strategien 121
Antikörpertherapie, passive 179
Antipsychotika 38
Apomorphin 77
Apomorphin-Pumpe 82
– subkutane 83
Apomorphin-Test 50
Apps 140, 142
Arbeitsleben 152
Atempause 113
Atemtherapie 111, 112
Augen, trockene 42
Augmented Reality 144
Ausdauersport 98, 101
Ausdauertraining 100

B

Ballaststoffe 159
Basalganglien 48, 49, 182, 184
Beeinträchtigung, autonome 25
Begleittherapien, entspannende 117
Behandlung
– logopädische 111
– medikamentöse 74
Belastungsinkontinenz 29
Berufskrankheit 61
Berufstätigkeit 152
Bewegung 189, 190
Bewegungsabläufe, verlangsamte 45
Bewegungstherapie 100
Bewegungsverkleinerung entgegenwirken 108
Bewegungsverlangsamung 13, 44
Bewusstlosigkeit, kurze 27
BIG-Training 108
Biperiden 82
Blasenprobleme 28

Blickparese, progressive supranukleäre 64
Blutdruckabfall 27
Blutdruckregulation 27
Blutdruckregulationsstörung 27
Bogenschießen, therapeutisches 104
Bornapirin 82
Botulinumtoxin-Injektion 33
Bradykinese 13, 44, 45
Bromocriptin 77
Buchinger-Fasten 164
Budipin 80
B-Vitamine 32, 158

C

Cabergolin 77
CBD 64
Clozapin 38
Coenzym Q10 157
Computertomografien 47
COMT-Hemmer 80, 81, 87
CSFLI 85
CT 47

D

Darm 7
Darmflora 157, 158, 159
DAT-Scan 49
Degeneration, kortikobasale 64
Denkvermögen, nachlassendes 38
Depression 34
DGN-Leitlinien, Therapieempfehlungen 74
Diagnose 7
Diät, ketogene 164
Digitalisierung 138
Dihydroergocryptin 77, 79
Dopamin 7, 32, 35, 42, 72, 75, 76, 182
Dopaminagonisten 27, 34, 36, 38, 77, 87
– Halluzinationen 78
– Impulskontrollstörungen 78
Dopaminrezeptoren 32, 38, 72
– Überempfindlichkeit 86
Dopaminspiegel 33
Dopamintransporterdichte 49
Dopamintransporter-Szintigrafie 49
Dyskinesien 76, 86, 89, 140
– behandeln 88
Dystonie 14, 32
– schmerzhafte 85

E

Einlegesohlen, intelligente 143
Entacapon 80, 81
Entspannung 117

Entzündungshemmung 189
Erektionsfähigkeit 28
Ergotherapie 109
Erkrankung
– genetische 53
– neurodegenerative 7
Erkrankungsrisiko 60
Ernährung 155, 165, 189
– Medikamenteneinnahme 162
– mediterrane 160
Ernährungsempfehlungen 161

F

Fasten 163, 165
Faszientherapie 109
Fehlernährung 163
Feinmotorik, eingeschränkte 45
Fibromyalgie 32
Fluktuationen 76
Folsäure 158
Forschung 176
Foslevodopa-Foscarbidopa-Infusion 85
Foslevodopa-Foscarbidopa-Pumpe 83
Frailty-Syndrom 163
Freezing 47, 85, 139
– Hilfsmittel 144
Früherkennung 178
Frühsymptome 17

G

Gang, schlurfender 14, 45
Gangstörung 46
Ganzkörpertraining 105
GBA1-Gen 52, 59
GBA1-Genmutation 57
GBA-Mutation 40, 182
Gedächtnisstörung 38
Gehirn 7, 75
– Speicherfähigkeit 86
– Speicherfähigkeit für Levodopa 76
– trainieren 145
Gehirnerschütterung 61
Gene 52
Genmutation 55
Gentherapie 181
Gesund altern 192
Gesundheits-Apps 141
Gewichtsverlust 163
Gleichgewichtsstörung 47
Gleichstromstimulation, transkranielle 185
Globus pallidus internus 89
Glukozerebrosidase 57
Gyrokinesis 106

H

Halluzinationen 36, 78

– Anticholinergika 82
– Vorgehen, therapeutisches 38
Haltung, gebeugte 14
Handschrift, unleserliche 14
Harninkontinenz 28
Haut, fettige 29
Herz-Kreislauf-Problematik 27
Hirnparenchymsonografie 49
Hirnschrittmacher 90
– Einstellung 93
Hirnstimulation, nicht-invasive 184
Hypomimie 45
Hypophonie 45
Hyposmie 17, 20

I
Immuntherapie 179
Impfstudie 180
Impulskontrollstörungen 78
Insektizide 8
Intervallfasten 164
Inzidenz 6
IPT 36

K
Kaffee 62, 159, 189
Kernspintomografie 47
Kickboxen 103
Kleinschrittigkeit 14, 45
Koffein 62, 189
Koffeintabletten 159
Kombinationstherapien 87
Kompetenznetz Parkinson 148
Konvergenzstörung 42
Krafttraining 105, 119
Krankengymnastik 109
Krankengymnastik ZNS 109
Kurzzeitgedächtnis 39

L
Laufbandtraining 119
LCIG 84
LCIG-Pumpe 82
L-Dopa 33, 72, 75, 87
– Dosierungsverteilung 87
– Dyskinesien 88

– inhalatives 87
– lösliches 87
– Präparate 75
– Wirksamkeitsschwankungen 87
L-Dopa-Test 50
Lebenserwartung 8
LECIG 84
Levodopa 36, 73, 75
– Präparate 75
– Therapieansprechen 44
Levodopa-Carbidopa-Gel 84
Levodopa-Entacapon-Carbidopa-Gel 84
Liquorpunktion 50
Lisurid 77
LRRK2-Genmutation 55
LRRK2-Mutation 182
LSVT-Konzept LOUD 111

M
Madopar 75
Magenentleerungsprobleme 163
Magenentleerung, verzögerte 25
Magnetresonanztomografie-gesteuerter fokussierter Ultraschall 186
Magnetstimulation, transkranielle 185
Mangelernährung 163
MAO-B-Hemmer 78, 87
Massage 117
Medikamente 73
– Frühphase 79
Medikamenteneinnahme 162
Medikamenten-Pumpe 82
Metixen 82
Milchprodukte 60, 189
Mimik, verminderte 45
MIND-Kost 161
Morbus Gaucher 57
mPOWER-App 141
MRgFUS 186
MRT 47
MSA 63
Multisystematrophie 63
Muskelschwund 163
Muskelsteifigkeit 14, 45

Muskelverkrampfung 14
Mutationen 52

N
Nervenwasseruntersuchungen 50
Nervenzellen 7, 183
– dopaminproduzierende 49
Neuroleptika 38
Neurotango 116
Neurotransmitter 7
Next-Generation Gene Therapy 182
Nikotin 158, 189
Nucleus subthalamicus 89

O
Obstipation 25
Off-Dystonie 86
Off-Phase 85
Ohnmacht 27
Online-Sprechstunde 138
On-off-Schwankungen 76
Opicapon 80, 81
Opioid-Medikation 33

P
Panikattacken 36
Parkinson-Ausdauertraining 101
Parkinson-Demenz 39
Parkinson-Depression 35
– Behandlung 36
Parkinson-Diagnose 13
– biologische 176
Parkinson-Diagnostik 47
Parkinson-Gesundheitsspiele 145
Parkinson-Karate 103
Parkinson-Komplexbehandlung 118
Parkinson-Krankheit 6, 39
– Abgrenzung 13
– Alltag 148
– Arbeitsleben 152
– Arbeitsplatz 71
– Beginn der medikamentösen Therapie 72
– Begleittherapien, entspannende 117

Liebe Leserin, lieber Leser,

hat Ihnen dieses Buch weitergeholfen? Für Anregungen, Kritik, aber auch für Lob sind wir offen.
So können wir in Zukunft noch besser auf Ihre Wünsche eingehen.
Schreiben Sie uns, denn Ihre Meinung zählt!

Ihr TRIAS Verlag

https://kundenservice.thieme.de | Lektorat TRIAS Verlag, Postfach 30 05 04, 70445 Stuttgart

/trias.tut.mir.gut   /trias_verlag   /triasverlag   www.trias-verlag.de/newsletter

- Berufskrankheit 61
- Bewegungsübungen, einfache 120
- Bildgebung 47
- Biomarker 12, 44
- Denk- und Gedächtnisstörungen 38
- Diagnose 43
- Diagnose mitteilen 71
- entspannen 112
- Erkrankungsrisiko 60
- Ernährung 155, 165
  - mediterrane 160
- Fasten 163, 165
- Forschung 176
- Frauen 8
- Früherkennung 20, 178
- Frühsymptome 17
- Ganzkörpertraining 105
- genetische 56
- Gentherapie 181
- Halluzinationen 36
- Häufigkeit 7
- Kickboxen 103
- Kombinationstherapien 87
- Krebserkrankungen 28, 61
- Logopädie 111
- Männer 8
- Medikamente 70
- Merkmale, typische 63
- Mutationen 53
- Off-Phase 32
- Physiotherapie 108
- Pilates 107
- Prävalenz 6
- Prävention 188
- Reisen 154
- Risikogruppen 177
- Schlafstörung 22, 23
- Schmerz 30
  - spezifischer 32
- Sehstörungen 40
  - Diagnostik 43
  - spezifische 41
- Sport 99
- Sportarten 102
- Sprech- und Atemtherapien 111
- Symptome 13, 20
  - motorische 45
  - psychische 33
- Tango tanzen 115
- Tanzen 114
- Telemedizin 136
- Thai-Chi 105
- Tischtennis 104
- Veränderungen, genetische 52
- Verdauungsstörung 25
- Wohn- und Pflegeeinrichtung 151
- Zelltransplantation 182

Parkinson-Nurse 149
Parkinson-Psychose 38
Parkinson-Risiko 189

Parkinson-Syndrome
- Abgrenzung 63
- atypische 13
- genetische 55, 57
- sekundäre 13
- Unterscheidungsmerkmale 66

Parkinson-Syndrom, vaskuläres 65
Parkinson-Verdacht 13
Parkin- und PINK1-Mutationen 56
ParkProReakt-Projekt 142
PD-Pal-Projekt 141
Penetranz, reduzierte 55
Pergolid 77
Physiotherapie 108
Pilates 107
Piripedil 77
PNF 106
Polyphenole 158
Präbiotika 157
Pramipexol 36, 77, 79, 87
Prävalenz 6
Prävention 188
Primärprävention 156
Probiotika 157
Propriozeptive Neuromuskuläre Fazilitation 106
PSP 64
Psychose 36, 78
Pull-Test 47
Punding 34

Q
Quetiapin 38

R
Radfahren, sicheres 100
Rasagalin 78
Rauchen 62, 189
RBD 22
Reaktion, orthostatische 27
Reisen 154
Reiten, therapeutisches 103
REM-Schlaf-Verhaltensstörung 23
Restless-Legs-Syndrom 32
Retardpräparate 87
Rezepte
- Bircher Müsli 166
- Blumenkohlsteak mit Salzkartoffeln und Kräuterdip 172
- Lachs in rotem Curry 172
- Lamm mit Couscous 174
- Mediterrane Minestrone mit Nudeln 170
- Nicecream mit Sommerbeeren 166
- Putenrouladen mit Spinatfüllung 174
- Spinatlasagne 168
- Vollkornspaghetti mit Brokkoli in cremiger Zitronensoße 170

Riechstörung 17
Riechtest 20, 192
Rigor 14, 45, 89
- THS 89
Risikofaktoren 61
- genetische 57
Rolfing 109
Ropinirol 77, 79
Rotigotin 33
Rotigotin-Pflaster 77, 79, 87
Ruhetremor 14, 46
- THS 89
Rund-um-die Uhr-Datenerfassung 139

S
Safinamid 33, 79, 88
Schädel-Hirn-Trauma 61
Schellong-Test 27
Schlaffhorst-Andersen-Therapie 113
Schlaflabor 23
Schlafstörungen 22, 139, 192
Schluckstörungen 163
Schmerz 30
- neuropathischer 31
- noziplastischer 31
- nozizeptiver 30
Schweißsekretion, übermäßige 29
Schwitzen, vermehrtes 29
Seborrhöe 29
Sehstörungen 40
- Diagnostik 43
Selbstbehandlung, Zilgrei-Methode 112
Selegilin 78
Sensor-Gangsocken 143
Serotonin- und Noradrenalin-Wiederaufnahme-Hemmer 36
Singen, heilsames 116
SNCA-Mutation 56
Speichelfluss, vermehrter 25
Sport 97
- Motivation 98
Sporttherapie 102
Sprechen, leiseres 45
Sprechlautstärke trainieren 111
Sprechstörungen 112, 113
Sprechtherapie 111
Stabilität, posturale 44
Stammzellen 183
Stimmstörungen 113
Stimmtraining 112
Stimmungsveränderung 33
STN 89
Störungen, kognitive, Behandlung 39
Störungen, posturale 46
Stressinkontinenz 29
Stuhlgangsbeschwerden, Biotika 157
Sturz 27, 47
Substantia nigra 48, 49, 73, 184

– Dopaminmangel 75
Symptome 13
– motorische 45
– nicht-motorische 14, 17
Symptomerfassung, Sensorsysteme 139
Synbiotika 157
Syndrom
– genetisches 55
– kortikobasaldegeneratives 64
Synukleinopathie 177

T
Tango 115
Tanzen 114
Tanzen auf Rezept 115
Tanzgymnastik 115
Tapendadol 33
Tauopathie 64
Telemedizin 136
Testung, genetische 58
Thai-Chi 105
Therapie
– aktivierende 108
– kraniosakrale 110
– dopaminerge 72
– gerätegestützte 85
– gestaltende 114

– medikamentöse 73, 74
– Online-Kontakt 138
– spezifische 182
Therapieumstellung 86
THS 89
– Ein- und Ausschlusskriterien 91
– Elektroden 90
– Zeitpunkt, richtiger 96
THS-Operation 92
– Nachsorge 95
Tiefe Hirnstimulation 8, 89
– Genmutation 56
– Telemedizin 137
Tischtennis 104
Tolcapon 80, 81
Trager-Methode 110
Traumschlaf-Verhaltensstörung 22
Tremor 14, 46, 89, 140
– MRgFUS 186
Trihexyphenidyl 82

U
Überbewegungen 86
– behandeln 88
Ubiquinon 157
Ultraschall 49
– transkranieller 187
Umweltgifte 190

V
Verdauungsstörungen 25, 192
Vererbung 55
Verstopfung 25
– Biotika 157
Verstopfungsneigung 163
Video-Polysomnografie 23
Völlegefühl 25
Vorbeugung 188
– Bewegung 190
VPS35-Genmutation 56

W
Wahrnehmungsstörungen 42
Wearables 140
Wearing-off-Symptome 76
Webplattform 143
Wechselstromstimulation, transkranielle direkte 186
Wirkfluktuationen 86
Wohn-Modelle, innovative 151
Wohn- und Pflegeeinrichtung 151

Z
Zahnradphänomen 14
Zelltransplantation 182
Zilgrei-Methode 112
Zittern 14, 46

Empfehlungen von Prof. Dr. med. Claudia Trenkwalder

Im Folgenden finden Sie weiterführende Empfehlungen

Wichtige weiterführende Literatur

Zur Einleitung:

Simon DK, Tanner CM, Brundin P. Parkinson Disease epidemiology, pathology, genetics and pathophysiology. Clin Geriatr Med 2020; 36: 1–12

Zu Kapitel 1:

Bloem BR, Okun MS, Klein C. Parkinson's disease. Lancet 2021; 397: 2284–2303

Goetz CG et al. Movement Disorder Society UPDRS Revision Task Force. Movement Disorder Society-sponsored revision of the Unified Parkinson's Disease Rating Scale (MDS-UPDRS): scale presentation and clinimetric testing results. Mov Disord 2008; 23: 2129–2170

Höglinger G, Trenkwalder C et al. Parkinson-Krankheit, S2k-Leitlinie, 2023, in: Deutsche Gesellschaft für Neurologie (Hrsg.), Leitlinien für Diagnostik und Therapie in der Neurologie. Online: www.dgn.org/leitlinien

Mocker D. Beginnt Parkinson im Darm? spektrum.de vom 26. Juni 2019

Poggiolini I et al. Diagnostic value of cerebrospinal fluid alpha-synuclein seed quantification in synucleinopathies. Brain 2022; 145: 584–595

Siderowf A et al. Assessment of heterogeneity among participants in the Parkinson's Progression Markers Initiative cohort using α-synuclein seed amplification: a cross-sectional study. The Lancet Neurology 2023; 22: 407–417

Zu Kapitel 2:

Kasten M et al. Genotype-Phenotype Relations for the Parkinson's Disease Genes Parkin, PINK1, DJ1: MDSGene Systematic Review. Movement Disorders 2018; 33: 730–741

Kestenbaum M, Alcalay RN. Clinical Features of LRRK2 Carriers with Parkinson's Disease. Advances in Neurobiology 2017; 14: 31–48

Smith L, Schapira AHV. GBA Variants and Parkinson Disease: Mechanisms and Treatments. Cells 2022; 11: 1261

Trinh J et al. Genotype-phenotype relations for the Parkinson's disease genes SNCA, LRRK2, VPS35: MDSGene systematic review: MDSGene Systematic Review: SNCA, LRRK2, VPS35. Mov Disord 2018; 33: 1857–1870

Zu Kapitel 4:

Levin J et al. Differenzialdiagnose und Therapie der atypischen Parkinson-Syndrome. Dtsch Arztebl Int 2016; 113 :61–69

Zu Kapitel 6:

Schüpbach WMM et al. Neurostimulation for Parkinson's disease with early motor complications. N Engl J Med 2013; 368: 610–622

Sixel-Döring F, Ebersbach G. Nachsorge nach tiefer Hirnstimulation bei Patienten mit M. Parkinson. Nervenarzt 2010; 81: 688–695

Zu Kapitel 7:

Ernst M et al. Physical exercise for people with Parkinson's disease: a systematic review and network meta analysis. Cochrane Database Syst Rev 2023; 1: CD013856

Johansson ME et al. Aerobic Exercise Alters Brain Function and Structure in Parkinson's Disease: A Randomized Controlled Trial. Ann Neurol 2022; 91: 203–216

Preiner C. Langzeiteffekte von Bewegungstherapie mit Lee-Silverman-Voice-Treatment- und BIG-Methode (LSVT LOUD and BIG) bei Morbus Parkinson. doi:10.5283/epub.52505

Zu Kapitel 8:

Thun-Hohenstein C, Klucken J. Wearables als unterstützendes Tool für den Paradigmenwechsel in der Versorgung von Parkinson Patienten. Klinische Neurophysiologie 2021; 52: 44–51

Zu Kapitel 10:

Maraki IM et al. Mediterranean diet adherence is related to reduced probability of prodromal Parkinson's disease. Mov Disord 2019; 34: 48–57

Paknahad Z et al. The effects of Mediterranean diet on severity of disease and serum Total Antioxidant Capacity (TAC) in patients with Parkinson's disease: a single center, randomized controlled trial. Nutr Neurosci 2022; 25: 313–320

Rose KN, Schwarzschild MA, Gomperts SN. Clearing the Smoke: What Protects Smokers from Parkinson's Disease? Mov Disord 2024; 39: 267–272

Zu Kapitel 11:

Cardoso F et al. A Statement of the MDS on Biological Definition, Staging, and Classification of Parkinson's Disease. Mov Disord 2024; 39: 259–266

Rees RN, Noyce AJ, Schrag AE. Identification of Prodromal Parkinson Disease: We May Be Able to But Should We? Neurology. 2024; 11; 102(11):e209394

Zu Kapitel 12:

Janssen Daalen JM et al. Lifestyle Interventions for the Prevention of Parkinson Disease: A Recipe for Action Neurology 2022; 99 (7 Suppl 1): 42–51

Die komplette Literaturliste ebenso wie die Affiliationen der Mitarbeitenden können Sie online einsehen unter:
https://pia.thieme.de/11DSPV7I

Hilfreiche Links

Die aktuellen Leitlinien der Deutschen Gesellschaft für Neurologie (DGN) zur Parkinson-Therapie finden Sie unter:
https://dgn.org/leitlinie/parkinson-krankheit

https://hirnstiftung.org/2025/01/neue-patienten-leitlinie-parkinson (Zugriff 10.02.2025)

Informationen zur deutschen Gesetzesvorlage zur Anerkennung von Parkinson als Berufskrankheit bei Personen, die in der Landwirtschaft, Forstwirtschaft, Gärtnereien und als Winzer gearbeitet haben oder noch arbeiten, finden Sie unter:
https://www.bmas.de/DE/Soziales/Gesetzliche-Unfallversicherung/Aktuelles-aus-dem-Berufskrankheitenrecht/empfehlung-berufskrankheit-parkinson-syndrom-durch-pestizide.html (Zugriff 10.02.2025)

https://dip.bundestag.de/vorgang/anerkennung-der-parkinson-erkrankung-als-berufskrankheit-für-landwirte/283059 (Zugriff 10.02.2025)

Ärztliche und wissenschaftliche Organisationen:

Deutsche Gesellschaft für Parkinson und Bewegungsstörungen e.V.:
www.parkinson-gesellschaft.de

Kompetenznetz Parkinson:
www.kompetenznetz-parkinson.de

Österreichische Parkinson Gesellschaft:
www.parkinson.at

Parkinson-Patientenorganisationen:

Bundesverband Parkinson Youngster für Selbsthilfe und Bewegungsstörungen e.V.:
info@parkinson-youngster.de

Deutsche Parkinson Vereinigung e.V.:
www.dpv-bundesverband.de

Jung und Parkinson e.V.:
www.jung-und-parkinson.de

PARKINSonLINE e.V.:
www.parkins-on-line.de

PingPongParkinson Deutschland e.V.:
www.pingpongparkinson.de

Schweizerische Parkinsonvereinigung e.V.:
www.parkinson.ch

move on – junge Parkinson Selbsthilfe:
www.shg-move-on.de

ParkinsonSchule, Teil des Parkinson Verbund e.V.:
https://www.parkinsonschule.de
https://parkinson-verbund.de

Parkinson-Stiftungen:

Deutsche Parkinson Stiftung:
https://parkinsonstiftung.de/die-stiftung

Hilde-Ulrichs Stiftung für Parkinson-Forschung:
www.aktive-parkinsonstiftung.de

Thiemann Stiftung: Parkinson Forschungsförderung:
https://thiemannstiftung.de

Yuvedo Foundation:
https://yuvedofoundation.de

Kontaktdaten der Autorin

Prof. Dr. Claudia Trenkwalder
Paracelsus-Elena Klinik
Klinikstr. 16, 34128 Kassel
Neurologie München-Gräfelfing

Bibliografische Information der Deutschen Nationalbibliothek
Die Deutsche Nationalbibliothek verzeichnet diese Publikation in der Deutschen Nationalbibliografie; detaillierte bibliografische Daten sind im Internet über http://dnb.d-nb.de abrufbar.

Programmplanung: Katja Liese
Projektmanagement: Anja Bippus
Redaktion: Anne Bleick
Bildredaktion: Marie Crämer
Umschlaggestaltung: © Thieme
Layout: CYCLUS · Visuelle Kommunikation, Stuttgart

Bildnachweis
Umschlagmotiv und Bild S. 3: © Double Brain/stock.adobe.com – edited by Thieme
Autorinnenfotos Umschlag: © privat
Übungsfotos: © H. Münch/Thieme
Rezeptfotos: S. 167, 171: © S. Bütow/Thieme; S. 169, 175: © A. Rogge & J. Jankovic/Thieme; S. 173: © M. Bergmann/Thieme
Restliche Fotos: S. 10 vegefox.com/stock.adobe.com, S. 68 © photophonie/stock.adobe.com, S. 102 © LIGHTFIELD STUDIOS/stock.adobe.com, S. 107 © jd-photo-sign/stock.adobe.com, S. 110 © implementarfilms/stock.adobe.com, S. 116 © 1L26/stock.adobe.com, S. 146 © berkay08/stock.adobe.com

Zeichnungen: Susi Schaaf, Bellheim

1. Auflage 2025

© 2025. Thieme. All rights reserved.
TRIAS Verlag in Georg Thieme Verlag KG Oswald-Hesse-Straße 50, 70469 Stuttgart
www.trias-verlag.de

Satz: CYCLUS · Media Produktion, Stuttgart
Druck: Westermann Druck Zwickau GmbH, Zwickau

Gedruckt auf chlorfrei gebleichtem Papier

Printed in Germany

ISBN 978-3-432-11422-4
eISBN (ePub) 978-3-432-11423-1

1 2 3 4 5 6

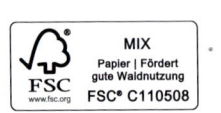

Wichtiger Hinweis: Wie jede Wissenschaft ist die Medizin ständigen Entwicklungen unterworfen. Forschung und klinische Erfahrung erweitern unsere Erkenntnisse. Ganz besonders gilt das für die Behandlung und die medikamentöse Therapie. Bei allen in diesem Werk erwähnten Dosierungen oder Applikationen, bei Rezepten und Übungsanleitungen, bei Empfehlungen und Tipps dürfen Sie darauf vertrauen: Autoren, Herausgeber und Verlag haben große Sorgfalt darauf verwandt, dass diese Angaben dem Wissensstand bei Fertigstellung des Werkes entsprechen. Rezepte werden gekocht und ausprobiert. Übungen und Übungsreihen haben sich in der Praxis erfolgreich bewährt. Eine Garantie kann jedoch nicht übernommen werden. Eine Haftung des Autors, des Verlags oder seiner Beauftragten für Personen-, Sach- oder Vermögensschäden ist ausgeschlossen.

Das Werk, einschließlich aller seiner Teile, ist urheberrechtlich geschützt. Jede Verwendung außerhalb der engen Grenzen des Urheberrechtsgesetzes ist ohne Zustimmung des Verlages unzulässig und strafbar. Das gilt insbesondere für Vervielfältigung und Verbreitung in gedruckter Form, Übersetzung, Übertragung und Bearbeitung in andere Sprachen oder Fassungen sowie die Einspeicherung und Verbreitung in elektronischen Medienformen (z. B. CD-Rom, DVD, USB-Speicher, Datenbank, cloud-basierter Dienst, e-book und sonstige Formen des electronic publishing) und auch öffentlicher Zugänglichmachung (z. B. Internet, Intranet oder andere leitungsgebundene oder -ungebundene Datennetze), u. a. durch Wiedergabe auf stationären oder mobilen Empfangsgeräten, Monitoren, Smartphones, Tablets oder sonstigen Empfangsgeräten per Download (z. B. PDF, ePub, App) oder Abruf in sonstiger Form etc.

Marken, geschäftliche Bezeichnungen oder Handelsnamen werden nicht in jedem Fall besonders kenntlich gemacht. Aus dem Fehlen eines solchen Hinweises kann nicht geschlossen werden, dass es sich um einen freien Handelsnamen handelt.

Wo datenschutzrechtlich erforderlich, wurden die Namen und weitere Daten von Personen redaktionell verändert (Tarnnamen). Dies ist grundsätzlich der Fall bei Patient*innen, ihren Angehörigen und Freund*innen, z.T. auch bei weiteren Personen, die z.B. in die Behandlung von Patient*innen eingebunden sind.

Thieme Publikationen streben nach einer fachlich korrekten und unmissverständlichen Sprache. Dabei lehnt Thieme jeden Sprachgebrauch ab, der Menschen beleidigt oder diskriminiert, beispielsweise aufgrund einer Herkunft, Behinderung oder eines Geschlechts. Thieme wendet sich zudem gleichermaßen an Menschen jeder Geschlechtsidentität. Die Thieme Rechtschreibkonvention nennt Autor*innen mittlerweile konkrete Beispiele, wie sie alle Lesenden gleichberechtigt ansprechen können. Die Ansprache aller Menschen ist ausdrücklich auch dort intendiert, wo im Text (etwa aus Gründen der Leseleichtigkeit, des Text-Umfangs oder des situativen Stil-Empfindens) z.B. nur ein generisches Maskulinum verwendet wird.

Unsere Umwelt ist uns wichtig!
Papier aus nachhaltigen und kontrollierten Quellen
Druck in Deutschland mit kurzen Lieferwegen
Druckereien mit hohen Ansprüchen an Ökologie

MIX
Papier | Fördert gute Waldnutzung
FSC® C110508

TRIAS, einer der führenden Ratgeberverlage im Bereich Gesundheit, gehört zur Thieme Gruppe, marktführender Anbieter medizinischer Fachinformationen und Services. Anspruch der Thieme Gruppe ist es, den im Gesundheitswesen tätigen Berufsgruppen sowie allen an Gesundheit Interessierten genau die Informationen und Angebote bereitzustellen, die sie in einer bestimmten Arbeitssituation oder Lebensphase benötigen. Durch die hohe Qualität und zielgruppenspezifische Relevanz der angebotenen Leistungen bereitet Thieme den Weg für eine bessere Medizin und mehr Gesundheit im Leben.

Thieme